催眠密码

唤醒你藏在潜意识中的幸福力

李涛 —— 著

U0296140

SPM 南方出版传媒，广东人民出版社

·广州·

图书在版编目（CIP）数据

催眠密码：唤醒你藏在潜意识中的幸福力 / 李涛著. —广
州：广东人民出版社，2020.6
ISBN 978-7-218-13980-7

Ⅰ.①催… Ⅱ.①李… Ⅲ.①催眠治疗 Ⅳ.R749.057

中国版本图书馆CIP数据核字（2019）第247917号

CUIMIAN MIMA: HUANXING NI CANGZAI QIANYISHI ZHONG DE XINGFULI

催眠密码：唤醒你藏在潜意识中的幸福力

李涛 著

出 版 人：肖风华

策划编辑：郑 薇
责任编辑：郑 薇 李丹红
营销编辑：李丹红
责任技编：吴彦斌
装帧设计：末末美书

出版发行：广东人民出版社
地 址：广州市海珠区新港西路204号2号楼（邮政编码：510300）
电 话：（020）85716809（总编室）
传 真：（020）85716872
网 址：http://www.gdpph.com
印 刷：广东鹏腾宇文化创新有限公司
开 本：889毫米×1194毫米 1/32
印 张：10.5 字 数：223千
版 次：2020年6月第1版
印 次：2020年6月第1次印刷
定 价：49.00元

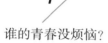
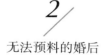

6

用内心的智慧去疗愈

我的催眠之路

当你拿到这本书，看到书名的时候，你一定会很好奇："催眠究竟是什么？"

催眠是一种快速改变人们潜意识的方法。或许你早就知道，又或许你并不知道，你绝大部分的生活、性格、心态，甚至身体的健康都深深地受到你的潜意识的影响。

或许有人会很好奇地问："催眠术好学吗？"我会告诉他："其实你自己就是一个催眠师，只要你会讲故事就行。"

因为，讲故事就是改变一个人潜意识最好的方法。连世界上最伟大的催眠师米尔顿·艾瑞克森，在晚年也是一直用讲故事的方法进行催眠。他说："人们在我这里听故事，然后回家改变行为，如此而已。"

讲故事就是最好的催眠！催眠并不是让你进入某种昏昏沉沉的类似睡眠的状态，而是像你儿时听妈妈讲一个故事、成年之后看一部电影或者读一本书给你的潜意识带来的改变。所以，催眠时时刻刻发生在你的身边，你在不断地催眠着他人，也在被他人所催眠。

当然，能把故事讲好并不容易。一个好的催眠师，一定是一个非常擅长讲故事的人，知道自己该在什么时候讲什么样的故事，那样才能帮助人们的潜意识发生改变。

我自从在十年前成为一名催眠师之后，就有了许多成功的疗愈案例，在业内也渐渐地有了点名气，还接受了央视的采访。常常会有人问我："李老师，你的催眠疗愈效果如此神奇，秘诀是什么？"

我总是回答："或许是因为我的经历吧，这些年我经历了许多的事情，或许正是这些事情令我对人性的理解更加深刻。事实上，我也会常常给我的访客讲述我所经历的故事，而这些故事总是会给他们带来启发！"

儿时的我，体弱多病，每年总有几个月的时间待在医院里。记得在三岁左右，我得了一场很重的病，医生对我的父母说："这个孩子已经无法救治了，你们准备他的后事吧。"我的父亲不肯放弃，坚持要求医院再进行一次抢救。

很幸运的是，就是因为最后一次抢救，我活了过来。

至今，我还记得当时那个场景。当我听到医生对我父母讲这孩子活不过明天的时候，我心里想，大概我真的要死了，再也见不到我的父母了。

第二天，当我醒来的时候，发现自己竟然还活着。我开始思考一个问题："昨天的我是不是已经死了？我是不是从之前的那个噩梦里醒了过来，到了一个新的梦里，而在原来的那个梦里，我已经死了，那个梦里的父母正在因为我的死去而哭泣呢？"

从那一天开始，当我在独处的时候，就总爱思考与生死有关的问题：我生从哪里来？死往哪里去？活着是不是在做一场梦？死了是不是就从这场梦里醒来，继续做下一场梦？那么我们活着的意义究竟是什么？

思考有关生与死的问题，是一件很痛苦的事情。我发现，自己和周围的人不太一样，他们每天过得很开心自在，而我却在这里思考这样一个无用且可能没有任何答案的问题。我感到孤独、羞耻还有绝望，因为这是人类思考了几千年的问题，一直到现在也没有一个标准的答案，我怎么可能思考出一个答案呢？

上了大学之后，我喜欢把自己泡在学校的图书馆里，看各种各样的书——天文、量子理论、医学、哲学、宗教，我希望能从书本中找到一些答案。然而，内心依旧充满了许多困惑。

许多年以后，我所经历的这些孤独、绝望以及我在大学期间读过的那些乱七八糟的书籍却成了我最宝贵的财富。所有的这些经历，让我能够理解许多抑郁症的患者——因为他们和我一样也在思考人生是否有意义这个话题，他们也感到孤独与绝望，而这些正是我曾经思考和体验过的。

我会给他们讲我所经历过的那种孤独的体验，讲我多年来思考的对生与死的理解，讲我对生命的意义和感悟。

我对他们说："我相信我的人生是有意义的，因为我最开心的事情是看到之前那些痛苦不堪的访客，经过一段时间的咨询之后，整个人发生了改变，不再痛苦。我每天的工作，让我感到自己对他人和这个世界是有用的。做一个优秀的催眠师，大概就是我这一生的使命吧。而我生命中所经历的一切，没有一件是多余的，那些痛苦和磨难都在磨炼我，帮助我成为一个优秀的催眠师。"

我大学本科学的是计算机科学，毕业之后，我到一家电脑公司做了销售。在那之前，我是一个和陌生人说话都会脸红的人。在进行陌生客户拜访的时候，常常会紧张到忘记自己要说的话。做了半年销售之后，我的性格发生了很大的变化，能够很轻松地和陌生人沟通。要知道，沟通能力对于心理咨询师来说是一件多么重要的事情。如果没有这段经历，我很难想象面对陌生的访客如何很自信地沟通。

半年之后，我就辞职和同学合伙创业。那是一段辛苦又快乐的时光。我们抓住了市场的机遇，快速地把企业做大，员工最多的时候有两三百人。

但是，后来因为市场的变化，战略决策的失误，导致公司经营出现亏损、破产。公司破产那段时光是我生命中最艰难的一段时光，一方面内心要承受巨大的压力，因为要放弃自己为之奋斗了八年的事业是一件极其痛苦的事情；另一方面，在破产的过程中，我也体会到了人情冷暖，比如曾经要好的朋友落井下石，也在最困难的时候得到了朋友的雪中送炭。

所有的这一切，令我对人性有了深刻的理解。这段时间所经历的痛苦与磨难，也成为我宝贵的精神财富。我时常会对我的访客讲述自己这段痛苦的经历，告诉他们没有什么痛苦是我们承受不了的。

后来，我结束了公司的一切，只身来到北京。当时我内心一片迷惘，不知道自己的未来在哪里。就一边打工，一边准备考研。功夫不负有心人，我在大学毕业的11年后，考上了清华大学的工商管理硕士。

那时，我有个梦想，就是希望有一天能成为一个成功的企业家。然而，从清华大学毕业后，我一直试图找到一个适合自己的职业，但过程一直很不顺利。那时的我，差不多每年要换两到三份工作。

我对自己的未来充满了忧虑：毕竟自己已经将近40岁了，却仍然没有找到自己的发展方向。那时的我常常会在凌晨三点醒来，然后再也睡不着。等我学了心理学之后，才知道自己也曾经抑郁过、焦虑过。

2010年夏天的某一天，我在出差的途中看了一场电影。那部电影里有一个催眠的场景，让我感到非常神奇。我是一个好奇心很强的人，我想知道催眠究竟是真的还是假的，于是就在网上搜索与催眠相关的资料。然后我找到了一本介绍催眠知识的书，用了一晚上的时间把书看完。我对书中关于催眠的介绍半信半疑，我想，人怎么可能会让别人进入那样的状态呢？

不过，我还是愿意进行尝试的。回到北京之后，我就试着用书中的方法催眠公司里的一个同事。令我惊讶的事情发生了，那个同事竟然真的进入了催眠状态，并体验到了一些在清醒时无论如何都体验不到的东西。

我没有想到，我与催眠的缘分竟然是因为一部电影。人生真的是处处都充满了奇迹！

那时的我，充满了好奇心，每遇到一个同事或朋友就给他们做催眠，并试验书中所介绍的各种催眠方法。在那时，催眠只是我生活中的一项乐趣，我并没有料到自己今后的人生将因此而改变。

后来我碰到一位70多岁的老阿姨，她听说我会催眠之后，希望我能够帮助她降低血压。我当然很乐意进行这样的尝试，就把老阿姨催眠，让她放松，并按照书中的介绍引导她。没想到，这是一次很成功的试验，她的血压在那次催眠之后竟然下降了10mmHg。

经过七次催眠之后，老阿姨的血压下降到正常人的水平。她还跟我学会了自我催眠的方法，从此以后高血压与她再也无缘，血压值一直保持到现在。

而这一次试验，也改变了我的人生轨迹。我开始认真地研究起催眠，并从书中知道了弗洛伊德、荣格、艾瑞克森、萨提亚、海灵格、米纽庆等心理治疗大师。

那些日子，我疯狂地看各种与心理学以及催眠有关的书籍，我发现了一个新的世界——一个令我激动、兴奋的世界。我对心理了解得越多，就越是对它充满了兴趣。

我坚定地认为催眠就是自己今后的事业，并且永远不会为自己的决定后悔。为了让自己学习更多的心理学知识，我参加了中科院心理研究所临床心理学的在职博士课程。

我就像一滴小小的水珠一样，历经千辛万苦，进入了江河大海，找到了属于自己的世界。

现在，我成为一个催眠师有将近十年的时间了。这十年的时间里，我每日坐在咨询室，面对不同的人、不同的症状，陪伴着那些访客，帮助他们摆脱心灵的痛苦，帮助他们找回自己，同时也找到了我这一生的使命。

人生真的是充满了各种意外，谁也不知道明天会发生什么事情。我常常会对那些绝望的访客讲起我的故事，并告诉他们："永远不要放弃自己，因为生活总是充满了惊喜，你永远不知道明天会有什么奇迹发生！"

这本书记录了我这些年里一些经典的疗愈案例，每个故事都是真实发生的。我希望，当你看完这些故事的时候，你会对自己、对你的潜意识有更深刻的认识。

这也是一本讲述身边普通人的故事的书。在这本书中，你会发现他们是如何发现自己，如何经历苦难成为更好的自己。希望当你看完这些故事的时候，在内心深处会有所触动及感悟，也希望有一天，当你在生活中遇到困难的时候，想起书中的某个案例，会令你对未来充满信心与希望。

感谢在这本书写作过程中一直给予我支持与鼓励的编辑郑薇女士。如果没有她坚持不懈地督促我，我不知道自己什么时候才能够将这本书完成。

感谢，每一个在我生命中给予我信任与支持的朋友！

催眠密码

许多人对催眠有各种各样的误解，比如：催眠会不会令人失去控制？催眠后会不会被问出自己不想被人知道的秘密？催眠真的有神奇的治愈效果吗？催眠是不是一种巫术？等等。以至于我与硕士同学聚会的时候，有个原来很好的朋友一直躲着我，因为他担心自己会不小心被我催眠，被我控制，然后做出一些很恐怖的事情。

其实催眠并不是巫术，它只是一种与潜意识进行沟通的方法。很多人并不知道，我们的潜意识功能极其强大，掌管着我们的记忆和习惯，影响着我们的身体和行为。潜意识是如此神秘，以至于我们探索了将近一个世纪，对潜意识的认知却依旧如同雾里看花。或许我们还要用上很长的时间，才会对潜意识有比较完整的了解。

20世纪初期，奥地利心理学家西格蒙德·弗洛伊德发现了人类的潜意识，并以梦为线索，展开了对潜意识的探索。然而，由于梦是变了形的潜意识，是我们潜意识深处被压抑的部分以扭曲的状态进入我们的意识之中，我们依旧很难了解潜意识，也很难通过平时的对话影响潜意识，以帮助患者摆脱抑郁、焦虑等痛苦的症状。

催眠则要简单、直接得多。伟大的治疗师米尔顿·艾瑞克森以一己之力，令催眠术摆脱了巫术的名声，使其成为正规的临床治疗方法。正是艾瑞克森揭开了催眠术的神秘面纱，令我们得以了解催眠疗愈背后的原因。

那么究竟什么是催眠呢？

催眠是一种与潜意识沟通的技术。注意，它并不是令人入睡的技术。事实上，进入催眠状态之后，人们并非什么都不知道，听任催眠师的摆布。恰恰相反，受术者处于一种极度清醒、宁静的状态，在这种状态中，催眠师与受术者保持着极其紧密的联系。此时，受术者的潜意识处于开放的状态，不受各种念头或情绪的干扰，从而可以非常专注地进行回忆、思考和改变。

因此，催眠术能够被用于临床心理疗愈过程中，帮助患者突破自己之前的障碍、恐惧，面对自己真实的内心，从而实现改变。

许多人会担心，催眠的过程中会不会出现无法醒过来的问题。其实，催眠并非睡着，更非什么都不知道，所以根本不存在无法苏醒的问题。有些没有经验的催眠师发现，无法唤醒在催眠状态中的受术者，这根本不用担心，那往往是因为受术者处于一种极度轻松、舒适的状态，自己不愿意醒来而已。

还有些人担心催眠会暴露自己的个人隐私。他们受电影和电视剧中与催眠有关的内容的影响，认为人被催眠之后被控制，会做自己不愿意做的事情，会说出自己的隐私。其实，我们潜意识有个非常重要的任务，就是保护我们自己。就像我们在摔倒之时，会在无意识中伸出双手支撑身体一样，我们的潜意识时时刻刻也都在保护着我们。催眠师是不可能让一个人做他的潜意识根本不认同的事情的。

不过，从艾瑞克森开始，我们对催眠的认识更进了一步。催眠不再是之前大众认为的那样，受术者进入一种特殊的看似昏昏沉沉的状态，催眠师通过引导和暗示，帮助患者发生改变。艾瑞克森认为，催眠状态是我们每个人都能够拥有的自然能力，而催眠是一种"交流意念的体验过程"。

催眠无所不在！我们每个人都在时时刻刻进行着对他人与自己的催眠。比如父母对子女的教育，是一种催眠；因为失恋而沉浸在悲伤的情绪中不能自拔，是一种自我催眠；电视广告是一种不知不觉的催眠；读一本引人入胜的书也是一种催眠。

不过，**大多数心理疾病也是一种自我催眠。**许多人遇到问题的时候，过度地专注于眼前那个困扰自己的问题，从而忽略了其他的事情，忽略了自己还拥有的其他资源。这种对问题的过度专注，会放大患者对痛苦的感受，失去跳出痛苦情景去思考的能力。这种自我催眠的力量是如此强大，以至于大多数正常人无法理解陷入抑郁、焦虑或强迫思维的患者。

我曾遇到一个女性访客，她读高中时被一个同学说脸怎么那么红，之后她全部的注意力都在自己的脸上。她不敢见人，一看到陌生人就会觉得脸发红、发烫（详细故事请看本书中第一章）。她的自我暗示是如此强大，以至于根本听不进去别人的劝告。

催眠师遇到这类患者，所做的工作与其说是催眠，不如说是唤醒，或者说是"反催眠"。当一个人被深度自我催眠的时候，讲道理是最没有用的。催眠师需要做的，是进入患者的内心，用对方自己的资源、逻辑和感受，帮助患者从自我催眠中走出来。

一场催眠疗愈，更像是催眠师与患者的双人舞蹈。在这场有关生命的价值、人生的意义的舞蹈中，催眠师首先把自己催眠，进入患者的内心世界，以对方的眼睛去看，以对方的双手去触摸，以对方的头脑去思考，同时在患者内心的世界里悄悄地种下希望、好奇心和勇气的种子，然后静静地等待这种子慢慢地生根发芽。

在这里，催眠师绝非一个无所不能的巫师，而是一个慈祥的聆听者、一个母亲般的接纳者、一个导师般的长者，或是一个对未来充满好奇与希望的孩童。在这里，一个眼神、一个微笑、一个手势或者一个故事，都是在催眠，都是在唤醒患者内心最深处永远不会消失的对生命的热爱和对美好的追求。

作为一个催眠师，这些年里，我每一天都在做着与催眠有关的事情。我经历了许多疗愈的故事，见证了一次次从绝望中寻找到希望的奇迹。很久以来，我就一直有个想法：把这些故事写下来，写给咨询师、写给父母们、写给正在追求心灵成长的人们，希望这些故事可以让我们对自己、对潜意识、对这个世界充满更多的信心与勇气。

催眠，是一个与灵魂打交道的职业。每个灵魂既独特又有趣。每天我都会遇到不同的灵魂，倾听不同的声音，并不断见证那些被困住的灵魂，像一株被石头压住的植物一样，正艰难地从夹缝中生长出来，最终成长为一棵参天大树。

所以，我希望把这些成功的故事记录下来，写成一本书。在这本书中，每一个案例都是真实的，每一个案例都记载着一个心灵的成长历程。从这些故事里，或许你能看到人类潜意识最深处那无尽的智慧。

我们潜意识像是一个巨大的宝库，要想打开这个宝库，就需要有一个神奇的密码。当你打开这本书的时候，请用心地去感受，因为密码就在这本书的字里行间。

催眠小技巧
自我催眠与放松

催眠四大要素：深呼吸、放松、想象和专注。

许多人认为催眠是一项很复杂的任务，其实不然。深呼吸、放松、想象以及专注是我们每个人都具有的基本能力。只要能够做到这些，就完全可以让自己体验到催眠的神奇。

事实上，仅仅通过深呼吸和放松就可以让我们进入初步的催眠状态。但是，我发现很多人不会深呼吸和放松。

比如深呼吸，在吸气的时候，要尽可能地将空气吸入肺部；在呼气的时候，要尽可能地呼出，尽可能把肺部所有的气体都呼出体外。因为有些人的呼吸很浅，呼吸只能到达他们的喉部。

放松也是一件比较困难的事情。在我接触过的许多焦虑症患者中，我发现他们的肩部和颈部的肌肉都非常僵硬，轻轻碰触都会感觉到疼痛，这就是因为他们平时不会放松，肌肉长期保持紧张造成的后果。

在这里，我给大家提供一个小小的技巧，教你学会深呼吸与放松：

步骤1

当你吸足气的时候，不要马上呼出，而是憋气五秒之后再呼出，这样吸气的时候就会不由自主地多吸入一些新鲜的空气了。用上述方法进行20次深呼吸。

步骤2

想象你待在环境优美的大自然中，温暖的阳光照在你的头上。想象那阳光慢慢地温暖你的头顶，让你头部的肌肉变得很温暖、柔软、放松。如果你把注意力放在头顶半分钟的时间，头部的肌肉就会变得温暖、放松。

依次想象温暖的阳光照在脖子、肩部、后背、腰部、臀部、大腿、膝盖、小腿以及双脚的肌肉，分别让注意力停留在每个部位半分钟左右。

如果感觉哪个部分过度紧张或有些冰凉，可以让注意力在那里多停留几分钟。

步骤3

当全身肌肉依次放松之后，可以想象自己在风景优美的大自然里，呼吸着新鲜的空气，享受着温暖的阳光。保持呼吸自然，不用刻意让自己进入特定的催眠状态，顺其自然就好。十分钟左右就可以感受到非常好的放松效果。

（可以全程配上音乐，最好是那种有大自然的鸟叫和流水的音乐。）

步骤4

深呼吸，慢慢地睁开眼。两只手掌相对，搓热后轻轻揉一揉面部。

当这四步做完之后，你是否感觉到轻松了许多？那做好准备，我们一起来一趟心灵成长的旅程吧！

扫码收听
催眠音频

1

谁的青春没烦恼？

当一个少年成长为青年时，就开始进入复杂的成人世界。进入青春期后，友情、爱情、学业、事业等复杂的问题，令刚刚进入成人世界的他们内心充满焦虑、恐慌、压抑与困惑。

这个时期的年轻人，面临的困难有许多，比如过度关注身体某个部位的不足、社交能力过弱，以及性的生理与心理知识的匮乏等，令他们陷入极度痛苦之中。

当出现问题的时候，他们便开始了深度的自我催眠，几乎将全部的注意力都集中在自己的某些不足之处。他们不断地暗示，自己的问题是如何严重，而他人又是如何看待他的这个缺点，似乎这个世界上再也没有比自己那个缺点更严重的问题了。

比如有个女孩子认为自己的单眼皮很丑，认为自己如果不去做手术，把单眼皮割成双眼皮，就不会有男孩子喜欢自己；有个女孩子受模特的影响，一直认为自己很胖，以至于患上了严重的厌食症；还有个男孩子，因为无法控制自慰的习惯，内心充满罪恶感，甚至出现可怕的幻觉……

大多数人很难理解这些年轻人为什么会有如此怪异的表现，因此常常会对这些出现心理问题的年轻人表现出一种厌恶或远离的态度。而这种不接纳的态度更令这些年轻人试图远离人群，把自己孤立起来。

或许，恰恰是因为这些年轻人对于成长的恐惧或抗拒，令他们产生这样或那样的心理问题，这样就可以让自己守在自我感觉安全的地方，不用走进成人的世界，自然也无需面对成长所带来的压力与不确定。

著名的家庭治疗大师维吉尼亚·萨提亚也发现了这个问题。她说："人们认为改变是不正常和讨厌的。他们因此反对和排斥它，熟悉的东西要比舒适的东西更具有价值，即便代价是痛苦的。"①

有些时候，这些人甚至还会非常享受这种痛苦。

人类真是一种如此令人困惑又令人着迷的动物。他们似乎拥有强大的智慧，有时却又如此不可思议。即使是最原始的动物，都会本能地逃避痛苦，寻找快乐，但充满智慧的人类，往往陷在难忍的痛苦之中不肯跳出。

我遇到过一个重度的抑郁症患者，他告诉我，他最快乐的时候恰恰是自己抑郁症发作最严重的时候。因为那种痛苦让他感觉自己离死亡很近，令他生出一种可以解脱的快感（详见本书《用量子理论治疗抑郁症》一文）。

究竟是一种什么样的力量，让这些年轻人宁可"享受"痛苦，也不愿意作出改变？为什么他们内心深处渴望友情、爱情，却又给自己制造出种种障碍，让自己远离人群，失去结识异性的机会？为什么他们内心渴望独立，却因各种原因将自己困在家中、不肯出门，与父母进行永无休止的战争？

这个世界上没有任何事情是无缘无故的，任何一个看似不可理喻的行为背后，都有着其内在的理由与逻辑。无论是抑郁症、焦虑症还是更为严重的精神分裂症，都有潜意识的自我保护机制，这种机制帮助患者在其成长过程中适应其所处的家庭、社会。只不过，进入青春期之后，环境发生了变化，这种机制无法适应变化了的环境，就成为正常人眼里的神经症或心理疾病。

我们的潜意识是如此强大，强大到它以远远超出我们想象的力量保护着我们，陪伴着我们成长，帮助我们认识外在的世界、成为地球的主人；

---

① 维吉尼亚·萨提亚、约翰·贝曼、简·格伯等：《萨提亚家庭治疗模式》，世界图书出版公司北京公司，2007年版，第14页。

我们的潜意识是如此神秘，以至于直到100年前，才由弗洛伊德发现潜意识的存在，并且仅通过做梦、催眠这样有限的方式才能探索它；我们的潜意识又如此固执，固执到我们哪怕忍受难以想象的痛苦也不肯做出改变，一旦潜意识适应了某种生存模式，它便固执地坚守这样的生存模式，当外界环境发生变化之时，这种固执的生存模式反倒成为一种阻碍成长的力量。

或许，潜意识的这种特性与我们祖先几十万年的进化有关：熟悉的就是安全的，未知的则是危险的；维持现状是安全的，改变则是不正常的、甚至让人讨厌的。

潜意识的固执，也不断地给年轻人进行着自我催眠：小时候学会的那些道德观念是不容许被打破的，冒险是不好的，别人对他的看法是重要的，等等。不断地自我催眠，会强化甚至夸大他头脑中对于变化的恐惧。

然而，一个人相继进入青春期和成人的世界后，将要面对的却是未知的环境、更加复杂的人际关系以及远离父母的庇护。如果在儿时的冒险活动中从未被父母和亲人鼓励的话，他将会失去冒险的勇气，以心理出现问题或疾病的方式令自己逃避成长。

我们常常会看到，那些出现心理问题或疾病的成年人，其心理年龄如同十来岁的孩童，因此"规避问题和逃避痛苦的趋向，是人类心理疾病的根源，不及时处理，你就会为此付出沉重的代价，承受更大的痛苦"①。

对于这些年轻人，说教是没有用的。当年轻人出现心理问题的时候，就已经出现逃避与人接触的倾向，他们认为自己是如此独特，以至于不可能有人能理解自己。单纯的说教会被他们视为怀着敌意的指责，只会让患者想出更多的理由去对抗。这种对抗，使得这些出现问题的年轻人变得更

① M·斯科特·派克：《少有人走的路：心智成熟的旅程》，吉林文史出版社2006年版，中文版序。

加孤独，更加不肯走出自己的安全空间。这也是当孩子出现问题的时候，许多父母无法和孩子进行沟通，孩子会冲他们大喊大叫，甚至做出过激行为的原因。

面对这样的年轻人，最好的方法就是理解他们成长的过程，发现他们所固守的思维模式，以他们的逻辑处理他们的问题。他们之所以出现问题，是因为其潜意识一直在试图用自己的方法帮助自己摆脱痛苦。症状并不是患者的敌人，它只是一个不合时宜的战士，一直在为保护患者而作战。

因此，一个好的催眠师，需要理解症状，把症状视作朋友。催眠师与患者一起以患者的逻辑与经验去处理问题，才是患者潜意识认为安全的方式。催眠师在成为其潜意识的朋友的同时，也要协助其潜意识发现早已存在于其中的"新知识""新思维模式"和"新观念"，而这些新的知识、思维模式和观念会如同春天的种子一样，在潜意识中生根发芽。一旦这些种子长成参天大树，患者将不再需要以"心理疾病"的形式去逃避成长。

所以，催眠师千万不要试图去做巫师，认为用一个响指就可以把患者催眠，让他们的痛苦消失得无影无踪。事实上，将症状视为敌人的治疗方式是注定会失败的。

在这里，催眠更像是唤醒，将患者从顽固的自我催眠中唤醒！或许，他们将进入一个新的自我催眠模式——成长的自我催眠模式——期待和欢迎改变。因为安全感来自变化和发展过程中所获得的信心，进入未知的领域既是机遇，又是挑战。

他们将用新的模式去求学、交友、谈恋爱、追求事业的发展……，而之前为他们带来痛苦的心理疾病恰恰是一种磨炼，让他们对人生有了更好的理解。因为，只有经历过痛苦才会珍惜生命，才会爱这个世界，才会有真正的成长！

为什么见人就脸红？

做自己的催眠师 ⧗

刚刚进入青春期的少男少女，对异性有着强烈的好奇心，他们既害怕被异性关注，又希望自己能够吸引异性的注意力。

这个时期的孩子开始注重衣着打扮，他们喜欢穿各种名牌衣服，也开始注重自己在外人眼里的形象。我儿子在高中的时候，如果不洗头，是根本不出门的。

在这个时期，容貌、身高、体重、衣着打扮甚至学习成绩都可能成为他们吸引异性关注的重要因素。因此，当他们出现一些小小的问题——这些在成人看来根本不算什么的问题的时候，都会令他们感到痛苦，甚至会引发心理崩溃。

比如，有些孩子因为自己长得过胖而严重自卑；有的会出现严重的厌食症，甚至会危及生命；有些孩子则因为自己不是双眼皮深感痛苦，如果不做双眼皮手术就不肯去上学。

有一个30多岁的姑娘，在上高中二年级时，被数学老师叫上黑板解答一个比较难的题目。比较幸运的是，她竟然把这个难倒全班同学的题目做对了。老师当场表扬了她，她也很激动。

但是，当她回到座位的时候，她的同桌（一个男生）突然对她说："你的脸好红啊！"她一下子注意到自己的脸不知道从什么时候开始，因为紧张，变得很热、很红。她努力想控制，不让自己的脸变红——因为这样很不好看，却发现自己越是想控制脸不发热变红，脸就越是变得又红又热。

从此以后，她所有的注意力都集中在自己的脸上了。每当她见到陌生男性的时候，她的全部注意力就只在自己的脸上，认为对方在盯着自己的脸看，而她的脸也开始不可控制地发热变红。

后来她考上大学，勉强把大学读完。在学校里，平时总低着头不是什么大问题，但当她大学毕业以后，这就成了一个大问题了。大学毕业后，她找到一份收入颇高的工作，但这份工作却要求她经常与公司其他部门的陌生员工和客户打交道。当她面对陌生男性的时候，根本无法把注意力从脸转移到工作上，所以，干了不到两个月就只好离职。

从那以后，她就一直在家里待着，也不出门。即使偶尔出门，也要先戴上厚厚的大口罩，无论春夏秋冬。

为此，她找过医院，服过无数抗焦虑的药，也看过很多心理咨询师，不过这些方法都没有帮助她解决问题。那些心理咨询师告诉她，其实她的脸并不红，别人根本看不出来，或者说脸红也没关系，别人不会特别在意，她只要不紧张，不要过于关注自己的脸就可以了。但是，她始终没有办法把注意力从脸上转移。每次见到陌生人时，所有那些治疗师的劝告都被抛在脑后了，她依旧把所有的注意力都放在自己那又红又热的脸上。

她也曾试着找催眠师进行治疗。那些催眠师将她催眠之后，就开始让她想象面对陌生人的场景，并告诉她在这个时候她的脸并不会发红。然而，她一出门遇到异性，就立刻发现自己的脸又开始发热变红。

就在她感到有些绝望时候，在中央电视台的一个节目中看到了我。她认定我就是那个可以帮助她解决困扰了她十几年问题的催眠大师。

她来到我的工作室的时候，还戴着一个大大的口罩，除了眼睛露出来之外，整个脸都给遮住了。我答应她，在进行咨询的时候不让其他人进屋，也绝不会让第三个人看到她的红脸，她才肯去掉那个大大的口罩。

她把口罩摘下来时，说自己的脸已经开始发烫，现在一定已经红得不成样子了。不过，我个人感觉她的脸还算正常，和普通人似乎没有太大的区别。

她是一个挺漂亮的姑娘，眼睛大大的，皮肤也很好。她很紧张地坐在那里，似乎我是可以决定她下半生命运的上帝。

我盯着她的脸，告诉她："你是一个很美丽的女人。当一个女人的脸被陌生男人盯着的时候，当然有理由紧张。当肌肉紧张的时候，一定会有大量的血液流到紧张的部位，那个部位会变得很热、很红。现在，你的脸已经开始变红了！"

她这时已经顾不上催眠了，所有的注意力再次集中到自己的脸部。这时，我又说："你知道吗？一个男人看一个女人的时候，第一眼看的是哪里？"

"当然是脸了！"她被我的问题弄得莫名其妙。

"那么，男人看女人的第二眼是哪里，你知道吗？"我继续追问道。我猜想她这十几年的时光里，几乎所有的注意力都在自己的脸上，并没有时间思考这个问题。

她果真摇了摇头，很疑惑地看着我。

"我告诉你吧，男人看女人的第二眼一定是胸部。"我以一个男人的身份告诉她，她不得不承认我是正确的。

　　我对她讲："你可能根本没有注意到，一个男人看一个女人的脸大概只用不到两秒钟的时间，但是会盯着一个女人的胸部超过十分钟！"我把目光转移到了她的胸部，并发现她开始不好意思起来。

　　"当你的脸被陌生男人盯着的时候，你的脸会处于紧张状态，会开始发热变红。那么，当你的胸部被一个陌生男人盯着的时候，一定也会紧张，对不对？"我仍旧盯着她的胸部，并能感觉到她越来越不好意思。

　　我继续说道："当你的胸部进入紧张状态的时候，血液一定会大量涌入你的胸部，你的胸部便会开始发热变红。甚至，连刚才涌到你脸部的血液都已经开始经过你的脖子涌到胸部。你的胸部会变得越来越热，越来越红，可能看起来比脸要红得多。要知道，被人盯着胸部比被人盯着脸部更不好意思！"很明显，这个时候她已经顾不上自己的脸这会儿是不是红色的了。对于一个羞涩的女人来说，还有什么比胸部被陌生男人盯着更令人紧张的事情呢？

　　"要知道，一个女人被人看到自己的胸部是红色的，是一件多么丢脸的事情。你现在需要担心的并不是你的脸有多红，而是你内衣的吊带是否足够结实。否则，万一你内衣吊带断了，你又红又热的胸部被人看到，将是非常可怕的事情。"她不断地点头，承认我的话无比正确。

　　在这时，她的潜意识明显已经完全接纳了我的观点。她开始想象当我说的那件可怕的事情发生的时候，是怎样一种恐怖的场景。

　　当然，我不能让她从此患上另外一种恐惧症。我继续说道："不过，好在如今内衣的质量都非常高，从来没有听说过哪个女人在大街上有过内衣吊带断裂的事情发生，更何况你内衣外面还穿有衣服，别人是无论如何也没有办法发现你这个秘密的。所以，你的胸部还是可以悄悄地又红又热，而不被人发现。"她一个劲地点头，并长舒了一口气，证明她认为刚才自己那个担心是多余的，原来还是可以让自己的胸部继续偷偷地紧张却不被人发现。她开始笑了。

"我告诉你一个秘密，"我用一种很神秘的语气对她说，"胸部发热其实是有好处的。如果你有乳腺增生的话，它可以帮你治疗。"把坏事变成好事，是一个有经验的催眠师的价值所在，千万不要让患者好不容易把狼打走了，却引来一只更凶猛的虎！

"真的啊？我确实有乳腺增生。"她有些惊喜地回答道。

"当然是真的。当大量的血液流到你的胸部的时候，会让你的胸部血液循环加快，从而让胸部乳腺增生的那些部位加快新陈代谢，当然就可以帮助你治疗乳腺增生了。"此时，她已经无法回绝我给她的这个礼物了。

"再告诉你一个好消息：当你的胸部发热的时候，血液也会快速地进入你的胸部，让你的胸部获得更多的营养，这样或许还可以帮助你丰胸呢。"我继续给她暗示，"所以，以后当你碰到陌生人的时候，你的脸会进入紧张状态。但是，不到两秒钟的时间，你的胸部就开始紧张、变红、变热。不管你喜欢还是不喜欢，这种状态可能会持续十分钟之久，也或许会持续更长的时间。当然，我认为你从此以后不需要再躲避陌生人了，你应该可以很轻松地出去找工作，并喜欢上和新同事打交道的感觉。因为，我相信你的内衣很结实，而且，你的乳腺增生也会慢慢地好起来。"我笑着对她说道。

她非常同意我的观点，不仅仅是意识层面的同意，甚至还包括潜意识层面的同意。她的潜意识怎么可能否认自己会紧张呢？见到陌生人一定会紧张，脸部有理由紧张，胸部当然就更有理由紧张了。既然如此，她的潜意识就没有办法拒绝接受我送给她的礼物——见到陌生人之后，开心地享受自己的胸部因紧张带来的治疗效果。

然后，我告诉她："你现在就可以出去，到商场里转一圈再回来。试试看，你的胸部会变得有多热。"

她迫不及待地到外面试验，在商场人最多的地方转了几圈，发现自己已经不害怕见到陌生人了。于是，她很开心地在北京待了好几天，游览了很多地方，这是她梦寐以求的事情。在短短的时间里她就发生了改变，从此以后，我想她应该过上了很幸福的生活。

我曾见过患有厌食症的女孩子，已经到了皮包骨的程度，却依旧认为自己很胖，还要节食减肥。这种情况十分严重，甚至会危及她们的生命。

我还见过一个女孩子，明明长得很漂亮，却认为自己的单眼皮实在太丑，如果家人不同意自己做双眼皮手术，就不肯上学。

进入青春期的女孩，开始对异性产生好奇心，当然也会对异性产生好感。在这个时期，女孩对自身容貌的关注是超乎寻常的。她们关注自己的眼睛是否够大，鼻子是否够挺，肤色是否够好，等等。一丁点儿缺点，就会被她们无限放大，甚至导致她们精神崩溃。

这些女孩子，对美的追求已经到了偏执的程度！可是，她们对美的理解出现了偏差。

在这个故事中，似乎我并没有给这个女孩催眠，也没有让她进入闭着眼就什么都不知道的所谓的催眠状态。我只是在和她聊天，在她很清醒的状态下和她聊天。然而，实际上我的每一句话都是在催眠，都是在帮助她改变自己的意识。

每个人都是自己的催眠师！ 这个姑娘用了十几年的时间，不断地催眠自己，告诉自己在陌生人面前脸会紧张、发热、变红，因此专注于自己的脸，以至于忽略了生活中其他的事情。从某种程度上说，这是一种非常深的催眠状态。

在这个案例中，如果只是告诉她其实别人根本不在意她的脸红不红，或者告诉她其实没有红，都不会起作用。她会认为，我所说的只是一种同情，或者是一种虚伪的安慰。那些不是她需要的，她需要的是有人认同自己。

所以，我一开始便告诉她，每一个人遇到陌生人的时候都会因紧张而脸部发红，让她感觉我和她是站在一起的。接下来，她才会接受我的第二个暗示——她的胸部其实也会因为紧张而变红。

此时，她并没有意识到自己已经不知不觉地被我催眠。催眠的本质是催眠师利用访客已有的思维和逻辑，将访客引入到一个自己之前没有预料到的思维或情境当中。

有一句话我很喜欢："问题本身并不是问题，我们不断试图解决问题的努力才是最重要的问题。"这个姑娘的脸红其实并不是根本的问题，她只是在把全部注意力都放在自己脸上的时候，才会变得极度敏感。她不断地试图控制自己的脸，不让脸变红的努力不但起不到任何作用，反而因为注意力过度集中在脸上，使脸部变得更加敏感。

所以，作为一个治疗师，我需要做的，就是帮助她把注意力从脸上转移。但是，转移一个人的注意力并不容易，你不可能命令她去关注自己的手、脚、胸部，而不再关注脸部。

唯一的方法就是以彼之矛，攻彼之盾：既然你害怕别人看你"害羞"的脸，那我相信你更害怕别人看你"害羞"的胸。当她感觉到自己的胸部在发热变红的时候，就已经没有多余的精力去关注自己的面部是否还在发热变红了。

当然，千万不要在解决了一个问题的时候，再给她增加更严重的新问题。我之所以将其注意力选在胸部，就是因为胸部无论有什么感觉，都不会影响她的生活，她的衣服足以帮助她正常地与人交往。

无法自拔的第三者

不要被自己囚禁

当人们进入催眠之后，会跳出当下的思想困境，从另外一个角度去分析当下的问题。

许多时候我们之所以痛苦，是因为我们陷入某个问题之中不能自拔。 在局外人看来，这个问题似乎并不可怕，但是对于陷入其中的人来说，他的眼里只有这个问题。所以，他可能会无限放大这个问题，并为此痛苦不已。

这大概就是我们平常所说的"当局者迷，旁观者清"吧。

有一个女孩子，爱上了一个比自己大一岁的男人，无法自拔。

不幸的是，那个男人是有妇之夫，还有一个儿子，而她从一开始就知道这些情况。那个男人对这个女孩子非常好，用女孩子的话说："他是我生命中，遇到过的唯一一个最懂我、最关心我、最爱我的人。他做什么事情都非常细心，从来都不会和我吵架。如果我做错什么事，他也舍不得责备我。"

两个相爱的人在一起相处了三年时间，也一直很幸福。然而，随着两个人的关系越来越亲密，她的情人渐渐意识到不能再这样继续下去了。在半年前，他告诉女孩："不能再这样了，咱俩分开吧。这样下去，会耽误你的青春。我已经有了孩子，所以我不可能离婚，也无法给你未来。如果我真的把你给耽误了，我一辈子都不能原谅自己。"

女孩子哭了，哭得非常伤心，内心极度痛苦。她开始严重失眠，而且因为每天都在哭，眼睛受到了影响，视力也变得模糊起来。

半年时间过去了，女孩子一点也没有出现好转的迹象。虽然她也曾看过医生，吃过药，但是都没有解决问题。女孩的情人看到她如此痛苦，也非常着急。经朋友推荐，他带着女孩来到我这里，希望我能够帮助女孩摆脱痛苦。

她的情人真的很爱她，因为他陪着她一起来到我的工作室。我能看出，那个男人也很痛苦，但他宁愿自己一个人承担下所有的痛苦，也不愿意耽误了女孩。

和女孩单独在治疗室时，我问她："时间都过去这么久了，你这么痛苦是为什么？"

女孩悲伤地抬起头，眼泪汪汪地看着我说："我错了，我就不该爱上他。如果当初我没有遇到他，就不会像现在这么痛苦了。老天为什么这么残酷，既让我爱上他，又让我们不能在一起？"

我告诉她："你没错啊！爱一个人，怎么是错呢？爱是世界上最伟大的事情，能够爱上一个人，被一个人爱，是生命中最幸福的事情了。"

"可是，为什么老天让我们相爱，却让我们不能在一起？"她说，"正因为相爱，我们现在才如此痛苦。如果我们不相爱的话，我现在就不会这么痛苦了。"

我点点头："有道理。这么说，你后悔了？你后悔认识他，后悔爱上他了？"

她连连摇头："没有，绝对没有后悔。我觉得遇到他是我这一生中最幸运的一件事情。"

"对啊，你要知道，好多人一辈子都遇不上一次真爱，甚至很多人一辈子都不知道什么是真爱。你是多么幸运啊！这让多少人羡慕你啊！"我感叹道，"你能在生命中最美好的时光遇上一个可以相爱的人，这是几辈子修来的福气啊！"

"可是，他已经结婚了，所以我才痛苦。我们如此相爱却不能在一起！我想我这辈子再也遇不到一个这样爱我的人了，我也没有能力再去爱谁了！"这姑娘又开始痛哭起来。

"谁说你们不能在一起？你们当然可以在一起！"我大声说道。

她呆住了，看着我："怎么可能？他已经结婚了，还有孩子了。他不可能离婚，而我总是要嫁人的。"

"我给你出个主意：你可以随便找个男人结婚，然后继续和他在一起啊。一切就像现在这样，你们继续相爱，这样子不也挺好的嘛！"我给她出了个主意。

"怎么可以这样呢？"她很吃惊地看着我。

"为什么不可以呢？你男朋友不就是这样吗？他已经结婚了，可还是爱上了你。"我回答道，"所以，天无绝人之路。这至少也是一个办法，既能让他不内疚，你也可以继续和相爱的人在一起。"

她一时无语，但是明显不再像刚才那样悲伤了。我知道，她开始发现，分手并不是那么可怕的事情了。在之前，她又是内疚，又是痛苦，整个人陷在这种情绪之中，没有给自己时间去思考。

"现在，闭上你的眼睛，做几个深呼吸。然后，去回忆这三年的美好时光，回忆这三年里你们所经历的那些点点滴滴：你们一起欢笑，一起在阳光下奔跑，一起欣赏美丽的春天……我问你，如果让你选择，你是希望把这三年变成一个美好的回忆呢，还是希望把这三年变成一个痛苦的深渊？"

她闭着眼睛轻轻地回答："美好的回忆。"

"这就对了。时间过得很快，你们都老了。现在，转眼就到了你80岁的时候，你正在过80大寿。你的儿女、孙子、孙女都围绕着你，为你祝寿。想必在这个时候你一定很开心。我知道，这么多年，你一定经历过很多快乐与痛苦的事情。比如，在你年轻的时候，你深爱过一个人。老奶奶，我想问问你，你为那场感情感到后悔吗？"

她面带微笑，就像是一个历经沧桑的老人，在回忆自己生命中那最幸福的时光。当我问她的时候，她轻轻地摇了摇头，缓缓地说："不后悔，那是我生命中最美好的一段回忆。"

"真羡慕你！现在，80岁的老奶奶，那个29岁的你正陷在痛苦之中。因为，她的男朋友说要和她分手了。她需要你的帮助，她就坐在你的对面。"我搬了张椅子在她的面前，指着空椅子对她说。

她很认真地对空椅子说道："你要感恩这段美好的感情，它让你学会了怎么去爱一个人，教你学会了怎么享受被爱。在将来，你还会遇到另一个爱你的人，有一段更美好的感情，并和他一起生活了一辈子。你看，我现在儿孙满堂，就是和这个爱我的男人一起生养的。你永远不要放弃希望……"

我就在一边看着她闭着眼睛对自己说话，足足说了有十分钟。当我唤醒她的时候，她告诉我，她一下子轻松下来，之前那些痛苦都好像消失了。

　　她把情人叫进来我们的治疗室，对情人说："谢谢你，谢谢你这么多年对我的感情，我永远也不会忘记你，我可能依然爱你。不过，我已经想好了，我是应该有自己的生活了。"

　　二人很感激地离开了我的工作室。

　　两年以后，就在我差不多把这件事情忘记时，我收到一条短信："李老师，不知道你是不是还记得我？两年前我因为和男朋友分手而无法摆脱痛苦，去找您帮助。从您那里离开以后，我就放下了这段感情。我现在过得很好，遇到了一个很爱我的男人，我马上就要结婚了。谢谢您！"

　　这个姑娘之所以痛苦，是因为她以为自己遇到了一个根本无法解决的问题，深陷其中不能自拔。她的痛苦包含了自责与绝望。

　　她之所以自责，是因为明明知道对方是有妇之夫，却依然不顾一切地爱上对方。她的道德感会时不时地对她进行自我谴责。不幸的是，这种罪恶感亦会给她带来另外一种快感，使她舍不得放弃这段感情。君不见，许多地下情一旦转变为婚姻，双方的感情似乎就马上淡了很多。

　　她之所以绝望，是因为她认为生命中不太可能再遇到一个这么爱自己的男人。

　　所以，在进行治疗的时候，我不会用任何关乎道德方面的评判去刺激这个女孩，增加她的自责。曾经有个女性访客，因被人强奸而痛苦不堪。她去咨询过一名心理咨询师，那个咨询师听完她的讲述之后，第一句话就是："那个人怎么能对你做这么恶心的事情？"这一句话足以让这个访客彻底崩溃。

　　当这个女孩子认为自己这一辈子再也没有希望遇到爱情时，我首先需要做的，是告诉她其实还是有希望的。比如，她可以先随便找个男人嫁了，继续和相爱的男人在一起。

这至少是一个希望、一种安慰，无关道德。

当她发现自己其实并不是在万丈深渊里的时候，就会开始为自己寻找出路。事实上，路本来就在那里，只是她一直不愿意看到而已。所以，问题本身不是问题，应对问题的方式才是问题。

所以，当她发现其实还有希望的时候，我开始给她进行催眠，让她自己内在的力量帮助她。人在催眠状态，会看到很多之前被自己刻意忽略掉的东西。

因为她的内心深处始终有希望，爱依然在自己内心最深处，等着自己去发现！

有个学生问我："这个女孩结婚后，会不会真的跟这个男人再续前缘？她结婚以后会不会因为有跟这个男人在一起的美好回忆，就对自己的老公横挑鼻子竖挑眼？因为在她的心里，前男友就是完美模范，她会照着这个样子要求自己的老公。如果老公达不到要求，她就会失望、矛盾，转而去找这个男人再续前缘。"

我回答："我相信这女孩会作出自己最佳的选择。或许，她会把和这个男人在一起的美好憧憬挪到和新男朋友的恋情中，他们之后的婚姻岂不会更幸福？"

我是一个心理咨询师。我们的任务是帮助一个人摆脱束缚自己的种种枷锁，获得内心的自由。

人之所以痛苦，是因为他的思想被束缚了。他认为解决一个问题的方法只有一个，如果这唯一的解决问题的方法不可能实现的话，他就会被困在那里，全部注意力都集中在如何让这个方法实现，其他什么事情都不做、不想，为此焦虑、抑郁、恐惧。无论是抑郁症、焦虑症还是强迫症，这些心理疾病的原因大抵都是如此。

　　心理治疗的目的就是帮助一个人发现自己、认识自己、做自己。当这个人自由了，我们就相信他会做出更好的选择。

　　所以，我们说这个人被自己的思想囚禁了，失去了自由。他忘记了一个问题其实可以有很多解决方法，或者说这个问题即使不处理，也不会造成什么不可挽回的损失。

　　所以，一个治疗师的使命就是让这个人跳出眼前的思想困境，认识到其实这个问题还有第二个、第三个解决方案，甚至不去处理这个问题，天也不会塌下来，明天太阳照样还会从东方升起。

　　当人们认识到这个问题的时候，也就摆脱了思想上的枷锁，获得了心灵的自由！

我知道自己长得丑

打开封闭的心

　　爱美之心，人皆有之。每个人都希望自己能美丽、漂亮。美与丑并没有什么固定的标准，不同的年代、不同的民族，对美丽的看法都不太一样，所以才会有"环肥燕瘦"的故事。

　　进入青春期的孩子们，开始在意自己的长相了。他们从电影或小说中总结出一个规律——长得美的就会有人爱，长得丑就容易被人嫌弃；长得美能够找到异性朋友，长得丑就只好孤独一生了。

　　然而，这个年龄的孩子对美丑的认知有很大的偏差。他们很容易因为自卑，认为自己长相不如他人，从而影响到与他人的交往，甚至不敢谈恋爱。

　　有一个姑娘，就是因为总是认为自己相貌丑陋而不敢谈恋爱，以至于到了29岁的时候，她的大部分同学都结婚了，而她却找不到合适的男人结婚。

　　"我长得这么丑，怎么可能有男人会喜欢我呢？"她是这么对我说的。

　　她其实长得一点也不丑，无论是身材还是长相都很出众。如果打分的话，我想大多数人会给她打上90分。

　　我心想，这么漂亮的女人，怎么可能没有男人喜欢她呢？

　　然而，她却认为自己比周星驰电影里的如花还要丑！

　　不是夸张，她也绝不是在故意说什么反话。她告诉我："我在上高中的时候，也有男生说我漂亮，想要追求我。我认为他们都是在骗我。我和女同学的关系也不好，不怎么来往。可能是她们嫌我丑吧，都不太爱和我说话。所以，我几乎没有什么朋友。"

　　原来，她的母亲和父亲关系一直不太好，年轻的时候在一起的时间不多，而且总是吵架，甚至常常当着她的面争吵。后来父亲经常在外面工作，很少回家，但是，两人也不离婚。母亲在单位里如果遇到什么不顺心的事，回到家就会朝她发火，有时候骂得很难听，比如"你丑死了""这么丑将来根本没男人要你""如果不是为了你，我早就和你爸离婚了。都是因为你，我这辈子的幸福全被耽误了"之类。

　　她长大以后，隐隐约约知道了一些父母的事情。她父亲年轻的时候长相帅气，很像电影明星，而且唱歌、跳舞都很在行，所以在单位里特别有女人缘。当初，她的母亲主动追求她的父亲，花了很多心思，才嫁给了这个男人。

　　然而，她的父亲似乎并不满意这桩婚姻。在那个年代，离婚是一件很困难的事情，所以俩人就一直这么僵持着。由于母亲脾气比较大，她的父亲就常常找机会出差，逃离战场一般的家庭。

　　她却无处可逃，成了母亲的出气筒。母亲经常莫名其妙地发火，把她臭骂一顿。甚至经常动手打她。她在家里就像一只见了猫的小老鼠一样，永远躲在角落里。上学的时候能晚回家就尽量晚回家。后来上了高中，可以住校了，她就搬到学校宿舍。她告诉我："上高中的时候，班里好多同学都不适应，都特别想家，只有我觉得学校宿舍是天底下最舒服、最安全的地方。"

上大学的时候，她选了一所离家很远的大学。放假也不想回家，而是拼命地学习工作。大学毕业后，她就在当地找了工作，留了下来。

她找工作还是比较顺利的，收入也不错。"我知道自己长得丑，不像别的同事一样可以靠相貌讨得老板的喜欢。我拼命地工作，学习各种专业知识，所以在公司里慢慢受到老板的重视，工作上还是比较顺心的，就是感情一片空白。因为长得丑，从来没人喜欢过我。我马上就30岁了，可还没有谈过恋爱，所以才想到来找你帮忙。"

家庭治疗大师米纽庆打过一个比方：人类就像没有壳的蜗牛，很脆弱，很容易受到伤害。因此，我们需要一个壳来保护我们自己。当碰到危险的时候，我们会躲进壳里；当受到伤害的时候，我们会在壳里疗伤。我们的家、我们的父母、我们的亲朋好友就是我们的壳，在生活与工作中保护着我们。

当父母吵架时，对于孩子来说，就如同他的壳破裂了一样，失去了安全感，所以很容易受伤。这个女孩子就是如此！

不过，当一个人很认真地认为自己很丑的时候，你千万不要告诉她她其实很漂亮。那样不但起不到任何作用，反而会令对方感觉你别有用心。

尤其是心理治疗师，当你和访客争辩的时候，就已经被她拉到与她相同的一个思想水平去思考。在那个水平上，你永远不可能获得辩论的胜利。

所以，当那个姑娘说自己很丑的时候，我只是点头微笑。

等她讲完，我对她说："长得丑的确是一件很痛苦的事情。不过，万幸的是你还是比较聪明，比较努力。所以，你没有像别人一样从此堕落。既然你很聪明，今天我想给你留个作业——你回去之后，上网搜一搜世界上各个民族的照片，看看不同民族的美女都长什么样子。记住，尤其是非洲和南美洲那些部落的照片。"

　　这个任务对她来说不是什么难题，虽然有点莫名其妙，但总比让她对着镜子告诉自己"我很美"现实得多。曾经有治疗师让她每天对着镜子说自己很美丽，她一天都没法坚持下去。因为，对于她来说，说自己很美丽明显是一个彻底的谎言。

　　第二天，她如约来到我的工作室。

　　我问她作业做得怎么样。她告诉我，这个作业让她着实有点吃惊，因为有些原始部落的女人的照片实在太可怕了。有的女人从小就把项圈往脖子上套，因为那个部落认为脖子越长越美丽；还有的部落在下嘴唇上套一个大大的盘子；有的把牙磨得尖尖的，像只野兽；还有的部落女人会用刀在脸上刻下疤痕……

　　我问她："你觉得那些女人好看吗？"

　　她说："好可怕，怎么会好看呢？"

　　"那你有没有想过，她们为什么要把自己弄得那么可怕？"我问道。

　　她思考了一会儿，有点迟疑地回答："是不是因为她们觉得这样子很漂亮。"

　　"对啊。对于他们本部落的人来说，那样的女人才是美丽的女人。对于长颈族来说，脖子越长越美丽，就越容易嫁出去；有些部落会认为牙磨得越尖越美丽；有的部落则认为女人嘴唇上的盘子越大越美丽……所以，美丽对于不同的人来说有不同的标准。"我告诉她。

　　此时的她，无论如何也不能否认我说的话是正确的。

"你知道，古代的中国女人是要缠小脚的。"我继续摧毁她所谓的审美观，"在过去，如果一个女孩子不缠小脚是嫁不出去的。过去有一句话'脚大脸丑'，意思就是说脚大了，人就丑了。无论你眼睛多大、皮肤多白、胸有多大，没有裹小脚就是丑女，根本没人要。"

"还有呢，有一句话'男人的头，女人的腰，只许看，不许摸'，你知道吗？"我问她。

她很迷茫地摇着头。

"因为在过去，中国女人要裹小脚。因为很多有钱人都喜欢把玩女人的小脚，并称之为'三寸金莲'。那些有钱的男人仅仅把玩女人的小脚就能获得性满足。"其实，我也不知道我从哪里知道这些乱七八糟的知识。

总之，这个姑娘现在处于一种很茫然的状态。她几十年来对于美丽的认知，被我这些乱七八糟的知识彻底颠覆。

我问她："现在，你可以告诉我，什么是美丽吗？"

她有点迟疑地回答："是不是健康的就是美丽的？"

"那很长的脖子健康吗？脸上划出刀疤健康吗？把脚上的骨头弄断裹成小脚健康吗？"

她不知道该怎么回答了。

"你听过'丑小鸭'的故事吧？"我问她。

"听过。"她点点头，"一只丑陋的小鸭子变成美丽的白天鹅的故事。"

"错了。那不是一只丑陋的小鸭子，它本来就是一只美丽的天鹅！但是，它为什么会认为自己是一只丑陋的鸭子？"

"因为，它和它的兄弟姐妹长得不一样。"她有点不太确定地回答道。

"没错。因为，它从小在鸭群里长大。在鸭子的眼里，鸭子是最美丽的，天鹅是丑陋的。可是，在天鹅眼里，天鹅却是最美丽的。它之所以认为自己丑，是因为它在用鸭子的眼光看自己，哪怕自己是只美丽的天鹅。"我告诉她。

"你知道吗？其实你自己就是那只美丽的天鹅。如果你用鸭子的眼光来看的话，你真的很丑，比'如花'还要丑。但如果用天鹅的眼光来看的话，你就很美丽。当然，如果你这一辈子非要用鸭子的眼光来看自己的话，我也无话可说。这个得要你自己选择。"我说完之后，默默地注视着她，等待她决定做一只"鸭子"还是一只"天鹅"。

这个女孩在沉默。我知道此时此刻，她在思索，在改变。这种改变，不是意识层面的改变，而是潜意识最深处的改变。

良久，她抬起头："其实，你现在不用告诉我，我也知道应该做出什么选择。这么多年，我之所以认为自己很丑，大概就是因为从小被妈妈说的。我从来没有得到过她的表扬，她一句都没有夸奖过我。无论我做得多好，她都没有表扬过我。她为什么要这样对我呢？"

她坐在那里，开始痛哭。因为她突然意识到，她一直认为爱自己的妈妈或许并不是那么爱自己。在此之前，她从来不敢去想这个问题。因为，多年以来她和母亲一直相依为命。不过，不敢想却不代表自己的潜意识没有意识到这个问题。

"我想，我知道妈妈为什么不喜欢我了，因为我长得像爸爸。小时候，父母的同事见到我，都会说我和爸爸长得很像。是不是因为我妈妈恨我爸爸，所以她也不喜欢我呢？"她问我。

"大人们的恩怨，你就不用管了。其实，两个人之间的感情，旁人是很难看明白的。你已经长大了，要有自己的生活，不需要再像小时候那样承担你不该承担的东西了。"我对她说,"你现在需要做的,就是活出你自己,做一只美丽的天鹅。现在,请闭上你的眼睛,放松身体。想象在你面前有一面镜子,看着镜子里的你。告诉我,你能看到什么?"

"我看到一个美丽的小女孩,在那里跳舞,像天鹅一样美丽。"她闭着眼,微笑地回答我。

真正的改变,是发自内心的、来自潜意识的改变。口头的、表面上的改变与承诺,对于心理治疗来说是毫无意义的。就像你可以看到竹子在一夜之间长出近一米的高度,你却不知道,它在泥土中已经积累了将近十年的能量。

近30年的痛苦,就是这个女孩成长的力量来源。她不曾放弃自己,就像竹笋在黑暗的泥土中吸收营养与水分一样,一直在等待着合适的时机,从土壤中钻出来。

接下来的治疗便容易多了。当这个女孩认识到自己的问题在哪里之后,她很快就可以调整好自己的心态,让自己能够很好地和人交流。没多久,她就有了第一次恋爱。她告诉我,当她听到男朋友对她说她很漂亮的时候,那是一种非常幸福的感觉。她觉得自己真的像一只美丽的天鹅一样,在天空中飞翔。

2000多年前的古希腊,有一座阿波罗的神殿。在这座神殿的门柱上写着一句话:"认识你自己。"

很多人都以为自己很了解自己,然而不幸的是,事实并非如此。实际上,大多数人并不了解自己,更不用说去做自己了。就如同这个案例中的姑娘,在来到工作室之前,她是通过母亲的眼睛来看自己,所以认为自己很丑,并且没有自信。

面对这类的访客，我们不能简单地说："你根本不丑，实际上你很漂亮。"事实上，这些安慰毫无说服力，甚至会让访客感觉安慰者是在欺骗自己。

我想起米尔顿·艾瑞克森的一个案例：一个21岁的姑娘向他求助，说她实在无法忍受自己的丑陋，准备自杀。

这个姑娘说："我只是一个相貌平平、外形肥胖、邋遢粗俗的人。除了带着厌烦的眼神，没人愿意多瞧我一眼。我这辈子注定嫁不出去，甚至出钱也不会有男人愿意和我发生性关系。"

艾瑞克森直接告诉她："你何止相貌平平、外形肥胖、邋遢粗俗，你简直是我见过的最胖、最难看、最令人作呕的人，简直是一桶可怕的猪油，用正眼盯着你看的确是件非常可怕的事情。"这些话在一般人看来是恶意的攻击，但在这个姑娘看来，却是真实无比的话，这样她才愿意按照艾瑞克森的指示，继续后面的安排。

艾瑞克森在指出这个姑娘长得极丑之后，就安排她去图书馆借一些人类学的书看。从书中她可以看到各种面目可憎的女人、原始的野蛮人，看这些人如何用纹身、自残等方式丑化自己，使自己变得更吓人。

这个姑娘看完之后，艾瑞克森再安排她去看各种各样的婚礼。这个姑娘很惊讶地发现，原来那些新人们几乎都和自己一样相貌平平，甚至有人比自己更胖，行动更笨拙。

之后，艾瑞克森才安排这个姑娘去学会穿衣打扮，让她开始减肥。一年之后，这个姑娘变得非常美丽，也找到了喜欢自己的男人结婚，并生下了三个孩子。

这个姑娘不止一次对艾瑞克森说："当你说出关于我的那些可怕事实时，是那么的真实，我知道你告诉我的都是真的。"

很多年轻人都和这个姑娘类似，他们局限在自己的世界里，想当然地以为自己是世界上最丑或最没用的人。他们不肯学习新的知识，也不肯走出去看看真实的世界。当外人试图告诉她们实情的时候，他们会认为对方是在取笑自己。

所以，帮助他们把封闭的心灵之窗打开，看到外面的世界，看到人生的美好，才是最好的治疗。

当然，要想打开他人的心灵，你需要先走进他的内心，如同艾瑞克森一样。

控制不住的眼睛

我们需要性教育

古人有句话："万恶淫为首，百善孝为先。"然而，许多人并不知道，其实，这句话完整的说法应该是："百善孝为先，论心不论迹，论迹寒门无孝子；万恶淫为首，论迹不论心，论心世上无完人。"

古人是如此通达，他们早就认识到我们不能过于苛求一个人的内心。这世界上没有完美的人，每个人的内心都有着不可与人言的秘密，有着种种对性的好奇与幻想。

对性有幻想只不过是人的本能，并不是什么不可饶恕的罪过。但当进入青春期的青少年们开始对异性产生好奇与好感后，却由于性教育的缺乏以及超强的道德感，令他对自己的想法产生厌恶、自责，最终影响到他们正常的学习与生活。

玛丽是一个20多岁的女大学生，来到我的工作室求助。她坐在那里的时候，始终不肯抬起头来，还用刘海把自己的眼睛全部遮住。即使我和她说话，她也不敢抬头看我。

她告诉我，自己非常痛苦，控制不住自己的眼睛，恨不得把自己的眼睛给挖出来。

当我询问她原因的时候，她却吞吞吐吐、欲言又止。

过了好久，她才告诉我："我觉得我很下流、无耻。我没法控制住我的眼睛，总是往别人的裆部看。太丢人了！我根本就不想看，我怎么能做这么下流的事情呢？可是我每次看到别人的时候，眼睛就不由自主地去看他们生殖器的部位。"

当她说完这些话的时候，头埋得更低了，死活不肯抬起头来和我对视。

我问她为什么不肯看着我的眼睛，她告诉我："我不敢。我知道一看你的眼睛，你就知道我想什么了，你就会知道我在偷偷看别人的阴部。羞死人了！"

我问她："那你是只看男人的阴部吗？"

她依旧把头埋在两腿之间，让头发几乎把自己的脸全部都遮住，一边摇着头一边回答道："不是的，男的女的都看。可是那有啥好看的，羞死了！我现在门都不敢出了，没法见人，一看到人，眼睛就不受控制地盯着人家那个地方。最丢人的是，我看别人的时候，他们都能知道我在偷偷地看他们的那个地方。可是，我真的控制不住自己啊！"

我知道，这是一种带有强迫行为的视觉恐惧症，虽然会有被洞察感，有点类似妄想症，经常会被误诊，但是其实只是恐惧症的一种。我也曾经遇到类似的情况：有人因为害怕自己头脑中有性的想法会被别人知道，而被诊断为精神分裂症。

我对她说："你知不知道，其实这世界上几乎每个人都会偷偷看别人的阴部。不管男的还是女的，偶尔都会有这种行为？"

她有点惊讶，下意识地抬了下头，然后就赶紧再次低下头回答道：

"怎么可能呢？这种行为都是流氓才会做的事情。要不，没事看那里干什么？"

"噢，这种行为很流氓吗？那你有没有注意过小猫小狗在街上碰到之后会做什么？"我问她道。

"没有，我现在很少外出。一旦外出，大家都会知道我专门盯着人家的阴部看，那我还活不活了？"她回答道。

"那我告诉你啊，我们小区里小狗特别多。小公狗和小母狗见了面以后，就会闻对方的屁股，如果双方觉得合适了，就会交配。它们才不在乎旁边有没有人看着呢。"我对玛丽说道。

玛丽用两只手捂着耳朵，非常害羞地说："呀，不要说这些下流的事情了，我不想听！羞死了！"

我大笑着，伸手把她的手拉开，告诉她："你不要用手堵着耳朵，你必须听。要不，一会儿我会催眠你，让你的两只手抬不起来，我会说更下流的话给你听。"

她被我吓了一跳，只好把手放下来，颇有些无可奈何。

我对她说："性下流吗？如果没有性，你和我，世界上的每一个人、每一个动物都不可能存在。对了，你喜欢看花朵吗？"

她点点头："当然，我最喜欢看美丽的花朵了。比如莲花，出淤泥而不染，是那么的纯洁。"

"可是，你知不知道，花朵其实是植物的生殖器官？"我问她。

她呆住了，不知道该怎么回答。

我继续说道："花朵有雌花、雄花，花粉就是精子。小蜜蜂和蝴蝶在花丛中飞来飞去，其实是帮助花朵授粉。你知道那些花为什么开得那么鲜艳吗？就是为了吸引蜜蜂和蝴蝶的注意力，告诉它们：'快来我这里吧，我这里有甜甜的蜜给你们吃啊。'"

玛丽不知道该怎么回应我了，不过她知道我说的确实是真的，只不过以前她没有想过这个问题。

"你喜欢看孔雀开屏吧？"我问道。

她点点头："喜欢！"

"你有没有想过，雄孔雀长长的尾巴其实也相当于它的一部分性器官呢？雄孔雀到了交配的季节，就把美丽的尾巴展开给雌孔雀看，告诉它们：'看我多美丽，嫁给我吧！'"我对玛丽说道。

我注意到玛丽的头已经不像刚开始那样埋到两腿之间，身体已经开始慢慢直了起来。

"人类何尝不是如此呢？你看女孩穿各种各样美丽的衣服，恨不得自己的衣服样式是天底下唯一的。男孩也是，穿着各种帅气的衣服。你觉得他们为什么要穿美丽帅气的衣服呢？"我问玛丽。

玛丽想了想说："是不是为了吸引别人的目光？"

"当然。"我以毋庸置疑的口吻回答道，"男孩女孩之所以穿上各式各样美丽帅气的衣服，就是为了吸引异性和同性的目光。如果你觉得他们很好看的时候，他们就会很得意。如果他们穿了一身新衣服走在大街上，却没有人注意的话，他们会非常伤心的。"

玛丽点点头，不过还是有点不服气："可是，我是盯着别人的那个部位，盯人衣服没什么的。"

"那你想没想过，男孩女孩们为什么要穿得那么漂亮？不就是为了让自己在人群中脱颖而出，可以吸引自己喜欢的异性吗？"我回答道，"要知道，人类还是原始人的时候，最早穿的衣服只是用一小片叶子遮住阴部。后来，随着人类的进步，需要遮住的地方越来越多。不过，人们一边遮住隐私部位，一边又刻意用一些特殊装饰品来突出隐私部位，以吸引异性。我记得在非洲有一个部落，那里的男人专门在阴茎上套个东西，显得自己的阴茎很粗壮，不就是为了吸引异性的注意吗？"

"据科学家们研究，人类是从东非逐渐迁徙到全世界各个地方的。非洲并不冷，所以，人类穿上衣服的最初目的不一定是为了御寒，恰恰是想通过一些装饰来吸引异性或吓阻敌人。"我继续和玛丽说，"所以，我们每一个人在潜意识里面都想通过打扮吸引异性的注意，也有被那些打扮新奇的异性所吸引的本能。"

玛丽的头已经可以抬起来了，我知道她的内心此刻已产生了巨大的改变。我问她："你现在还怕和别人对视吗？"

她试着和我对视，持续了几秒钟。然后很惊喜地对我说："没问题了，我不再像之前那样，看到别人的眼睛，就觉得别人能够知道我心里那些肮脏的想法了。"

"什么东西是肮脏的？你是说性很肮脏吗？"我追问道。

"是的。谈到性很丢人的，裸体是肮脏的。"她不好意思地回答。

"可是，你要知道，如果没有性，就没有你，也没有我。这世界上的每一个人都是因为性才能来到这个世界，也会用性的方式把自己的生命传递给下一代。如果说性是肮脏的，大概生命本身就是肮脏的。你觉得这么美丽的世界，比如鲜花、森林、天上飞翔的鸟、草原上奔跑的骏马，都是肮脏的吗？"我问玛丽。

她摇了摇头。

"既然这世界是美丽的，那么创造这美丽世界的性自然也是美丽的。如果有人说性是肮脏的、丑恶的，那不是性的问题，而是那个人对性的态度问题。性在本质上依然是美丽的。"我对玛丽说。

她点点头。

"事实上，每个正常人进入青春期之后，都会对性有着很强烈的好奇心。我记得看过一个调查，说男人差不多每半小时就有一次性幻想，女人则每小时有一次性幻想。所以，头脑中有性幻想是很正常的事情。如果一个人压根没有性幻想，或许更需要去医院做做检查，看看内分泌是不是出问题了。"我继续说。

玛丽点点头，不过还是说："可是古人有句话，'万恶淫为首'！说明性是万恶之首啊！"

我笑了，对玛丽说道："你这是只听了前半句。中国这句古话是这么说的：'百善孝为先，论心不论迹，论迹寒门无孝子；万恶淫为首，论迹不论心，论心天下无完人。'这后半句的意思就是，性幻想不是罪，混乱的性行为才是罪。"

玛丽长舒了一口气："这么说，我头脑中有这些念头并不是罪过啊。"

"当然不是罪过。如果想一想性就是犯罪的话，恐怕这世界上所有的人都需要被关起来了。噢，不对，太监们要除外。"我回答道。

玛丽笑了："我以前一直就特别担心别人知道我头脑中有性幻想的念头，所以不敢出门，不敢见人。我心想，他们要是知道一个女孩子竟然会对性感兴趣，那么这个女孩子肯定就没办法活下去了，会被人笑话死的。我出门的时候，就感觉所有的人都知道我的脑子里有性的念头。"

"你就是因为担心被别人耻笑，所以才觉得别人都知道你在想什么。这就是中国的一个成语——疑心生暗鬼。我记得还有个成语是"杯弓蛇影"，就是讲一个人喝酒的时候，看到酒杯中有一条蛇的影子，吓出一场大病。后来有人告诉他，那只不过是墙上挂着的一张弓的倒影，他的病一下子就好了。你呢，就是被自己吓的，甚至连幻觉都出来了，觉得世界上所有的人都有特异功能，能看出你的心思。"我对玛丽说道。

"如果你不说，我还一直不敢问你。我听说人一旦有幻觉，就是得了精神病，之前还一直担心我有精神病呢。我都不敢和我家人提这件事情，我担心被送到精神病院关起来。李老师，你说我有精神病吗？"玛丽有点不安地问我。

"放心吧，你这是被自己吓出来的毛病。等你不再害怕了，这种幻觉就没有了。比如，现在你觉得还有人知道你脑子里面想什么吗？"我问道。

她摇了摇头，很惊喜地说道："没有了！不知道从什么时候开始，竟然没有了。李老师你太神了！"

我笑了："不是我太神了，而是因为你不再害怕了！"

玛丽的治疗用了一个星期的时间。结束之后，她之前所有的症状完全消失。一年多以后，她告诉我说她已经开始谈恋爱了，还偷偷告诉我："原来我男朋友真的也是满脑子性幻想，不到20分钟就会有一次性的想法。"

至于她的幻觉，早就消失得无影无踪了。

性一点也不肮脏，如同吃饭、睡觉、说话一样，性是我们人类的本能。

英国人类学家德斯蒙德·莫里斯认为人和动物没有太大的区别："尽管人类博学多才，可他仍然是一种没有体毛的猿类。"①

---

① 德斯蒙德·莫里斯：《裸猿》，复旦大学出版社2010年版，第3页。

既然人类依旧是一种动物，我们自然需要通过性的方式繁衍后代，并在这一过程中享受到生命的快乐。而性高潮的体验，是人类最接近天堂的时刻。德斯蒙德·莫里斯在《裸猿》一书中说道："可以认为，与其说文明的进步陶冶了人的性行为，毋宁说人的性行为塑造了文明。"[①]

然而，不知道从什么时候开始，人类认为性是很肮脏、丑恶的事情。而对性欲望的压抑，则几乎成为神经症最主要病因。

在最初学习精神分析的时候，我对弗洛伊德的理论有着很深的抗拒。当时我实在难以苟同弗洛伊德的观点：一切神经症都是生活僵化、性爱压抑的结果。

不过，随着咨询经验的不断丰富，我发现了一个有趣的现象，青春期是各种神经症及心理疾病的高发期。他们症状诱发的原因各种各样，然而其核心几乎都是性！

比如我们之前故事里讲的嫌弃自己长相的女孩、见人就脸红的姑娘等，她们的问题无一不是与"性"有关的。

青春期之所以容易出现心理问题或疾病，大概是因为进入青春期之后，性发育使我们对异性产生了好奇。然而，此时我们有限甚至是错误的性知识，令我们对自己感到无比的羞愧与恐惧。

所以，对于进入青春期的青少年，适当而正确的性教育是一件非常重要的事情。

---

① 同上，第53—54页。

爱上幻想中的他

正视与人交往的渴望

人是社会型的动物。我们的祖先就是依靠群体的力量，才艰难地在大自然环境中生存下来。因此，对于情感、社交的需求，是人类与动物最大的区别。当人类从温饱、安全等需求中走出来的时候，他们开始追求认同感与归属感。生命的价值也只有在社会和群体中才有意义。

在成长的过程中，我们需要在与他人的交流中学会语言、交友、与他人协作等基本技能。一个与社会脱离的人，哪怕拥有人类的基因，也不能称为一个完整的人。

但是，如果在成长过程中没有得到足够的情感交流，人类就会出现各种各样的心理问题。严重的时候，甚至会以幻觉的方式为自己创造一个虚拟的朋友。这就是我们常说的精神分裂。

有一次，我在一个课堂上为学生们讲授心理学的一些知识，我讲了一个疗愈案例。

几年前，我接待过一个有严重幻听的女孩，她的妈妈希望我能够帮助女孩让那个声音消失。因为女孩经常和幻听的声音对话，在外人看来非常怪异，我就用催眠的方法让她听不到那个幻听的声音了。

但是，第二天，女孩的妈妈非常痛苦地对我说，昨天她和女儿吵了一晚上。我问女孩为什么和妈妈吵架，女孩告诉我，那个声音是她的朋友，陪了她很多年，当声音消失的时候，她感觉非常痛苦、孤独，所以才会和自己母亲吵了一晚上。

我告诉大家，我们每个人都有着很强烈的情感需求。如果一个人的情感得不到满足，这个人就很可能会以幻觉的方式为自己制造出一个朋友或家人。

课间休息时，有一个女学生找到我，对我说："李老师，我也有你刚才讲的那个女孩的问题。"

我听到后，发觉她这是在向我求助，马上说："你能把详细的情况告诉我吗？"

女孩说："我小学、初中的成绩都非常好，一直是班里的第一名，但是，我没有朋友。每当我想和其他同学一起玩的时候，他们就对我说：'你是好学生，怎么能和我们一起玩呢？赶紧去学习吧。'因此，我一直非常孤独。"

"后来有一天，在我很伤心的时候，我听到一个男孩的声音在安慰我，告诉我一切都会好起来的。从此以后，他一直陪伴着我，在我痛苦、孤独、生病的时候给我安慰，比我的爸妈对我还要好。我爱上他了。"

"我一直以为他是真的存在的。直到有一天，我爸妈发现我经常自言自语，觉得我出现问题了，就把我送到医院去检查，医院诊断我是精神分裂。医生给我开了药，帮助我消除幻觉。后来，有一个心理咨询师告诉我，我应该把那个声音赶走。于是，我在心里把他杀死了，再也听不到那个声音了。"

我叹了一口气——即使是在心里面赶走一个虚拟的人，也是很痛苦的事情！

她继续说道："我现在似乎没有幻听了，但是我还是很不开心。现在，我每天还要吃很多药。"

我问她："你是不是还在想着那个男孩？"

她点点头，很伤心地哭了："我真的很想他。我想知道他现在长什么样子，想抱一抱他，我想告诉他我爱他。他将来如果有女朋友了，我会祝福他，但是又希望他不要告诉我，因为那样我会很伤心的。虽然我知道是不可能的，但是我一直希望能抱他一会儿，哪怕只有一分钟也好！"

我安慰她道："没关系，一切都会好起来的。"

当大家都回到课堂，课程继续的时候，我在课堂上对大家说："我今天想给一个同学帮个小忙。她有一个非常要好的朋友，好久没有见面了，她非常想念他。我们今天帮助这位同学实现这个愿望好不好？"

大家都很好奇，不知道我要做些什么。但是，每个人都同意帮这个女生一个小小的忙。

于是，我让这个女孩在同学中凭感觉找出一个男同学扮演那个男孩。她在众人中挑出了一个男孩后，我把这个男孩催眠了，告诉他，他就是那个女孩很久不见的好朋友。

女孩有点儿不知所措，不知道我想做什么，只是呆呆地站在那里，看着男孩。男孩却开始发生变化，表情变得很柔和，用很关切的声音对女孩说："没有想到，我竟然能见到你，你还好吧？"

这一句话令女孩失控了，女孩的眼泪流了出来，她看着男孩说道："自打我听不到你的声音之后，我就一直很痛苦。我不知道自己做的是对还是错。你曾经在我最艰难、最孤独的时候一直帮助我，而我却把你赶走了。我一直特别内疚。我常常会想，你离开我后，是不是和别的女孩谈恋爱了？你还会不会想我？"

男孩很温柔地看着女孩说道："我当然会想你了，你那么好，那么乖。我一直怕你被人欺负，担心你很孤独。还好，我现在能看到你了，看到你过得还不错，我就放心了。你记着，无论如何都不要放弃希望啊！"

女孩含着眼泪笑了，看着男孩说："自从认识你以后，你一直陪着我，给我安慰，我一直在想，这辈子如果能有机会遇到你，见上你一面，和你拥抱一下就好了，那样我就死而无憾了。"

男孩伸出手，把女孩拉入怀中，两人抱在一起。女孩流了很多眼泪，男孩也在不停地掉眼泪，两人就像久别的朋友一样，这场面既激动又伤感。旁边的同学都惊呆了，有些女生也在一边忍不住擦眼角的泪水。

女孩和男孩抱在一起很长时间也舍不得分开，我实在不忍心把他们分开，然而又不得不这么做。我对女孩说："现在，该让男孩走了吧？"

女孩说："我不想分开，他走了，我就再也看不到他了。"

我笑了："谁说你再也见不到他了？记不记得有句话，'世间所有相遇都是久别重逢'？我告诉你，你在成长的过程中总有一天会再次遇到他的。你将来会恋爱，或许你会惊奇地发现，那个人就是他呢！"

男孩说话了："如果有缘，我们一定还会相见的。你一定要好好地等着我啊！"

女孩和男孩依依不舍地分开。然后，我把两人唤醒。

女孩醒来之后，就像变了一个人一样，满脸的喜悦。她说她从来没想到，自己心底的那个愿望竟然真的可以实现。她向男孩不停地道谢。

而在场的观众也都看呆了。

后来，这个女孩和我进行了一段时间的单独咨询。她的幻觉再也没有出现了，她已经学会与人相处，也不再需要大脑为自己制造出一个虚拟的人来陪伴自己了。

她上了大学，谈了恋爱。她告诉我，她的男朋友在许多地方和那个男孩很像，她很奇怪地问我："李老师，你是神仙吗？你怎么知道我还会遇到他？我头脑中的那个男孩真的是他吗？可他好像又对这一切都不知道啊！"

我告诉她："因为在找男朋友的时候，你的潜意识不自觉地在帮助你寻找像那个男孩的人。这个世界这么大，有那么多的人，你当然会遇到一个像那个男孩的人了。所以，无论在任何时候，永远不要放弃希望啊！"

这个世界很大，一定会有许许多多神奇的事情发生。所以，无论你有多痛苦，一定不要放弃希望！

催眠治疗大师米尔顿·艾瑞克森曾经接诊过一个有着严重精神分裂症的小姑娘。她有很严重的幻觉，总是能看到很多小绿人，并经常和这些小绿人说话。医院用各种药物帮助小姑娘消除这些幻觉，然而效果不是很好。

艾瑞克森得知后，就把小姑娘带到自己的工作室里，拉开一个抽屉，对小姑娘说："让你的朋友们住在这里吧，他们需要一个可以保护他们的家。"

小姑娘同意了。

从那以后，小姑娘经常会跑到艾瑞克森的工作室里，拉开抽屉，和那些可爱的小绿人们说上一会儿话，然后又关上抽屉，过上正常人的生活。外人再也看不到她自言自语了。

后来，那个姑娘长大了，并结婚、生子，却依然会隔一段时间就跑到艾瑞克森的工作室，拉开那个抽屉，和小绿人们说上一会儿话。

人类是社会型的动物，自然害怕孤独。我们需要朋友、亲人，需要友谊，需要爱情，需要来自他人的关心，需要有被他人需要的感觉。即使是一个自闭症的孩子，也会和小动物，如小猫、小狗、海豚等一起玩耍。

　　大多数精神分裂患者在与他人进行交流方面都有着各种问题，或许是缘于小时候家里父母之间关系的问题，或许是缘于成长过程中遇到了一些障碍。但是，在他们内心深处也有着与人交往的渴望。**当他们没有办法与他人进行交流的时候，大脑就会给自己制造出一个虚假的朋友，这就是许多精神分裂症患者出现幻觉的原因。**

　　我还曾经遇到过一个被害妄想症患者。他认为自己得罪了一个世界上最强大的叫做"共济会"的组织。他告诉我，他被那个组织时时刻刻监视着，所以不能打开窗帘，因为有卫星在监视自己；不能用手机，因为手机被那个组织装上了间谍软件。

　　他的妈妈告诉他，那是不可能的，这些都是他自己想象出来的。但是，他依旧坚持自己的想法，把自己关在家里，死活都不肯出门。他甚至认为自己的母亲已经被那个组织收买了，一起监视自己。

　　我知道，他一定常常被家人或周围的人忽视。他很希望自己是一个重要的人物，走到哪里都会被人关注，即使这种关注会给自己带来痛苦。

　　于是，我告诉他："你之所以被组织监视，是因为你是一个很优秀的人，是一个非常难得的人才。组织担心你的安全出现问题，所以时时刻刻在保护着你呢。"

　　他听完我的话，竟然在把自己关在家里四五年之后，第一次出了门。

　　我告诉他，他需要多读点书，最好找些力所能及的事情先做起来，慢慢积累一些经验，将来在组织需要的时候，随时可以为组织做出贡献。他依我所言，慢慢地重新回到社会。

　　一年之后，他有了自己的朋友。当再次见到我的时候，我问他组织是否还和他保持联系。他哈哈大笑，对我说："一个卫星值好几亿美金，才不会专门用来监视我呢，我还是做一个普通人就好。"

"一滴精十滴血"带来的痛苦

不要用恐惧压抑本能

性教育的重要性，无论强调多少遍都不多余。如果我们不用正确的性知识引导孩子，孩子就很可能会从别的地方学到错误的内容，严重的会对孩子性心理和生理的发展产生很恶劣的影响。

很多家长会认为性教育不用着急，等孩子长大就什么都知道了。然而，事实并非如此。如今，网络、新闻、电影、电视等各种媒体都或多或少有与性相关的内容，容易促使当代青少年性心理早熟。

发达的网络让充满好奇心的青少年很容易就可以在网上发现一些色情、淫秽的内容，也很容易在网上看到许多不正确的性知识。错误的性知识会对青少年产生误导，更有甚者，会导致比较严重的心理疾病。

一位忧心忡忡的父亲带着患有重度抑郁症的儿子来到我的工作室。他的儿子小王两年多前上高二的时候，开始出现严重的抑郁症，如今虽然勉强上了大学，但是依旧很痛苦，无法正常在学校里上课。

父亲告诉我，小王初中学习成绩非常好，排全校前几名，以优异的成绩考上了省重点高中。但是在高二的时候，他开始出现头痛、失眠等症状。他们先去常规医院做了检查，医院发现没什么太大的问题，就开了一些中药给孩子服用，但效果并不是特别明显。

后来，他发现小王的症状越来越严重，记忆力迅速下降，浑身无力，做什么事都提不起精神，后来已经没有办法到学校上学了。家人这才觉得孩子可能是心理问题，于是带着孩子去了当地有精神科的医院检查，并诊断为重度抑郁症。

家人非常着急，因为孩子的病情已经影响到学业，从高二的第二个学期开始，小王就已经完全没有办法去学校了。于是家人希望医院用最好的药给孩子治疗。医院给小王开了专门治疗抑郁症的进口药，每个月需要花费3000多元，但是，依旧没有什么太大的效果。

到了高中毕业的时候，小王勉强参加高考。虽然已经有一年半没能正常上学，但他凭着自己当初扎实的功底考上了省里一个二本的大学。父母觉得孩子这样也不容易，就劝小王不要再复读了，就去那个大学读书。

可是小王在大学里的生活依旧非常痛苦，头痛、失眠、注意力不集中的症状也越来越严重。第二个学期的时候，他已完全没办法去学校上课，父母不得不为他办了休学手续。

根据我多年的经验，孩子出现的心理问题，一般都缘于原生家庭。我在与小王沟通之后，却发现小王父母的关系非常和谐，家庭里几乎没有什么重大的矛盾。在小王的教育上，父母也很恰当，给予孩子足够的爱，既不过分溺爱，也不过分严格。

在这样的环境中成长的孩子，怎么也会有抑郁症呢？我一时不知道问题究竟出在哪里。在和小王沟通的过程中，我忽然发觉他的黑眼圈很重，心里不由猜想，是不是他在性的方面出问题了呢？

于是我试探性地问道："你会手淫吗？"

他的脸一下子红了，犹豫了一下，有点害羞地点点头。

我心里稍微有底了，继续问道："你从什么时候学会的手淫？关于手淫你是怎么看的？"

小王想了想，回答道："我是高一的时候无意中学会手淫的。那时候什么也不懂，只是觉得比较舒服。当时真的很傻，不知道手淫的坏处那么大，所以也没有怎么克制自己。后来，我在一个专门讲戒色的网站上看到手淫的危害非常大，一滴精比十滴血还要珍贵，于是才开始戒手淫。但是已经晚了，我开始出现头痛、头晕、记忆力下降、全身无力的症状。自我知道手淫的危害之后，也曾努力地想克服这个坏习惯，可是根本控制不住自己，每次手淫之后我会不断地自责，发誓再也不手淫了。可是，过后还是会再次手淫。我常常看到网站上有些人说自己已经成功戒手淫三个月，神清气爽。真羡慕他们，可我怎么都做不到！"他说完之后叹了口气。

我笑了起来，对小王说："他们戒手淫三个月，可还是破戒了啊。"

小王叹了口气，摇了摇头。

我猜测小王应该属于那种易被暗示的类型。于是，我试着给小王做了个催眠，他很快就进入了很深的催眠状态，睁着眼睛也可以出现幻觉。

看来，小王是被那个网站夸大的宣传吓出的问题。那上面讲手淫会引起失眠，于是他就失眠；讲手淫会导致头痛、记忆力下降，他就出现头痛、记忆力下降的情况。

我告诉小王："其实，几乎每个成年男性都会有手淫的情况，但是，他们并没有出现你这种失眠、头痛、浑身无力的情况。"

小王不相信，问我："怎么会呢？我看网站上讲手淫危害那么大，甚至还会造成阳痿，影响生育。要是那么多人都手淫，怎么可能会有下一代呢？"

我听了他的话，不禁冷汗连连，告诉他："手淫无害，有害的是过度手淫。成年男性大概每周手淫一两次是正常的，不用担心对身体有害。"

他依旧有些不相信。于是，我再次把他催眠了，然后暗示他一会醒来会有头晕、头痛、全身乏力的现象，如同他每次手淫之后出现的症状。之后，我把他唤醒了。

小王睁开眼后，一脸的痛苦，向我讲述自己身体的各种难受。我在一旁笑了，对他说："看看，你没有手淫，身体也会难受吧。"

他很不可思议地看着我："我现在的难受劲怎么和手淫完一样啊？而且心情也一样，特别沮丧。"

我告诉他："那是因为你之前被网站里的那些文章催眠了。那些网站的宣传夸大了手淫的危害，它们不断地讲手淫会让你出现什么问题，这其实本身就是一种暗示，所以你在不知不觉间就已经被那些文章催眠了。"

小王依旧有些不敢相信，他告诉我，他手淫之后，身体的各种痛苦真的非常严重。我笑了，对他说："要不咱再做个实验吧。"他点头同意。

于是我又一次次把他催眠，告诉他手淫之后身体会很轻松，所有头痛、难受的感觉都会统统消失，手淫之后能够有一个非常舒适的睡眠。在唤醒他之前，我让他把这段催眠引导完全忘记，醒来的时候，就好像刚刚被催眠就被唤醒了一样。

小王醒来之后一脸迷茫，因为他觉得我什么也没说，刚刚进入催眠就被我唤醒了。我笑笑，也没有提醒他其实时间已经过去十几分钟了。

我给他留了个比较奇怪的作业，让他今晚回去之后进行一次手淫。他很不情愿，因为担心手淫所造成的痛苦。不过，他最后还是答应了。毕竟，他本来也没有办法完全戒掉手淫。

第二天，小王见到我时，表情很奇怪。他一见到我，就迫不及待地问我："你究竟对我施了什么魔法？我昨晚手淫了一次，本来特别担心手淫之后那种难受的感觉会出现，没想到感觉很轻松，一点也不像之前那么难受，而且昨晚睡眠也特别好，我已经好久没有像昨晚那样安稳地睡着了。"

这时候，我才告诉他："昨天我给你催眠后，暗示你手淫不但不会让你头痛、难受，反而会令你神清气爽。"

小王很不可思议地看着我："我怎么不记得啊？"

我笑笑，告诉他："我昨天在给你催眠之后，让你把这段忘记了。这样，你就不会去抵抗，这段引导就会进到你的潜意识里。所以你昨天手淫之后，潜意识不会再让你感觉到痛苦、难受。你现在对手淫应该已经有了全新的认识吧？"

他点点头，说道："我现在终于明白了，我是被那个网站吓出来的问题。手淫只要不过度，其实没那么可怕。"

小王的心结打开之后，精神状态很快就改变了。没多久，抑郁症就完全消失。后来，他回到了大学，之后很顺利地完成了学业，还考上了一所非常有名的大学的研究生。

有一天，我收到他用微信给我发来的一张照片，是和一个很漂亮的女孩在一起的合影。在照片里，他笑得非常灿烂。

每个人都是催眠师，我们不断地催眠自己，催眠他人，同时也被他人所催眠。读书、看电视、看电影都属于一种无声的催眠。当我们接受了书本或影视剧中的知识、观点的时候，作者或导演就成功地催眠了我们。

如今互联网兴起，各种各样的知识与观点像海啸的海浪一样冲击着我们的头脑。问题在于，这些观点常常会互相冲突，甚至很多是不正确的信息或谣言，并不是所有的人都有抵抗信息浪潮冲击的能力。

互联网是一个非常有意思的世界，它扩大了我们的世界。透过看不到的电磁波，我们可以跨越时空和世界上某个角落的人进行交流；我们可以在网络上看到各种新奇的观点，有些观点很有创意，有些观点很有煽动性，而有些观点则有很强的破坏性。

比如，我知道网络上有自杀的社群，群里大部分成员都是有自杀倾向的病人。他们聚在一起，互相探讨如何自杀没有痛苦，甚至会几个成员相约一起自杀。一些本该向心理咨询师求助的人，会被群里的其他人暗示，走向自杀的结局。

还有些持有非常偏激的迷信观点的社群。比如，上述故事中的小王就进入了一个专门戒手淫的社群，在群论坛中经常会看到很多非常可怕的观点，比如自慰属于邪淫，当你自慰的时候，会有很多鬼魂在你周围盯着你，当你自慰之后，这些鬼魂会吸食你的精血，让你出现头痛、耳鸣、记忆力下降等症状。

而且，还会有很多人在社群中讲述自己手淫后的种种可怕的症状，以及戒手淫之后身体发生的种种神奇改变。社群中的成员互相影响，互相暗示，加强了这些观点的可信程度。时间久了，这些人就被成功催眠——只要有自慰的行为，就会出现各种痛苦的症状。

试图用恐吓的方法强行令人改变，往往会出现超出我们想象的问题。我还遇到过一个男孩，因为进入一个类似的网络社群之后，不敢吃肉，不敢自慰，最后出现严重的幻觉，总是听到有个声音在不断地骂自己。

性是人类的本能，用恐惧去压抑一个人的本能，只能使这个人强制性地克制自己的生理欲望，然而其潜意识中依旧会有性的需求。于是，这个人的超我就会对他进行攻击、指责。当恐惧过于强烈的时候，就变成了幻觉，他就听到有人在骂自己，比如"不要脸"之类的话。

所以，当孩子进入青春期的时候，及时教导他们正确的性教育知识是非常重要的事情。如果我们不教会孩子正确的性知识，当他们被错误甚至是偏激的性知识影响时，就会受到严重的伤害。

疯狂洗手的洁癖

学会面对自己的欲望

在弗洛伊德的精神分析理论中，把人格结构分为"本我""自我"与"超我"三个部分。其中，"本我"即本能之我，代表欲望，遵循快乐原则；"超我"即道德之我，代表遵循道德原则，是良知或内在的道德判断。**过于强大的"超我"，会过度压抑一个人的本能与欲望。**但是，被强烈的道德感压制的欲望与本能在潜意识中不断与超我发生冲突，其能量无法得到释放，只好以其他方式释放出来。

比如，有些人认为性是很肮脏的观念，一个正经的人不应当有性的想法或冲动。当他出现性的冲动时，其强烈的道德感会指责自己，认为自己很不纯洁。但是，这个人的潜意识并不愿意承认自己会有性的冲动，因为那样证明自己内心很肮脏。于是，他便以不停地冲洗自己或打扫卫生等行为来释放内心的自责，似乎通过冲洗自己或打扫卫生，就可以洗掉自己内心深处与性有关的肮脏念头。

一个有着严重强迫症与洁癖的姑娘小花在我这里进行咨询已经有一段时间了。经过一段时间的咨询，她的强迫症已经慢慢改善。然而，她的洁癖却没有太大的改变。原因很简单，她在上高中的时候，一个女同学在和她聊天的时候，对她说："你脸上的油好多啊，如果刮下来可以炒一盘菜了！"

小花被同学无心的戏言惊呆了，她认为自己脸上的油脂确实太重了，买了很多的湿纸巾，时时刻刻地擦脸，试图让面部保持干爽。结果，她因为自己脸上的油而羞于见人，也几乎不交什么朋友。

后来，问题变得越来越严重。她开始过度洗手，因为她的手会不小心接触到脸，这让她感觉非常恶心。每次洗手，她都会用上40分钟的时间，以至于她每个月花在洗手液上的钱已经不下1000元。

在咨询的时候，她其实早已认识到自己脸上的油并不脏，但是，她却依旧在手碰到脸时，就会拼命用洗手液去洗上40分钟。虽然她也苦于自己这难以忍受的问题，但是如果不把手洗干净，她就什么都干不了，只能让两只手悬在空中，不敢碰任何东西。

我知道这类问题靠讲道理的方式是无法令对方发生改变的。虽然小花知道自己这样做其实是毫无道理的，但是她克制不住洗手的冲动。因为如果不洗手，她会感受到极度的痛苦，而且无法做任何事情。

有一天，小花和我聊到，她的父亲和母亲到某个人烟稀少的景区去游玩了。她说很羡慕自己的父母，希望自己也可以有机会到一个人烟稀少的地方静静地待一段时间。

我和她开玩笑说："那你可以出家，这样或许你会有机会像他们一样到人烟稀少的地方闭关修炼。你可以自己待在一个山洞里，待上十几天，甚至一两年，这期间不能和任何人说话。"

小花一听，表示这样感觉很好。

我笑了："那样的话，你每天吃饭用的饭碗，排泄用的便桶都只能通过一个小小的洞拿进来送出去，你受得了吗？更何况在那里面根本不可能洗澡、洗手。你岂不是要脏死了？"

小花摇摇头，对我说："不会啊，我觉得那样挺好。其实洗手、洗澡这些麻烦的事情我也觉得很痛苦。我倒是觉得如果在山洞里待着，反而会轻松得多。待在洞里反正什么都干不成，就不洗好了，等我出来后再洗就好了。我在洞里的时候，想起外面能洗澡、洗手就没关系了。"

我刚刚听到的时候，有点懵，没有想明白有严重洁癖的小花为何能够坦然面对那么不洁的环境。不过，我很快明白了小花的意思，心中突然有一种豁然开朗的感觉，于是对小花说："那么我给你一个建议，你把外面这个大的世界看成一个修行的山洞，在这个修行的山洞里，你无需强迫自己洗手洗澡。然后你在家里腾出一个单独的小屋子，把那个小屋子看成一个只属于你自己的大世界，在那个大世界里，你可以让自己保持你最喜欢的干净的状态。"

小花很奇怪地问我："那怎么可以呢？"

我给小花做了催眠，令她进入催眠状态，然后引导她："在你的家里，有一个很广大的、极其干净的世界，你在这个世界里是极度自由的：你可以翻开任何一本书，穿越时空和作者去交流；你也可以打开电视，看到世界和宇宙任何一个地方的美景；你甚至可以在这里以你自由的思想畅游到太空之外；当然，这里也非常干净，每次来这里之前，你都会用四个小时的时间洗澡，用40分钟的时间洗手。这是属于你自己一个人的世界，你好好享受它。"

此时，小花满脸笑容，很放松地靠在沙发上。

我继续引导："在你的这片极其干净的世界上，有一个小小的门，那个门外面是一个山洞。当你推开门来到那个山洞的时候，你会发现，它有一些不方便，你没有办法让自己时时刻刻保持干净。你洗澡只能用十几分钟的时间，洗手只能用不到一分钟的时间。这是一个有些肮脏的山洞，有很多的灰尘、油污。但是，在这个小小的山洞你不用管这些，你可以放松地生活、学习和周围的人交流。当你受不了这里的肮脏的时候，你会想起家里那个干净的大世界。你只需要穿过一道小小的门，就可以回到你那洁净的大世界里，享受那种自在快乐。"

小花的眉头先是皱了皱，但很快又放松了下来。

我将小花唤醒，问她什么感觉，小花对我说："我感觉自己现在就是在一个山洞里修行，脏一点也无所谓。"

她用手摸了摸脸，对我说："现在，我也不觉得如果不洗手就会很难受。因为我这会儿在山洞里呢，反正我家里还有一个干净的大世界。"

这回，她离开我工作室的时候，头一回没有洗手就开心地走了。

经过这次咨询之后，小花强迫洗手、洗澡的问题竟然奇迹般地消失了。刚开始，她每天还要花很多时间待在自己的小屋里，后来她越来越习惯在不干净的世界里生活，因为这样让她感觉很放松。

半年之后，她连自己家里的干净的世界都不肯再要了。小花告诉我："我把那个干净的世界放在我心里面了。随时都可以让自己待在干净的世界里，何必在自己家里弄出一个让自己很麻烦的地方呢？"

强迫症是一种令人极其头痛的心理疾病，它折腾的不仅仅是患者本人，还可能把全家人折腾得精疲力竭。普通人很难理解患有强迫症的人为什么要如此折腾自己。

曾经还有位30多岁的胡女士在老公的陪伴下向我求助。这位女士有严重的洁癖，每天要洗四个小时的澡，而且还要在家里分出安全区和危险区——安全区是非常干净的地方，一丁点脏东西都不能有；危险区是用来放从外面带进来的东西，这些东西必须经过严格的消毒才能进入安全区。

很遗憾的是，胡女士的老公由于需要上班，所以每次回到家里就只能待在危险区，甚至晚上睡觉也不能到安全区睡觉。

胡女士也很苦恼，她和老公结婚三年了，因为她的洁癖，两人根本无法过上正常的夫妻生活，自然也无法怀孕。

而问题恰恰就出在这里。

胡女士的性观念非常保守，她认为性是一件很肮脏的事情，所以，她对与老公发生性行为很抵触，甚至觉得老公在床上的举动非常不正经，是在要流氓。

但是，她的内心深处却对性有着渴望。于是，她潜意识中的超我便开始对她进行攻击，指责她是一个荡妇，认为她很肮脏。

这就是她每天洗澡要用四个多小时的原因，因为她的潜意识认为只有这样才能够让她变得稍微干净一点。

所以，我并没有强行改变她的洁癖，而是和她聊了许多关于动物交配的行为。我给她留作业，让她观看各种有关动物世界的视频，当然中间难免有交配的镜头。

之后，我和她聊起人类的起源和发展，聊云南走婚族大姑娘和帅小伙如何相互看上对方，之后小伙子又如何偷偷跑到姑娘的闺房两情相悦。我和她聊起人类的起源，以及为什么会有那么多关于性的禁忌。

当她慢慢接受了性是人类的本能之后，也就接纳了自己可以有性的想法。当她认识到性并不肮脏的时候，也就不那么嫌弃自己了，洗澡的时间逐渐变短，家里的安全区和危险区也就消失了。一年多以后，她很开心地告诉我她怀孕了。

上一个故事里的小花，她的洁癖其实也有着类似的心理原因。她在高中的时候暗恋过一个男生，但是她认为自己是如此肮脏，以致不敢和那个男生靠近，更不用说向对方表白了。

小花的洁癖就成了一个帮助她远离喜欢的男生的一个很好的借口，这样她就可以逃避面对自己潜意识里亦有性的需求这个可怕的事实。

在治疗期间，我用了一段时间和小花聊与性有关的话题。当她认识到性并不是那么可耻、肮脏的时候，在潜意识里对性就不是那么反感了。这些改变有助于帮助她接受外面那些不太干净的环境，在后续的催眠引导中，她才能够真正地发生改变。

所以，催眠永远只是一个工具，思想的改变才是最重要的事情。

催眠小技巧
释放压力与烦恼

生活中难免会遇到一些压力与烦恼，我们常常会被压力和烦恼困住。那么有没有一种比较好的方法，可以帮助我们缓解压力，驱除烦恼呢？

在这里我为大家介绍一个比较有用的小技巧。当你感到烦恼或疲惫的时候，可以借助此方法释放压力，驱除烦恼。

步骤1

找来两张椅子。坐在第一张椅子上，挺直腰背，闭上眼睛。做五个深呼吸，然后从头到脚放松身体。

步骤2

想象自己被一团气体困住，这团气体就是令你感到痛苦、烦恼的情绪和压力，这团气体越多，越会让你感觉到难受。

步骤3

当你被这团气体困住的时候，无须担忧，可以仔细地去感受它，看它是什么颜色，有多厚，然后让这团气体不断地变得越来越厚，越来越浓。

步骤4

当你感觉到这种痛苦已经很严重的时候，你可以睁开眼，慢慢地站起来。注意，把这团气体留在你刚刚坐的那张椅子上，不要带走。

步骤5

你可以向另外一张椅子慢慢走去，每走一步，就离那团气体越远。离气体越远，你便会感觉越轻松。

步骤6

走到第二张椅子那里坐下来，闭上眼睛，去感受第一张椅子上的那团气体，然后想象这团气体慢慢地随风消失得无影无踪。这时，你会感觉到压力也已经不知不觉减轻，烦恼也似乎消失了许多。

2

无法预料的婚后

在童话故事里，当美丽的公主遇到白马王子的时候，就会以"从此他们过上了幸福的生活"结束。然而从来没有人告诉我们，这幸福的生活究竟是什么样的？

我参加过几次他人的婚礼，当我看到一对新人幸福地宣誓要白头偕老一辈子的时候，我在想，他们是否会明白婚礼其实并不是恋爱的结束，而只是爱情长跑的开始？

从走入婚姻生活的那一天开始，恋人们将不得不为柴米油盐酱醋茶而奔波，为子女的抚养、成长而争执。新婚的男人和女人来自不同的家庭、不同的社会背景、不同的教育经历等等，种种的不同都会成为他们争执的起源，也让他们为婚后预料不到的事情而烦恼。

在一场婚姻中，"性"的问题毫无疑问是排在第一位的。男性和女性不仅仅是在性生理上有很大的不同，在性心理上也是不同的。性的不和谐在许多时候会成为夫妻婚姻矛盾的导火索，然而很多离异的夫妇从不认为性是两人分手的重要原因。因为过于陈旧的道德观念，令夫妻对性的问题羞于启齿或选择性忽略，这成为许多婚姻失败的重要因素。

在婚姻中，当夫妻生下子女之后，妻子就会把过多的精力用于照顾孩子，从而忽略了男方的生理与心理需求。在这样的家庭中，妻子和孩子之间的关系倒更像是夫妻关系，丈夫则如同第三者一般，挣钱成为了其唯一责任。在这样的家庭中，孩子的心理很难完全健康，而被排斥在家庭之外的丈夫，难免会向外去寻找更多的心理与情感安慰。

除了性的问题，两个来自不同家庭的青年男女，还会面临许多其他的问题。比如双方父母会对小家庭施加的影响、子女成长的问题，经济收入的问题等。所有的这些问题纠缠在一起，令双方苦恼不堪。

在咨询室里，我见过各种各样出问题的婚姻。当你在倾听一方诉说的时候，你会很容易认为婚姻中所有的错误都在另一方。但是，当你有机会倾听另一方诉说的时候，你会很惊讶地发现，原来错误竟然是在咨询的这一方。

所以，中国有句古话叫"清官难断家务事"。咨询师的责任绝对不是站在一方的位置，对另一方进行指责。在这里，指责其实是夫妻双方在无意识状态下的一种错误的沟通方式。事实上，大多数出问题的婚姻都出在双方根本没有学会如何沟通上。

甚至有些时候，心理疾病也成了夫妻双方的一种沟通方式。比如，一个总是被婆婆骂的女性，因自身强烈的道德感让她无法指责婆婆，因为那样会被他人认为是不孝顺。多年压抑自己的情感之后，她的潜意识只好以抑郁症的方式进行抗争。

所以心理治疗师的责任是在于帮助双方学会沟通。当新的沟通模式出现之后，之前以心理疾病进行沟通的模式则会被取代。

毁掉一生的幸福

不要因为别人的罪责惩罚自己

每个人在成长过程中所经历的事情，比如创伤、挫折等，都会对自己有着远远超出我们想象的影响，这种影响甚至可能会贯穿我们的一生。而**在所有的创伤中，性的创伤对一个人的影响或许是最严重的一种。**

女性在幼年时期遭受性侵犯的可能性，远远超出很多人的想象。只不过，大多数受害人在遭受性侵犯后，都会因为害羞、恐惧而把事情隐瞒下来。但是，她们所受到的伤害却会在后来的人生中，一直像噩梦一样影响着她们，令她们自卑、对异性产生厌恶，严重的甚至会出现自杀等行为。

性创伤影响最大的不是生理方面的伤害，而是心理层面所受到的伤害。受到性侵的女孩很多会有严重的自责倾向，认为是自己的错才会受到性侵伤害。她们会认为自己很肮脏、不完整，甚至这一生都不配再结婚、生子。

如果我们要帮助她们从这种自责的情绪中走出来，就需要帮助她们消除这种羞耻感与罪恶感，让她们认识到在整个事件中，应当受到惩罚的是施暴者，犯错误的并不是她们。她们作为受害者，有权利继续幸福地生活，而不是因为别人犯下的罪责而令自己受到惩罚。

一个姓马的女士从外省到北京来找我，希望我能够帮助她解决严重的心理问题。

马女士今年40多岁，离异未再婚，带着一个十多岁的女儿。她还未开口便痛哭流涕，我只好递上纸巾，耐心等她哭过之后，才询问究竟是什么事情令她如此痛苦。

她犹豫了很久，才决定向我吐露实情。

原来，在她不到三岁的时候，父亲去世。当时家里生活条件非常艰难，母亲无力凭一己之力将其抚养成人，于是，她的母亲只好在父亲去世没多久便再婚。

她的继父徐伯为人忠厚老实，对她们母女非常好，新的家庭有了新的希望，愁眉不展的母亲也渐渐露出了笑容。

然而，在马女士八岁那年，有一次母亲因工作出差，只有继父和年幼的她在家里。在那天晚上，继父趁她年幼无知，与她发生了性关系。在事情结束之后，继父告诉她，千万不要把这件事情告诉任何人。她当时根本不懂这意味着什么，只是觉得这样似乎很不好，所以一直不敢和母亲说起。

后来，在她15岁那年，学校里的一个老师给女生专门讲解了性知识，她才知道那天晚上继父和她发生的事情意味着什么。她的脑子一下子像被原子弹炸了一样，一片空白，她觉得自己的一生都被继父给毁掉了。

她很想把这件事情告诉母亲，可是又担心如果母亲知道了会有多么痛苦，还担心如果继父因此被抓起来，她的家就又要散了，她的母亲会很可怜。

在她20岁的时候，母亲得癌症去世了。但之后马女士一直把这件事情当作秘密藏在自己心里，不曾对任何亲人说起。

上大学之后，她周围的同学、朋友都开始谈起恋爱了，而她却对男性很恐惧。她长得很漂亮，有很多男生都在追求她，然而她不敢和男生谈恋爱。如果有哪个男生追求她，她就会躲得远远的。任何男生试图亲近她的举动，都会让她想起那个可怕的夜晚。

到大学四年级的时候，她终于和一个男同学谈起了恋爱。但是，每当男友向她提出结婚的请求时，她都会感到极度恐惧，因此不断拒绝男友的求婚。

在大学毕业后的第二年，她继父也去世了。她以为随着继父的去世，自己可以把这一切放下，然而她根本做不到。

后来，因为年龄大了，马女士终于在33岁的时候和男友结婚。她告诉我，自己婚后的生活是一场噩梦。每次和老公进行夫妻生活的时候，自己都有着极度的恐惧与屈辱，令她想起儿时被继父性侵的经历。

有了孩子之后，马女士无论如何也不肯再同老公进行夫妻生活，日子久了，两人开始不断地争吵。后来，在孩子五岁的时候，两人选择离婚。之后，马女士带着孩子一个人艰难地生活。

在此之前，马女士也到其他的心理咨询师那里进行过咨询，不过没有什么太大的用处。

后来，她听说我是一个不太一样的催眠师，于是找到我，希望我能够帮助她用催眠的方法处理这段创伤。她告诉我，如果能够用催眠的方法让她把这段经历忘掉就好了。

我听她诉说完之后，没有给她做催眠。只是告诉她，我要给她留一个作业。就是回到宾馆之后，去网络上搜一些视频，看看《动物世界》里面，狮群是如何生活的。

她感觉有些莫名其妙，不过还是决定听从我的安排，回去搜一搜，看看狮群到底是如何生活的。

第二天，她如约来到我的工作室。我问她看过我昨天留下来的作业没有，她点点头，说自己很认真地看了，而且不止看了一段视频，还在网上搜索了许多与狮群生活有关的视频。虽然这些视频很有意思，但是她不太明白我为什么要让她看这些视频。

我没有理会她的疑问，问她："那你告诉我，狮群是如何生活的呢？"

她回答道："狮子是在非洲的大草原上生活的，是草原上生物链的顶端。在一个狮群里，有一头雄狮子，还有十多头母狮子。母狮子负责打猎，雄狮子负责保护自己的领地和孩子。"

我笑笑，问道："雄狮子除了负责保护领地和小狮子之外，还做些什么？"

她的脸有些红了，说道："还负责交配。"

我点点头，说道："对！雄狮白天一般都是在睡大觉，晚上和母狮子交配，据说一晚上要和母狮交配几十次呢。"

然后我接着问道："一个狮群里的小狮子，都是雄狮的孩子。那你告诉我，小狮子长大之后会怎么样？"

她想了想后回答道："我在视频里看到，小狮子长到两三岁的时候，雄狮子就会被轰出狮群独自求生，雌狮子就留在狮群里和母亲在一起生活。"

"噢，那留在狮群里的小雌狮子是怎么生活的，你知道吗？"我问她道。

她愣了一下，摇了摇头，对我说："我还真没有想过。"

我笑了，对她说："雌狮子留在狮群里，就要和她的母亲一样打猎，养育下一代。那么，这刚刚长成的雌狮子会和谁交配呢？"

她低头不语。

我告诉她："和她的亲生父亲。如果在狮群里有新的雄狮当了狮王，就是她的继父。她需要和她的亲生父亲或继父交配，然后养育下一代。"

我接着对她说："中国有种神奇的动物叫四不像，学名叫麋鹿，就是姜子牙的坐骑。到了清末的时候，只在圆明园才有这种神奇的动物。八国联军侵占北京之后，见到这个神奇的动物，就全都抢走了，从此这个神奇的动物在我国就消失了。"

"1986年，英国伦敦动物园无偿将39头麋鹿送给中国，被放到大丰湿地。你知道吗？这39头麋鹿里只有一头雄性。"我喝了一口水接着说，"现在，大丰自然保护区已经有5000多只麋鹿了。雄性麋鹿有一个特性，它们只和最强壮的雄性交配，所以新一代的雌麋鹿也会和最强壮的那头雄麋鹿交配，而这头雄麋鹿可能是她的父亲、继父或是兄弟。这就是大自然！"

她若有所思。

我继续问她道："你知道，形容中国古代四大美女的四个词语吗？"

她点点头："知道。沉鱼、落雁、闭月、羞花。"

"对。其中"落雁"形容的是王昭君。她当年被嫁到匈奴的时候，北归的大雁看到她的美貌，被她的美貌惊呆了，以致忘记扇动翅膀，从天上掉了下来。"我说道。

她点点头。

我继续说道："大多数人都知道王昭君嫁到匈奴之后，为中华民族带来了数十年的和平，可是很少有人知道她嫁到那边以后经历了什么。她嫁到匈奴之后，先是嫁给了当时的呼韩邪单于。你知道在后来老单于死掉了之后，王昭君发生了什么事情吗？"

她摇摇头。

我告诉她："老单于死掉之后，按照当地的风俗，她嫁给了新的单于，也就是老单于的弟弟，后来新单于死了，王昭君又嫁给了老单于的儿子，他们还生了几个孩子。"

马女士一脸的惊愕，愣了一下。

我看了她一眼，说道："可是，千百年来，人们只记住王昭君为我们中华民族带来了几十年的和平，没有人会去责备她改嫁过，甚至是改嫁给自己前夫的儿子。当然，更没有人会责备她不守所谓的贞洁。"

马女士的眼睛红了，有泪水从眼角流出。

我让她闭上眼睛，然后说："我知道，当年你知道被继父性侵之后非常痛苦。但是，你之所以没有告诉你的母亲，没有报警，是因为你害怕你的母亲受到伤害，你想用自己的力量保护你的家庭。这么多年，委屈你了！"

她号啕痛哭，甚至趴在地板上痛哭，似乎要把这几十年的痛苦都发泄出来。我在一边沉默不语，递上纸巾让她擦掉眼泪。

过了好一会儿，她终于止住哭泣。好像整个人放下了什么重负似的。她向我再三表示感谢，说这么多年的痛苦终于释放了出来。

她回到家里之后，告诉我她和前夫复婚了。毕竟在心里她还爱着对方，不过这次两人的婚姻非常幸福。她告诉我，原来两个相爱的人在一起发生性行为，竟然是一件如此美好的事情。

荷兰有一个叫波多芬的女孩，11岁时在一个朋友的聚会上受到性侵，三年后又在街上被两名男子强奸。她的精神受到严重伤害，她在自传中写道："我每天活在恐惧中，每天都很痛苦，总是保持警惕。直到今天，我的身体仍然感觉很脏。"

她接受了住院治疗，并与专家进行了谈话，但都无济于事。当她17岁的时候，到了荷兰法律可以申请安乐死的年龄，便向政府申请安乐死。2019年6月2日，这个17岁的小姑娘在家里结束了自己的生命。

一般人很难相信，女孩子在成长的过程中如此容易受到性侵。在我从业的这些年里，来咨询过我的，被亲生父亲、爷爷、叔叔、堂兄弟以及邻居等性侵的女孩，至少有十个。

对于女孩子来说，性侵对她们最大的伤害不是身体上的伤害，而是心理的伤害。这种心理层面的伤害，甚至可能毁掉她们一生的幸福。

她们中的大多数，是在自己对性还没有任何概念的情况下受到侵犯，而且往往会被警告不许和家人说。年幼的女孩子或许只是在心里认为这是一件不好的事情，但并不知道发生的这些事情对自己意味着什么。

当她们在学校里或者从成人那里了解到性的知识，明白自己所经历的事情究竟意味着什么的时候，她们的反应无疑是天塌下来的感觉。有个女孩告诉我："当我得知那件事情意味着什么之后，我觉得自己这辈子活着已经没有任何意义了，死是我最好的选择。"

这些被性侵的女孩子，几乎都有一个共同的观点——"自己很脏"。很多女孩子不敢告诉其他人，她们把这个创伤埋在内心最深处。这个创伤影响她们的成长、她们的恋爱、她们的婚姻。很多人一直到死也不肯告诉其他人。

不是所有受伤的女孩都有勇气面对一个心理咨询师，也不是所有受伤的女孩子在进行心理咨询后能得到疗愈。

她们很多人，认为之所以被性侵，都是自己的错。她们不断地自我攻击，这才是痛苦的主要原因。

　　我在与马女士聊天的时候，并没有劝她放下，而是讲了许多的故事。所有的这些故事，似乎都与马女士无关，但是每个故事又都有暗示性的力量。当访客在听故事的时候，常常会选择与自己有关的情境进行回应，并不知不觉地发生改变。

　　有一次，我在一个课堂上讲了这个疗愈故事。休息的时候，一个女孩加了我的微信。第二天，我收到她的一条消息，她对我说："李老师，谢谢你。我和你故事里的那个女孩一样，小时候遭到了表哥的性侵。我一直把这个事情埋在心里，没敢跟任何人说。昨天你讲这个故事的时候，我终于明白了，我一点也不脏，我不是坏女孩，这一切都不是我的错！我后来找了个没人的地方，大哭了一场。我现在心里舒服多了，这么多年的创伤终于放下了！"

恨的反面原来是爱

有效的沟通有多重要

　　理想中的婚姻，一定是郎才女貌，夫妻之间恩恩爱爱，白头偕老。然而，现实生活中，完全没有问题的婚姻几乎是不存在的。

　　有些人是因为年龄大了，到了该结婚的年龄，觉得对方条件还可以，就选择结婚，一开始就没有感情基础；有些人虽然是自由恋爱结婚，但在一起时间久了，没有新鲜感了，结婚只是为了过日子。

　　选择离婚是一件很艰难的事情，因为要面临财产的分割、子女的抚养问题，还要考虑面子的问题。凑合着搭伙过日子的家庭，难免会出现这样或那样的问题，比如夫妻之间的争吵、孩子的心理问题、一方的出轨等。

　　当这些家庭出现问题，前来向咨询师求助的时候，已经不能简单地从道德或伦理的角度进行评价，因为是非对错对于解决家庭深层次的矛盾是于事无补的。

　　40多岁的张女士带着14岁患有抑郁症的儿子来向我求助。她的儿子在两年前患上重度抑郁症，虽然看过精神科医生，也吃过许多药，却没有什么效果，天天喊着不想活了，还想要跳楼。

　　我在与这对母子进行简单的沟通之后，对他母亲说："我觉得你的问题更严重，你比孩子更需要治疗。"

　　其实，这是许多家庭中都会出现的情况：当夫妻的婚姻关系出现问题时，孩子就会患上某种心理疾病。在这个时候，夫妻之间的矛盾将会下降为次要矛盾，双方都把注意力转移到孩子身上，这样夫妻就可以把有问题的婚姻维持下去。

　　对孩子来说，当父母出现争吵之时，最初会认为父母之所以吵架，是因为自己做得不够好。因此，他会让自己表现得非常优秀，以平息父母之间的战争。

　　然而，随着孩子慢慢长大，发现自己无论如何努力都无法阻止父母之间的战争时，他就会走向另一个极端——生病或极度的逆反——青春期抑郁症、双相情感障碍、青春期精神分裂症等。

　　这也是许多家长常常和我讲的：孩子在生病之前非常听话，学习成绩好等，没想到孩子长到十几岁之后，突然就好像变了一个人一样，要么抑郁，要么情绪暴躁，以前的那个听话的孩子似乎在一夜之间消失得无影无踪。

　　这些家长其实不知道，**孩子的潜意识是在试图用另外一种方法调整父母之间的关系**。只不过，这种方法的后果有些严重，孩子或许会因为心理或精神的疾病困在家中，用自己的一生参与到父母之间的战争之中。

　　我安排这对母子每周分别与我进行一到两次的咨询。孩子的问题虽然看起来严重，但是如果父母的问题解决了，自然也就迎刃而解。

　　我告诉张女士，她和老公的关系已经严重到影响孩子的身心健康，希望她能够把真实的家庭情况原原本本地告诉我。于是，她把自己真实的家庭情况向我做了介绍。

　　张女士年轻时，身材和相貌都非常好，上高中的时候学习成绩也非常优秀。高考时，以高分考进了一所重点大学。读大学的时候，她和一个学长谈起了恋爱。然而，由于各种原因，两人最终无奈分手。

　　后来，经朋友介绍，她认识了现在的老公马先生。马先生比她大七八岁，学历不高。但张女士觉得，如果婚后对自己好也没什么，而马先生在婚前对她也是百般呵护。日子长了，张女士觉得虽然两个人并没有特别深厚的感情，但是自己年纪大了，父母也不断地催促说到了该结婚的年龄，就同意与马先生结婚。

　　然而，两人的婚后生活并不如意。马先生对聪明漂亮的妻子自是十分喜爱，无奈总是自惭于自己学历不高、年龄较大，担心妻子不喜欢自己，会和别的男人偷情，言语之间无不透露出对妻子的不信任。

　　张女士对老公的言行越来越反感，认为马先生之所以这样，就是因为他的文化水平太低造成的。而张女士的反感让马先生越来越觉得自己的怀疑是有道理的，自己的妻子一定是外面有了其他男人，所以才对自己如此冷淡。

　　渐渐地，两人关系越来越紧张。每当妻子因工作需要回家晚了时，马先生便会冷嘲热讽："又和哪个野男人鬼混去了？"

　　夫妻关系紧张到如此地步，孩子自然会受到影响。当孩子在家里感受不到温暖和爱的时候，他只好用逃避的方式让自己摆脱内心深处的痛苦，这就是孩子患上抑郁症的重要原因。

　　张女士对老公的反感，影响到了两人的夫妻生活。每当马先生对妻子有性的需求的时候，张女士都很抵触。可是，张女士越抵触，马先生就越是怀疑自己妻子心里有了别的男人。

　　张女士告诉我："我都快烦死他了，也不知道他为什么有那么强的欲望，每天时时刻刻都好像有性需求，就连我午休的时候，他也想和我做爱。他根本不知道什么叫爱情，脑子里只有性欲。"

我问张女士："既然你们婚姻如此不合，有没有考虑过离婚？"

张女士很无奈地说："怎么没想过？在一起的日子简直是度日如年，我宁可一个人过也不愿意在家里待着。可是，还有孩子啊。更关键的是，房子是老公单位分的，如果离了婚，我和孩子就没有地方住了。"

"那你打算怎么办呢？你们两人这关系，对你和孩子都不好。孩子已经被你们影响，患上了抑郁症，你自己也得了抑郁症。"我叹了口气，对张女士说道。

张女士沉思了一会儿，告诉我："我也没有别的办法。我就是打算熬下去，等到他死了，我和孩子的苦日子就到头了。他喜欢抽烟、喝酒，吃饭的时候也喜欢吃大鱼大肉，我了解一点中医，这些生活习惯对健康非常不好。所以，我就打算把他熬死吧。"

"可是，我觉得你不一定能熬得过你的老公。"我对张女士说，"你老公的生活习惯是不好，大鱼大肉、抽烟、喝酒这些肯定对健康不好，但是有些人抽烟、喝酒、大鱼大肉，也能活到八九十岁。对健康影响更大的是心理因素，你看看你把自己折磨得，虽然才40多岁，可是看起来已经像是50多岁的人了。既然你懂中医，那么大概也了解，心理状态对身体的影响要远远比饮食等生活习惯的影响大得多啊。你这样的心态，怎么可能熬得过你老公呢？"

"那我还能怎么办呢？这婚又离不了，我还熬不过他。"张女士有点绝望，其实她之前也意识到这个问题，但是没敢深想。毕竟，把老公熬死是她活着的唯一希望。

我有点神秘地说道："这么着，我可以帮你想办法让你老公死得快点。"

她被我吓了一跳，脸色变了一下："下毒药之类的事，我可不干。我和他又没什么深仇大恨，就算有什么深仇大恨，我也不可能去做。况且，他还是我儿子的亲生父亲。"

我笑了笑，说道："你想多了，我怎么可能让你下毒药害死你老公呢？犯法的事，我可不敢干。我是这么想的，你不是了解中医吗？"

她有点疑惑地看着我："是啊，怎么了？"

"我也喜欢中医，略微了解一点中医知识。"我对张女士解释道，"在中医里，吃什么不吃什么对于养生来说确实很重要。不过，据我所知，中医认为纵欲会对男人的身体造成很大的伤害。你看过去的皇帝都死得比较早，就是因为纵欲过度造成的，是不是？"

张女士有点迷惑地点点头："是的。你为什么要问这个问题呢？"

"我是在帮你出主意。你不是想熬死你老公吗？那我想，你可以用这个方法让你老公死得比你早。"我接着出主意，"每次当你老公有性需求的时候，你都尽量满足他。即使他没有需求，你也可以主动提出性要求。要知道，对于女人来说，一天有几次性行为不是什么大问题。但是，对于男性来说，过度的性行为对身体健康是非常不利的。这样，你就可以把你老公早点熬死，而且你还可以享受性的快乐。"

张女士脸红了一下。她从来没有想到，会有人出主意建议她用过度的性行为对付自己的老公。不过，想一想，这个方法确实比苦苦地坚守这段痛苦的婚姻要好得多。她认同了我的主意，并决定执行。

时间过去了大概两个多月，张女士脸部的皮肤已经在不知不觉间发生了改变，也不像之前那样憔悴、苍老，反而透出一种红光。她的儿子也不再喊着"活着没意义，要自杀了"的话。

　　在这一次咨询的过程中，张女士告诉我："李老师，我和我老公现在的关系已经不像之前那么紧张了，他再也没有用'你外面有野男人'之类的话刺激我了。以前觉得家里就像地狱一样，现在好多了，而且孩子也有了好大的变化。你的治疗技术真高明！我现在有点犹豫，是不是还要把孩子爸爸给熬死，他也不像之前那样讨厌了。"

　　我毫不犹豫地回答道："这件事你必须得坚持下去，他这么恶劣地对待你十几年，你怎么能够因为他不到一个月的好就轻易放过他呢？"

　　时间又过去了差不多两个月，张女士在一次向我咨询的过程中，讲了一个小小的故事："昨天我被我老公感动哭了。我吃素，他喜欢吃肉。所以，在家里一般是我做饭给自己吃，再另外做肉菜给孩子和他爸爸吃。昨天，我下班晚了，我老公竟然在家里做饭了。他包的饺子，专门给我包的素饺子，给他自己和儿子包的肉饺子。他还专门等我回来，先把素饺子煮好了，才下他们两人爱吃的肉饺子。我结婚这么久，第一次吃到我老公亲手做的饭。"

　　我笑了，对她说："我觉得咱们的咨询也到了该结束的时候了，你已经不再需要我了。你现在还想熬死你老公吗？"

　　她似乎突然之间意识到了什么，明白我原来并不是真的要帮她一起害死她的老公。张女士红着脸，摇了摇头，说道："唉，我真傻，怎么到现在才明白你的用心。"

　　我哈哈大笑了起来，为自己小小的谋略感到得意："我得多谢你对我的信任。如果没有你的信任，我也帮助不了你什么。我想问你一个问题，你们现在夫妻生活和谐吗？"

　　她有点羞涩地点点头："还不错。"

　　"或许你没有意识到，其实，你的老公一直都是很喜欢你的。只不过，他因为自卑，害怕你会离开他。你想想，你是一个名牌大学的高材生，而他初中都没有毕业；你又年轻又漂亮，他却比你大上七八岁，所以他的内心一定特别害怕失去你。而你在性方面又不主动，当然会让他怀疑你是不是有了别的什么想法。"我对张女士说，"性在婚姻中非常重要，很多婚姻就是因为性生活不和谐，造成了很多问题，你们也是如此。当你在性生活方面肯接纳对方了，对方就会有安全感，所以对你也就越来越好了。"

张女士若有所思，沉默了一会儿说道："我之前一直以为，他每天拿那些话刺激我，是因为讨厌我。你今天和我讲了，我才有点明白过来他是因为喜欢我。喜欢一个人，却用另外一种让人感觉痛苦的方式去表达，人真的太复杂了。"

"噢，不是因为人太复杂了，是因为人太笨了！"我笑着对她说，"其实，我们很多人都有类似的问题：不会沟通，不会表达，而缺乏沟通正是许多婚姻失败的一个重要原因。"

这次咨询结束之后又过了几年，我得知张女士的家庭生活越来越幸福，她的儿子后来也考上了一所重点大学。

许多人听说我是一个催眠师时，都会很恐惧。他们一方面害怕我会用某种方式控制他们的思想，另一方面却又很好奇，我是不是会知道他们内心在想什么。

当然，我没有那种能力。如果一个陌生人冲到我面前，让我去猜他现在正在想什么，我大概会说："你一定是在想我能不能猜中你在想什么事情。"

不过，催眠师在某种程度上来看确实又是读心师。当我们在与一个人交流的时候，往往听的不仅仅是他说的是什么，更关注的是他没有说出来，但是可以通过语言、表情等方式表达出来的内容。

有一次我到一个朋友家去玩，他们家里有个三岁的小朋友。小朋友看到家里来了客人以后，往往都会很兴奋，又跑又叫的，就是我们常常讲的"人来疯"。

我并不在意，可是小朋友的妈妈有点不好意思，于是威胁小朋友："不许再闹了，再闹明天送你上幼儿园去。"

妈妈想表达的事情是，有客人在这里，不要再闹了。但是，孩子接收到的信息并非如此。孩子会认为，上幼儿园是一种惩罚，自己是因为做错了事情，所以才会被妈妈送到幼儿园的。

大概这个妈妈也没有料到，自己随口的一句话会让孩子产生厌学的念头吧。

曾经有个20多岁的访客，每次来到我工作室的时候，总是拿着一罐饮料，要么是红茶，要么是可乐之类。他告诉我，他自长大以后就再也不喝白开水了，只喝饮料。

我很好奇，询问原因。他告诉我，小时候和奶奶一起生活。奶奶非常重视养生，只让他喝白开水，不让他喝饮料，不让他吃麦当劳、肯德基之类的洋快餐。奶奶说饮料对身体不好，洋快餐都是垃圾食品。不过，每当他考试得了高分，或者被学校表扬的时候，奶奶就会带他吃洋快餐、喝可乐作为奖励。

他说："我现在长大了，有钱了。现在我只喝饮料了，因为喝白开水就像是在惩罚自己。"

不知道他的奶奶听到之后会怎么想。

父母都是孩子的催眠师。孩子长大之后会成为什么样子，取决于父母在孩子小时候如何与孩子进行沟通。只不过，许多父母并不知道，自己言语之间传达了哪些其实并不希望孩子成为的内容。

夫妻间的沟通亦是如此。许多婚姻有问题的夫妻，不是争吵就是冷战，大抵就是因为他们没有学会如何进行有效的沟通吧。

在这个案例中，马先生的内心深处对妻子又爱又怕，他的自卑让他把对妻子的爱变成了对妻子的攻击。他在猜疑并指责妻子在外面有野男人的时候，何尝不是在向妻子表明自己很在意对方呢？如果不在意，压根就不会说出这些满含醋意的话了。

只不过，他的妻子解读到的却是对自己人格上的侮辱。而我，作为一个治疗师，解读到的是马先生的自卑以及他对妻子的爱。

妻子对不断侮辱自己的丈夫只有恨与无奈。因此，对夫妻性生活的抗拒，是她给马先生的侮辱的回应，而这更加重了马先生对妻子的猜疑。如果妻子不愿意与自己发生性行为，无疑意味着对自己的不满，甚至是可能有外遇。

一个人用语言进行攻击，另一个人用性的抗拒进行反击，婚姻自然就成了一个大麻烦，儿子的抑郁症不过是父母婚姻关系出现大麻烦的一个结果而已。

所以，我读懂了双方语言中的深意，并用他们的语言思维帮助他们发生了改变。张女士试图用时间去熬死自己的老公，我提醒她这样做成功的机会不大。我用张女士的语言思维给了她一个方法：让老公纵欲过度而死。

不过，在马先生的眼里，妻子在性方面的主动，却是另外一种含义：信赖、依靠。于是，马先生接收到了我试图让他理解到的信息：妻子开始接纳自己了。于是，感觉到安全与温暖的马先生释放出了更加善意的信息，后面的信息双方就都能解读，有效的沟通得以建立，濒临破碎的婚姻也得以修复。

所以，沟通是一件极其重要的事情。不仅一个好的催眠师需要有高超的沟通技巧，优秀的父母同样更需要高超的沟通技巧。

出轨，她一生中最重要的选择

克服对性的恐惧

　　我们可以从各种娱乐报道中发现：某男明星出轨之后，没多久就会复出，并且再次成为众人喜欢的演员，但如果某女明星出轨，瞬间就会被铺天盖地的指责与攻击包围，她会被大家指责为现代潘金莲、荡妇，或许将永无出头之日。

　　也许是受传统文化的影响，人们对婚姻中出轨的男性有着很大的宽容，但是，对女性的出轨非常难以容忍。

　　然而，婚姻生活非常复杂，婚姻的幸福是需要夫妻双方共同维护的。我们不能简单地用对与错进行评判。性与情感是婚姻的粘合剂，只有和谐的性、融洽的情感才会令婚姻生活变得幸福美满。

　　一位32岁的马小姐因重度抑郁来到我的工作室求助。

　　她告诉我，自己和先生已经结婚四年了，两个人的生活平平淡淡。一年半前，她遇到了一个小自己十岁的男生，莫名其妙地两人相爱了，爱得死去活来。马小姐背着老公、家人，和那个小男生一起看电影、吃饭、做爱。

但是，她在内心深处又无法原谅自己，认为自己是一个不守妇道的女人，甚至认为自己是个荡妇。在这种严重的罪恶感笼罩下，她开始失眠、头痛。去医院检查，才发现自己已经患上了抑郁症。吃了抗抑郁的药也没有解决问题，无奈之下，她在朋友的介绍下，来到我的工作室求助。

作为治疗师，我知道，马小姐是在进行自我攻击。她内心深处的超我——也就是那个"道德之我"，在她的内心深处批评自己，甚至用生病来惩罚自己。

于是，我询问她和老公的夫妻关系如何。她说，自己和老公的关系平平淡淡。老公是个工程师，在某研究所从事高端技术研究，对她很好，但是，感觉两个人在一起没有一点激情。她是做音乐的，因此喜欢浪漫的感觉。

听到这里，我追问了一句：你们夫妻性生活怎么样？她有点羞涩地说，两人结婚四年了，避孕套用了不到半打。

马小姐说，老公是自己母亲单位的同事，母亲觉得这个小伙子人品不错，也很能干，于是就把他介绍给自己了。两人见面以后，觉得对方还算合适，就决定结婚了。

我问她怎么28岁才结婚，难道之前没有谈过恋爱吗？她说自己大学以及工作之后，都谈过恋爱，有个男朋友甚至谈了五年的时间。只不过，她觉得这几个男朋友学历都不高，工作也不是特别理想，不符合父母的要求，因此就主动和对方提出分手了。

马小姐有一个对她要求非常严格的母亲。她母亲是个老师，在她小时候，就事无巨细地过问她的生活与学习。每次她做错事情的时候，总是批评她，而当她做对事情的时候，母亲却说那都是理所应当的。

因此，她从小就很自卑，认为自己很笨、很丑。她努力地学习，让自已变得优秀，希望这样就可以得到母亲的认可。但这一切都是徒劳的——母亲对她的要求实在太高了。

马小姐按照母亲的要求，读书、上大学、工作，一切都被母亲安排好了。她的一生，似乎也都是按照母亲的期望走下去的。

她第一次谈恋爱，是和一个大学同学，刚开始没有让母亲知道，但是等两人打算结婚的时候，母亲认为对方也是搞音乐的，收入太低，不合适，就让她分手。她就乖乖地按照母亲的要求，忍痛和谈了五年的男友分手了。

后来，她的男朋友都是按照母亲提出的要求找的，但是总是差一些感觉，不知不觉就拖到了二十六七岁。就在母亲非常着急的时候，恰好发现单位里有个小伙子人品不错，就把他介绍给了自己的女儿。既然是母亲满意的，她也不反感，两个人就这么结婚了。

婚后，老公对她很好，挺能挣钱，把工资都交给她，对她的父母也很孝顺。母亲自然很得意，认为自己为女儿的终身幸福做了一个非常正确的决定。

但是，老公对性似乎很不感兴趣，每天下班之后，就会躲在房间里玩游戏，很少和她沟通，也很少与她过夫妻生活。每次过夫妻生活，都是马小姐主动提出的，她的老公很不情愿地配合。马小姐告诉我："我们一起过夫妻生活的时候，都感觉像是我在强奸我老公。"

如果不是因为遇到那个小她十岁的男生，或许她的一生就这么平淡地过去了。

那个男生也是搞音乐的，因为工作上的原因两人相遇。之后发现互相配合起来非常和谐，连兴趣、爱好也都类似，聊起来没完没了，终于两人忍不住在一起了。马小姐告诉我，两人的性生活非常和谐，她第一次知道性原来是这么美好的事情。

两人都知道，其实他们不会有未来。男生的父母肯定不会答应儿子娶一个比儿子大十岁的老婆；女方的父母更不可能答应两人在一起，因为那个男生养活自己都很困难，更何况要养老婆和孩子。

于是，他们在强烈的罪恶感下，既痛苦又喜悦，不可自拔。后来，她终于受不了这种压力，崩溃了。

我听完她的故事之后，说了一句话："你知道吗？这次出轨，是你一生中做得最正确的一件事情！在此之前，你所有的生命都不是自己的，你根本不是在为自己活，你是在为你妈妈活！如果不是因为这个男生，你的这一生几乎就是白过了，你已经完全丧失了自我！"

她终于忍不住，痛哭起来，哭了很久。

32年来，她从来没为自己考虑过，从来没有考虑什么是自己喜欢的，什么是自己想要的。她做的所有事情，都是为了自己的母亲，为了让母亲高兴，让母亲满意，让母亲给自己一个赞赏。然而她还是从来没有成功过，每一次母亲的挑剔都让自己变得越来越自卑。

我告诉她，从今天起，她不需要再为母亲而活，不需要再去讨好母亲，不需要再去做那个永远长不大、害怕受伤的小姑娘。

她问我该怎么办。我在她面前放了把椅子，告诉她她的母亲就坐在对面的椅子上（空椅疗法），然后让她告诉对面椅子上的母亲，自己已经长大了，有自己的价值观，不需要她再来不停地指责自己了，她已经可以为自己做的事情负责。

当她说完这些以后，身体一下子就变得轻松起来了。

她问我该怎么处理和小男生的关系。我告诉她，顺其自然，不用责备自己。如果自己觉得良心上对不起自己的先生，就加倍地对他好。如果给小男生买十块钱的东西，就给老公买100块钱的东西。从小男生这里学到的如何相处以及两情相悦的方法，也试着用在老公身上。

她吃惊地看着我，大概我是她见过的唯一一个能够提出如此惊世骇俗的看法的人，不但没有指责她是个荡妇，反而还给她出了这么一个怪主意。

马小姐按照我的指导去做了，她的老公似乎也挺享受她的照顾。

后来，我让马小姐把她老公小王带来，我和小王进行了沟通。发现他是一个很害羞的男人，对性更是不好意思。他对自己的妻子是很满意的，觉得妻子长得漂亮，人又好。但是，小王告诉我，自己以前看过色情电影，发现电影里的男人在发生性行为的时候，持续的时间都比自己长得多。当他在和妻子过性生活的时候，总是担心自己不能让妻子得到满足，所以压力特别大。因此，他不太敢主动找妻子过性生活，平时主要是看色情电影或者自慰。

我听后哈哈大笑，告诉他说，其实色情电影里的情节，都是经过剪辑的，根本没有人能做到像色情电影里的人那样疯狂，性行为能持续五分钟以上就算正常。其实性行为之前，前戏才是最重要的。

我和小王聊了一个小时的性知识，结束的时候，他有种如梦初醒的感觉。

半年之后，马小姐和小男生分了手。一年之后，她给我来电话说，现在自己和老公如胶似漆，原来老公根本不是个什么都不懂的木头疙瘩，两人的性生活也越来越和谐。

不久，她和先生有了自己的孩子，两人一直到现在都过得很幸福。

马小姐和母亲的关系也发生了改变，她终于长大了，不再像以前那样，什么都听母亲的安排。母亲偶尔试图介入他们夫妻的生活时，她会直接告诉母亲自己知道该怎么做，有些时候干脆就口头上答应，私下里还是该做什么就做什么。

　　中国有句古话，说夫妻两人是"床头打架床尾和"。意思是，夫妻俩吵架或打架了，晚上过完性生活就什么事都没了，又好得如胶似漆了。

　　"性"在婚姻中的重要程度，无论怎么强调都不过分。**许多婚姻的破裂，表面上有各种各样的原因，性的不和谐或许才是最重要的原因。**只不过，大家都不好意思把这个原因说出来，只好找出各种其他的借口来掩饰。

　　而性不和谐很重要的原因就在于：夫妻中的一方或双方对性有错误的认知，如性道德感太强，认为性是一件很丢人的事情，不好意思与配偶在性的问题上进行沟通。

　　在处理这类问题的时候，改变患者对性的不正确的认知是非常重要的。

　　艾瑞克森就接到过一个案例，帮助一个30多岁的女士克服了对性的恐惧。

　　这个女士在六岁的时候，就被父亲侵犯。从六岁到十七岁，她一直是父亲发泄性欲的对象。当父亲对她采取行动的时候，她总是充满恐惧，身体因害怕而动弹不得。长大之后，她一直认为自己是一个肮脏、低劣的人。

　　后来，她上了大学，终于摆脱了父亲的纠缠。但是，她还是认为自己很肮脏。虽然她也曾谈过几次恋爱，但是每当和男人上床的时候，她都感到极度的恐惧。她说："性爱于我而言恐怖极了，我往往犹如惊弓之鸟，完全处于被动状态，那实在是个痛苦而可怕的体验。"

　　艾瑞克森听了之后，对她说："这实在是个悲哀的故事，其中最悲哀的部分莫过于，你愚蠢至极！你告诉我你害怕坚硬的阴茎，这未免太过愚蠢！你的阴道可以将对方变成软绵无力的可怜虫，你同时还能享有无比的愉快！"

　　这个女士听了之后，表情发生了变化。一个月后，她告诉艾瑞克森："你是对的！我开始在床上享受令对方弃甲投降的无比愉快，而我非常满意这个过程。"

　　后来，这个女士与一个相爱的男人结婚，并过上了非常幸福的生活。

敢恨，才能学会爱

不要强行宽恕他人

在生活中，总会遇到一些伤害我们的人。许多人会说，宽恕那些曾经伤害过我们的人吧。然而，只有当我们站着的时候，才有资格宽恕别人，如果我们连站着去恨一个人的勇气都没有，又如何去宽恕？

有人问孔子："以德报怨这样做对吗？"孔子反问道："何以报德？"

如果我们没有勇气去恨一个伤害我们的人，我们唯一能做的，就只有继续伤害自己。

很多人常常讲"放下"，其实只有拿得起，才能放得下。我们也只有敢恨，才能学会去爱。

胡女士从外地来到北京向我求助。她见到我的第一句话是："李老师，我已经疯了，你能治好我吗？"

胡女士看起来40多岁，人长得胖胖的，圆圆的脸上长满了色斑和疙瘩。从她的神态看，显然有着很严重的焦虑症。

她告诉我，在此之前，她已经看过四个心理咨询师了。那几个咨询师都没有办法帮助她解决问题。最后一个咨询师让她来北京找我，说如果连我也帮不了她的话，她的病就彻底没救了。

我深感责任重大，便请她到我的咨询室详细说给我听。

刚开始，她确实有些语无伦次，似乎真的有点疯了的感觉，但是，我把她讲的东西一点点地慢慢理清楚，对她的情况有了一个大概的了解。

胡女士出身于农村家庭，高考时以优异的成绩考上了大学。在20世纪80年代，能考上大学是件非常不容易的事情。毕业后，她被分配到一个国有企业。那时的她，年轻、漂亮、身材好，是单位里许多男同事争相追求的对象。

她的一个女领导也看上了她，就把自己同在一个单位上班的儿子介绍给她。两人一见钟情，谈了两年恋爱后结婚、生子，过上了幸福美满的生活。

幸福的生活持续了十几年，日子过得和谐、平静，夫妻俩也几乎没有什么争吵。每天，她看着帅气的儿子吃过早饭去上学，心里就有无限的满足感。随着儿子慢慢长大，她以为自己的一生大概就这样度过了。

然而，在两年前的6月，她的婆婆突然性格大变，在家里无缘无故地冲她发火，一丁点小事也会引来婆婆无休止的指责。她有点懵，不知道自己究竟做错了什么。她向老公求助，老公却一副事不关己，高高挂起的态度。

家里的冲突越来越激烈，胡女士每天下班回到家，都感觉心惊胆战。到了某年八月份的时候，她向老公抱怨说："妈现在老和我吵架，我在家里太痛苦了，要不咱俩离婚吧。"

她老公半开玩笑似地说了声"好"，就开着车，带着她到民政局办手续去了。她以为老公在和自己开玩笑，也没当回事。到了民政局，两个人草拟了个离婚协议书，她就糊里糊涂地把字签了。直到这时，她依然以为老公在开玩笑，办完离婚手续后，就又和老公坐着车回家了。

没想到，从那天起，老公就不回家了。9月的时候，她的老公竟然和另外一个女人结婚。到了11月，她得知老公和新婚妻子生下了一个孩子。

由于离婚协议是在民政局临时起草的，根本没有谈到财产分割的问题，胡女士这才发现自己无家可归。她没有办法，只得在其他地方临时租了个房子，搬出了自己住了将近20年的家。

一夜之间，老公变成了前夫！而前夫竟然离婚不到三个月就有了另外一个孩子。她很崩溃，根本接受不了这样的事实。她不相信这么多年的恩爱竟然都是假的，不相信自己这么多年努力经营的家竟然像肥皂泡一样，轻轻一戳就破碎了。

更悲哀的是，儿子现在也不怎么理她了，见了面也不肯和她说话。后来她才知道，原来是儿子的奶奶对孩子讲，他的妈妈出轨了，所以父母才离婚的。因此儿子和她见了面也没什么好脸色。如果她和孩子说话，孩子只是用"嗯嗯啊啊"的方式回答。

20年的经历就如同一场梦一样，有时，她也恍然感觉自己如同在睡梦之中，觉得这一切都是假的，都是梦。若哪一天从梦中醒来，一切都会恢复原状，爱她的老公、儿子都像原来一样在那个温馨的家里等着她。

从此，她的精神出了问题，夜里难以入睡，记忆力变差，时常恍惚，一会儿哭，一会儿笑。经常在做某件事情的时候，突然发现已经忘记了自己在做什么。

她的身体也出现了问题。最明显的表现就是，她的身体——尤其是脸上出现严重的浮肿，一按就是一个坑，还长了许多莫名其妙的疙瘩。她本来是瓜子脸，离婚后不到半个月就变成了圆圆的、臃肿的脸。

一个女人可能经历的痛苦，她都经历了，由于实在承受不了这一切，她崩溃了。

最初，她去医院寻求帮助。但是无论吃多少药，也无法让她从痛苦中走出来。后来，她寻求心理咨询师的帮助。在我之前，那些咨询师听完她的故事以后，都劝她放下，因为恨别人就是在恨自己。甚至有位女性咨询师告诉她，老公之所以出轨，她也是有责任的，要多从自己身上找原因。

可是她无法放下心中的痛苦。那些咨询师越是劝她放下，她越是自责，自己怎么用了那么久的时间，还放不下这一切呢？一定是自己心里的怨气太多了，是自己太无能了。有时，她也会想，一定是自己的问题，老公才会和别的女人在一起，就像那位咨询师对她说的那样"一定要从自己身上找原因，老公出轨一定是你自己哪里做得不够好！"

我长长地叹息了一声，问胡女士："你觉得，你们婚姻失败都是你的责任？你的婆婆、老公没有责任吗？"

她摇摇头，回答道："可能真的是我做得不够好吧。其他的心理咨询师都和我讲，一个巴掌拍不响。如果我没有问题，我老公怎么会和我离婚呢？所以那几个咨询师都劝我放下这一切仇恨，去宽恕、去爱我的前夫和婆婆。"

"如果照你这样说，陈世美和秦香莲的故事里，陈世美变心也是因为秦香莲有错了。真是可怜她了，一个人在家里待着，辛苦拉扯着两个孩子，结果老公喜新厌旧、嫌贫爱富，她还成了有错的一方？"我继续说道，"在你这场失败的婚姻中，我看到的是，你前婆婆和你前夫联起手来，骗你离婚，把你逼得离开家。你们离婚不到三个月，你前夫就又生了个孩子，这证明你前夫婚内出轨。你前婆婆必定是早已知道自己儿子有问题，所以才故意找茬，逼着你离婚。你要是再不离婚，孩子就要生出来了。可怜你一直被蒙在鼓里，还一直自责。我倒是想让你宽恕他们，不过，一个跪着的人，根本没有资格去原谅别人。就像抗日战争时，如果日本鬼子用枪指着一个中国人的头，那个中国人却跪着对他说'我原谅你了'一样可笑。你现在要做的不是放过他们，你要做的是放过你自己！他们这么对待你，你就是应该恨他们才对。"

胡女士惊呆了，她第一次听到有人对她说，要去恨！

我把她催眠，然后搬了一张椅子放在她的对面，告诉她，她的前婆婆就坐在那张椅子上。她满脸惊恐，身体向后躲。

我问她看到前婆婆是什么感觉，她告诉我她极度害怕，前婆婆正阴沉着脸盯着她看，就像魔鬼一样。

我告诉她："你看着她，把你所有的愤怒都说出来。你也可以骂她。"

她说她不敢。无论我如何要求，她始终不敢面对前夫的母亲，更不用说去骂她了。

我只好把椅子往她面前又推了一些，告诉她，如果她不听我的，我就会让她前婆婆离她越来越近。

她有点受不了了，对着椅子喊："你别靠近我，你离我远点！"

我依旧不满意，继续把椅子向她面前推。

她终于忍不住了，一边哭，一边痛斥前夫的母亲："走开，你这个老妖婆！你的心怎么那么狠，我侍候你了将近20年，你一点旧情都不念，还和你儿子合起伙来欺负我，你也不怕遭报应？你这样做是要遭雷劈的！"

她一边哭一边说，用了十多分钟的时间才平静下来。然后，我把她唤醒，问她是什么感觉。她告诉我，将近两年了，头一回像今天这样轻松。

我用了几天的时间，让她慢慢学会不再自责，让她明白这场失败的婚姻，主要责任并不在她身上。她的情绪开始慢慢变好，睡眠情况也有了明显的改善。

两星期后，她请的病假到期了，该回去单位了。临行前，我交给她了三个任务，并告诉她，如果不完成任务就不要再来找我。

第一个任务，就是让她回去后把老公婚内出轨的情况报告给单位；第二个任务是让她和孩子谈一谈，把这两年里发生的事情的真相原原本本地告诉孩子；第三个任务则是回去找个律师，谈一谈财产分割的问题。

她先是不肯答应，说如果把前夫婚内出轨的事告诉单位，他的事业就毁了。我回答："你老公差点把你命都毁了，你还替他说情，还要在乎他的事业？"

关于孩子的问题，她说如果把真相告诉孩子，孩子肯定会受不了。我对她说："孩子奶奶对孩子说他的妈妈和别的男人上床，其实对孩子造成了更大的伤害。如果不想孩子将来得心理疾病，就要把真相告诉孩子。否则的话，孩子将来心理出现问题，不要来找我。"

她非常无奈地接受了我的任务，忐忑不安地回到家里。先是找了个律师谈了谈，这是她最容易办的事情。律师说这事非常好办，可以帮助她获得最大的利益。

律师和她的前夫经过简单的接触，就把问题处理了，毕竟她的前夫做错了许多事情，根本经不起法律的推敲。经过协商，她要回了属于自己的财产，包括一套房子。

回到单位之后，她也终于鼓足勇气向领导把这场失败婚姻的前因后果说了。领导听了之后非常吃惊，经过简单的调查之后就发现了事实的真相。毕竟她的前夫在离婚后不到三个月就生了孩子，所以很容易就弄清楚了前因后果。单位的领导经过研究决定，免去她前夫的所有职务，留职察看。

最难办的就是她和孩子的沟通。她无数次地推托，希望我不要让她完成这个任务，她说怕孩子知道后会崩溃掉。而我则毫不退让，说："其实告诉孩子真相，才是真正对孩子好。这样瞒着孩子，只会对孩子产生更大的伤害！"

她始终无法下决心和孩子谈。直到有一天，她给孩子的老师打了个电话，想了解孩子近来的情况，老师接到电话后非常重视，就约她到学校去谈谈。原来，自从她离婚之后，孩子的成绩大幅下滑，经常生病，甚至还无故旷课。老师要她多关心关心孩子。

老师的话让她感到非常震惊，她没想到会对孩子造成如此大的影响。她在电话里很担心地问我："李老师，我儿子的问题是不是很严重？能不能治好？"

我告诉她："你把真相告诉孩子，孩子就会好起来。"

她半信半疑，终于鼓足勇气给儿子打了电话。电话里，孩子的声音非常冷淡，就像和陌生人说话一样，问她有什么事。她说："妈想和你谈点事情。"孩子很勉强地同意了。

趁着第二天下午放学的时间，她找了个饭馆，订了个小包间。孩子来了之后，她把事情原原本本地告诉了孩子。孩子听后，沉默了好久，后来对她说："其实我早就觉得不对劲，奶奶告诉我说你在外面有野男人了，可是我就是不相信。爸爸再婚之后，也是怪怪的，那么快就又给我生了个小弟弟。他们当我是三岁小孩啊？我又不是傻子。"

第二天中午，她接到孩子的电话，说想见她。她二话不说就答应了，请了假，带着孩子回到自己的出租屋。她和孩子躺在床上，孩子抱着她，就像十几年前的那个婴儿一样。她就这样和儿子度过了一个温馨的下午。这是自她离婚之后，第一次感到如此开心。

过了一个月左右，胡女士又请假来我的工作室进行咨询。看见她之后，我发现她的身体已经出现了明显的变化。她脸上的疙瘩和色斑几近消失，身材看起来也瘦了许多。她告诉我，她身上的浮肿也快好了。

我很欣慰地笑了，对她说："要知道，你身体的问题就是被自己之前各种压抑的情绪憋出来的。你被你前夫和他妈妈气得要发疯了，却不敢生他们的气，而那些咨询师竟然还劝你要原谅他们。你怎么可能做得到？你做不到，只好进行自我攻击。所以，你的身体才会出现这么多问题。你看看，现在你把该做的做了，该说的说了，不再压抑自己了，所以你的浮肿就下去了！"

她叹了口气，说道："唉，我在单位里碰到我前夫了。他好可怜的样子，好像一下子老了十几岁，我真的有些于心不忍。"

"那么你快被他们逼疯的时候，怎么没见他们于心不忍呢？你为这个家做了20年的贡献，他们就像扔垃圾一样把你扔出门去，甚至还往你身上泼脏水，告诉你儿子你们离婚是因为你出轨，他们怎么没有想过会把你逼死呢？"我问道。

她点点头，承认前夫及前婆婆确实太狠心了。

不过，她非常欣慰地告诉我："我儿子最近状态越来越好。我们离婚后，孩子瘦了好多，也不大爱说话了。自打我告诉他真相之后，他的状态有所改善了。老师告诉我，孩子现在又活泼起来，和同学们的关系也开始恢复，上课也不再走神了，成绩也在慢慢地回升。虽然他还在奶奶家里住，但是经常来找我，和我的关系也越来越好了。"

我向她表示祝贺。接着，我再次给她催眠。

当她进入催眠之后，我又一次把一张椅子放在她前面，并告诉她椅子上坐着的是她前夫的母亲。我问她："你现在是什么感觉？你有什么想和她说的？"

意料之中，她不再像上次那样恐惧了，虽然依旧有些生气。她对着椅子说道："我很讨厌你，真的不想看到你，你是一个很没有良心的人，内心非常恶毒！"

我问她："你看她现在什么表情？"

她告诉我："她低着头看着我，一副很不好意思的样子，一个劲儿地在向我道歉，希望我能原谅她。"

我问："那你打算原谅她吗？"

她想了想说："算了，时间已经过去这么久了，他们也受到惩罚了。"

我对她说："那你就对她说点什么吧。"

她对着想象中的前婆婆说了起来："之前，别人都告诉我要原谅你，我一直也想原谅你，可是在内心深处总还是非常痛恨你，因为你把我的家弄散了。我经营了近20年的家啊，就让你和你儿子给毁了。不过，现在我已经不恨你们了，因为你们已经受到了惩罚。我还要好好地过自己的日子，我要寻找自己的幸福。"

我知道她终于放下了。

她在北京又待了一周左右。临行前，她告诉我她要搬回自己的家里住。以前她不肯住在那里，因为那是单位分的房子，还会遇到前夫一家人。现在她根本不在乎这些了，回家住还可以时常看到儿子，给儿子做饭吃。

过了一个月左右，她给我发了一张她最新的照片。照片里的她非常漂亮，不再是之前生病时候的臃肿模样，脸上的色斑也已经完全消失。

她在电话里告诉我，搬回原来的小区以后，常常会碰到前夫的母亲和父亲。但她不再像之前那样躲着走了，反而主动和他们打招呼。不过，他们见了她之后，倒是低着头，快步地走过去。

我听了之后哈哈大笑。我知道，她终于可以把这段痛苦与仇恨放下了。

一年后，她的儿子顺利考上大学，而她也开始了新的感情生活。

唐朝的时候，有一个和尚，他时常背着一个大布袋，所以人称布袋和尚。有人问他什么是佛法的时候，他把布袋放在地上，意思是放下。那人又问他如果放不下怎么办？他背起布袋就走，意思是既然放不下，那就背着走。

当一个人还放不下的时候，就不要强行要求他放下。强行要求放下，只会让他再增加一个放下的执念，本来只有一个执念，现在却变成了两个。

宽恕亦是如此，我们不能强行要求一个人宽恕他人。你怎么可能要求一个正跪着的人，去宽恕一个正在对他施暴的对象？当一个人正跪着的时候，我们要做的是把他扶起来，一个人只有站着的时候，才有资格决定是否宽恕他人。

恨是需要勇气的，并不是每个人都有勇气去恨一个人。许多人觉得恨是不好的事情，在他们眼里，一个人怎么能够去恨呢，要爱和宽容才对。

但是，**恨和爱是一样事物的对立面，不会恨的人，就不会爱**。一个不敢去恨的人，是不会爱自己的，因为他不敢恨，就意味着他会去攻击自己。一个连自己都不会爱的人，又如何能够去爱他人呢？

遗憾的是，很多人都不知道这个道理。

胡女士突然"被离婚"之后，在痛苦之中找到的那几个咨询师都在试图让她宽恕自己的前夫。他们或许没有想到，胡女士在那样的情况下，是根本没有力量去宽恕他人的。当胡女士发现自己无论如何都没有办法做到宽恕他人的时候，她唯一能做的，就是自责：自己是如此的卑鄙，竟然还会有恨的念头。所以她的潜意识就开始进行自我攻击，她的心理问题不但没有解决，反而变得越发严重。

所以，当我让胡女士在催眠状态下，对前夫及前夫的母亲发泄压抑在内心深处的愤怒，并对此表示赞许之时，胡女士不再进行自我攻击，她的身体才会感觉到轻松。

当胡女士做了自己该做的事情，当她终于不再自责、内疚之后，她也就有勇气面对前夫以及曾经的婆婆。在这个时候，她选择了宽恕他们，选择了放下。当放下这段恨之后，她的新生活也就开始了。

有人问我，胡女士的儿子在得知家庭变故的真实情况后，为什么会像个婴儿一样抱着母亲？

精神分析对此早有解释：这属于一种防御机制——"退行"。当孩子感觉到压力时，为了降低内心的不安和焦虑，减少内心的冲突，心理年龄会暂时退化到婴儿时期，让心灵暂时回归到心理舒适的状态，从中获取一种可以控制的安全感。

我们每个人都或多或少地会采取"退行"的方式来应对压力。比如，在单位里被老板无缘无故骂了一顿，回到家里把自己关起来痛哭一场，或者像个小孩子一样，躺在床上望着天花板，什么都不做。

童年的时光是我们生命中最安全的时光，不需要承担责任，万事有父母帮我们撑着。暂时的"退行"，可以让我们承受压力而不至于崩溃。

没有痛苦的分娩

用催眠镇痛

医学上用数字分级法（NRS）将疼痛分为十个等级，分娩疼痛属于第十级，是难以忍受的，据说相当于折断20根肋骨的疼痛。然而，不同的人对于分娩疼痛的感觉却是不一样的，有的人形容像死过一回，有的人却说像痛经一样。

感觉不同的原因或许在于心理因素的影响。有些产妇受网络或媒体影响，认为分娩疼痛是极端痛苦、难以忍受的，对此产生恐惧。这种心理会大大加重分娩过程中对疼痛的感受。

因此，帮助孕妇正确地认知分娩过程，在分娩过程中有效转移注意力，可以大大减轻对分娩疼痛的感受。

有位宋女士给我打电话，说自己已经怀孕八个月了。她听说我可以用催眠的方法帮助别人减轻疼痛，问我可不可以在生产的时候帮助她，让她不那么痛苦。我欣然答应，并告诉她不需要等到分娩的那天我在旁边催眠止痛，我现在就可以教她一些方法，这样在分娩时，她就可以用自我催眠的方法止痛了。

她喜出望外，没过几天就来到了我的工作室。

她告诉我，自从怀孕之后，就常常听到周围的人讲，生孩子是非常痛苦的。甚至还有新闻说，有个孕妇在生产的时候，痛得受不了，跳楼而死。而她今年已经34岁了，还是第一次怀孕。朋友们说像她这种情况，生孩子会特别困难，疼痛感也更强。她非常害怕，所以向我求助。

我告诉她："在我很小的时候，家里养过一只母猫。那只母猫怀孕两个月之后，在我们给她准备的纸箱子里生了三只特别可爱的小猫。这只母猫生完小猫后没多久就自己跑出来吃东西了，一点儿也看不出她是刚刚生过小猫的样子。我那会儿特别好奇，就忍不住去偷偷地看小猫。母猫也很放心地让我看。我看到三只没有睁开眼睛的、毛茸茸的小家伙躺在那里，别提有多可爱了。"

宋女士听了，跟我说她小时候也养过小狗。不过，还没有见过小狗生孩子。我笑着对她说："有机会你一定得看看，那是一件很幸福的事情。动物和人一样，对自己的宝宝都特别关爱。生完宝宝之后，它们都特别幸福。"

她点点头。

我继续说："等你生完孩子，有了小宝宝以后，一定也会非常幸福的。当孩子刚刚生出来，眼睛还睁不开，在你怀里吃奶的时候，你会感觉非常温暖；等他稍微长大了，躺在小推车里，你就可以推着他在公园里散步了；大概不到一年，他就开始学走路，你牵着他的小手一点点往前走，会特别有成就感的。"

宋女士面带微笑地听着。

"你知道吗？当孩子第一次喊你妈妈的时候，你的心都快融化了，那可是你这段时间里辛苦努力的最好回报。等孩子三四岁的时候，最是可爱，他会和你玩游戏，会说些特别可爱的话。很多时候，你都弄不清究竟是你在陪孩子玩，还是孩子在陪你玩。我听有些妈妈讲，只要有一会儿看不见孩子，心里就特别想孩子。"

我一边说，一边让她慢慢地在椅子上放松下来。看她闭上眼睛，我继续说道："我不知道你想带孩子去哪里玩。是想把他带到海边，在阳光明媚的上午和他一起在沙滩上玩沙子呢？还是想和他一起到开满鲜花的公园里，看美丽的蝴蝶？反正这是你自己的事情，你可以想做什么就做什么，和你最爱的孩子一起做你们都喜欢的事情。要知道，孩子开心的笑声会非常好听。"

宋女士的表情很投入，闭着眼睛，面带微笑，似乎正在和孩子一起享受着快乐、幸福的生活。我知道她已经进入了催眠状态，便打开了音乐。音乐里有小溪流水的声音，有小鸟和昆虫鸣叫的声音。

过了一会儿，我把她唤醒。她满脸喜悦地告诉我，刚才看到自己和一个小男孩一起在特别美丽的大自然中玩耍，有非常漂亮的草地、鲜花，还有蝴蝶、小鸟，孩子玩得也特别开心。

经过几次训练，宋女士已经学会了自我催眠，并且能够快速让自己进入这种状态。我告诉她："等你生产的时候，医生负责接生，你就负责把自己引导进入这种状态，和孩子一起玩就可以了。"

两个月之后，她顺利产下一名男婴。

出了月子后，她专程带着孩子来看我，把自己生产的经历告诉我。

在生孩子那天，她感觉肚子有些痛，知道自己可能要生了，就赶紧让老公开车把自己送到医院。医生见了她之后，问她痛不痛，她说不是特别痛。医生一听不是很痛，就认为还没到生产时间，还劝她先回家再等等。

她却不肯走，就在医院里坐着。过了一会儿，羊水破了，她的老公赶紧把医生叫过来，医生和护士把她送到产房，安排生产。

从进手术室到顺利诞下孩子，她总共用了不到20分钟的时间。负责接生的医生非常吃惊，他说从没见过一个大龄产妇能这么顺利地生下头胎婴儿。

我问宋女士在生产的过程中疼吗，她笑了笑对我说："刚开始我有点紧张和害怕。后来，我就用你教我的方法，让自己去想和孩子玩耍的场景，把生孩子的事情交给医生。然后不一会儿，孩子就生出来了，也没怎么感觉到疼。真神奇！"

我曾接待过一位女性访客，结婚十五年却一直不肯怀孕生子。她听说分娩是所有疼痛中最痛的一种，一想到自己将要承受这世界上最痛的痛苦，就觉得可怕。因此，无论如何也不敢让自己怀孕。甚至她还忿忿不平地说，为什么要让女性承受这种痛苦，这是一件如此不公平的事情。

我还曾经在知乎上看到一位女性说："关于生孩子这件事情，只有亲身体验过才知道各种辛苦。如果说生一个，那叫无知者无畏；生了之后还敢生的，我觉得那真叫大爱无疆了。"

在我国古代有种说法："生一回孩子，相当于过一次鬼门关。"分娩对于妇女来说，确实是一个很艰难的时刻。

但是，我们会发现，对于女性来说，分娩似乎变得越来越痛苦。我曾经看到一则新闻：有个妇女因为害怕分娩的痛苦，希望剖腹产，被家人拒绝后，竟然选择跳楼自杀。

曾经有个朋友问我："李老师，为什么现在生孩子好像比古人更疼了呢？古人没有麻醉剂之类的东西，这几千年里，那些孕妇是怎么过来的？"

或许，是因为古代没有那么可怕的电视剧，剧里的妇女生孩子的时候痛得歇斯底里；或许，是因为古代媒体没有那么发达，没人在网络上绘声绘色地讲自己生孩子的时候痛得有多惨；或许，是因为古代只有接生婆拿着剪子守在旁边，骗产妇说："一点也不疼，忍一会儿就过去了。"

不知道你是否注意过，小孩子跌倒后往往并不会马上哭，而是四处张望。这个时候大人如果非常紧张地跑过来，紧张兮兮地问孩子痛不痛、严重不严重的时候，小孩子才会很委屈地大声哭出来，似乎哭的声音不大，就不足以证明他们有多么的痛。

在这个时候，大人就是一个催眠师，他们通过自己紧张的表情和询问，暗示孩子跌倒是一件很恐怖的事情，跌倒受伤会非常痛。**孩子是很难抗拒父母的这种暗示的，时间久了，就会觉得跌倒真的很可怕。**

催眠无处不在，我们每个人都是催眠师，每个人都时时刻刻在催眠他人，并被他人所催眠！

让我感到无奈的是，当代的媒体似乎时时刻刻都在催眠，都不断地强化一个观念："生孩子是所有疼痛里最疼的一种，生孩子的时候，你会痛不欲生！"

当一个女孩从小就不断地从媒体上接收到暗示，告诉她生孩子是世界上最疼的事情时，她早就被催眠了。当她终于有一天将要成为妈妈的时候，她已经把将要成为妈妈的喜悦忘记了，只剩下对即将来临的分娩的恐惧。

要知道，催眠很重要的因素即是专注与暗示。当产妇的注意力全部集中在对疼痛的恐惧的时候，就相当于不知不觉间进入了催眠。然而，这种催眠只会令产妇更加痛苦。

所以，当前面案例中的宋女士向我求助的时候，我所做的催眠是把她的注意力从对疼痛的恐惧中引导出来，让她沉浸在当母亲的喜悦与快乐之中，那她对疼痛的感觉会降低许多。

另外，成为母亲的成就感、陪伴孩子成长的价值感会让她对疼痛的认知发生改变，当她认为这种疼痛是有价值、有意义的，也会大大降低疼痛的感受。

在催眠镇痛的过程中，最忌讳的是不断地告诉对方"你不疼"。每次提醒患者不疼的时候，其实都是在提醒对方这样会很疼。患者会把注意力放在疼痛上，而不是"不疼"的暗示上。当患者感受到疼痛的时候，对催眠师的信任会大大降低，也就降低了催眠的效果，起不到镇痛的作用了。

幸福生活里的抑郁症

学会穿越时空去爱自己

　　如果这个世界上有人卖后悔药的话，那么这个人肯定会发大财，因为一定会有很多人愿意花大价钱买来后悔药，回到过去，重新再来一遍，不再犯过去曾经犯过的错误。

　　我们没有办法像科幻小说一样穿越回去，改变自己的过去，但是，**我们却可以用催眠的方法，让现在已经长大的我们穿越回去，安抚潜意识中儿时受伤的自己，或者让未来的我们给此刻正在迷惘的我们以信心与勇气。**

　　一位50多岁的中年妇女阿芹，从南方的一个小城市来到北京向我求助。她患有严重的抑郁症，已经一年多了，始终无法摆脱痛苦。她告诉我，现在自己常常有想自杀的冲动，但是她不敢，因为还有老父亲需要她的照顾。

　　我有些奇怪，她之所以不肯自杀，只是因为还要照顾老父亲？难道她的母亲已经不在了吗？

　　她摇摇头，说自己母亲的身体很好。不过，她很害怕自己的母亲，听到母亲的声音就浑身发抖。我猜想，或许她的抑郁症与她成长的经历有关系，就请她讲一讲自己的过去。

原来，阿芹的母亲非常重男轻女。阿芹是家里的第一个孩子，母亲生下她时，一看是个女孩，就很不开心。加上生下她之后，母亲身体变得不好，也没有奶水，在阿芹不到一个月的时候，就把她送到一个亲戚家里。那个亲戚正好也生了孩子，就这样，两个孩子一起喝亲戚的奶水长大。

等阿芹长到四岁的时候，父母才把她接回自己的家里。这个时候，母亲又刚刚生了一胎，是个儿子。

阿芹的母亲对儿子极度偏爱，却非常讨厌阿芹，老跟阿芹说："一看到你我就眼里出血！"无论阿芹做什么，母亲总是指责她，说她笨、丑，以至于阿芹一直以为自己是最丑的人。她告诉我，小时候她常常一个人站在大街上，看镇上的人走来走去，觉得大家都很漂亮，自己大概只比镇上一个有精神病的疯女人强些吧。所以，她长大后一直很自卑，觉得自己不可能找到一个好男人嫁出去。

她记得有一次，自己刚刚放学回家，看到弟弟摔倒了，就拼命跑过去把弟弟抱起来。结果妈妈看到了，不仅没有夸她，还把弟弟从她怀里抱走，恶狠狠地对她说："如果以后你弟弟再摔倒，我就打你！"阿芹委屈极了，但也不敢和妈妈顶嘴。她知道自己一旦顶嘴，肯定会换来妈妈的一顿毒打。

在阿芹的眼里，小时候的生活就是一场噩梦，自己无论怎么做都会被妈妈打骂。小时候家里穷，一家四口睡在一张大床上，如果她在睡觉的时候不自觉地翻一下身，妈妈就会伸手拧她的大腿，所以她连睡觉都是小心翼翼的。

在她记忆里，最开心的时光是待在学校里的时候。每天放了学，上一秒她还和同学有说有笑，但一看到自己家所在的那个街道口，马上就觉得从天堂一下子来到了地狱。

她小的时候，经常肚子痛，去医院也查不出是什么原因。直到后来得了抑郁症，吃了药之后，肚子竟然奇迹般地不痛了。她对我说，她终于知道原来身体上的一些疼痛其实是心理原因。

幸好，她的爸爸对她很好，一直保护着她，是她儿时少有的慰藉。不过，她的父亲性格有些懦弱，在强势的妈妈面前，阿芹的日子并没有太大的改善。

阿芹生活上的真正改变是上初中之后。爸爸让阿芹离开家乡，到县城去上学。这下，她的生活每天都变得非常开心。

中学毕业后，她有了工作，成了一名公务员。因为她对别人都非常好，大家都非常喜欢她，几乎所有的同事都对她好。每年她都会被评为优秀公务员，即使她想让给其他人也推不掉。

工作以后的阿芹，不再和妈妈待在一起，她的噩梦似乎结束了。她慢慢在生活和工作中找到了自信，只是一直不敢谈恋爱，直到遇到了现在的老公。她的老公和她一样，都是小时候在父母的打骂中长大的，她觉得对方肯定会珍惜自己，所以就选择了嫁给对方。

果然，她的老公对她很好，从不和她吵架，一直保护着她。远离了妈妈，她的幸福生活总算开始了。结婚没多久，她怀孕生子，一家三口的日子过得越来越幸福。当她生完孩子之后，才发现自己其实还是比较漂亮的，不像小时候母亲说的那样。

孩子慢慢长大了，上学、工作、结婚。美好的生活似乎可以一直这样持续下去。然而，就在这时，她家里出事了，这些事情一下子把她的生活彻底打乱，并让她患上了严重的抑郁症。

三年前，她的母亲生病，她尽心尽力地照顾母亲，为母亲托熟人联系医院，找最好的医生，并且在病床前伺候老人家，然而，她的母亲依旧像小时候那样对待她，无论她怎么尽力，依旧不停地指责她。比如买的包子里有某种不喜欢的菜，母亲就直接把包子当着她的面扔到垃圾桶里；买的蒸蛋里面有醋，母亲就发脾气直接摔到地上。

阿芹很是无奈，她宁愿花钱找个陪护，也不愿意照顾自己的母亲。不过，她一直在忍。父亲也一直帮着她照顾母亲，比如帮着母亲擦洗身体，一天要擦上好几次。

后来，母亲身体总算好了，可以出院了。阿芹总算可以舒一口气。

但是，过了不到半年的时间，阿芹的父亲检查出患上了淋巴癌。阿芹很是惊慌，赶紧找医生帮着父亲看病。就在父亲最需要关怀的时候，母亲却置病重的父亲于不顾，跑到阿芹的弟弟家里去住。

阿芹的爸爸为此很伤心，爸爸的姐妹们也都找到阿芹的妈妈，希望她回来陪护她的丈夫。但是阿芹的妈妈很绝情地拒绝了。后来，阿芹的爸爸拖着病躯亲自去求他的妻子，但阿芹的妈妈还是不肯回家。

阿芹的爸爸非常愤怒，对她的妈妈说："既然如此，我们两个以后也没有什么关系了。以后你跟着儿子，我跟着女儿。"

之后，阿芹尽全力给爸爸做最好的治疗。手术很成功，手术之后爸爸康复得也很快，半年左右，爸爸就差不多恢复了健康。

就在爸爸的身体刚刚恢复之后，阿芹的妈妈却要搬回阿芹家里，要和他们一起生活。阿芹感觉自己快要崩溃了，不知道该如何应付这个可怕的妈妈。幸好爸爸挺身而出，坚决不让妈妈搬过来，并对她说："只要我还活着，你就别想搬来住！"

阿芹的妈妈悻悻而退，阿芹则长出了一口气，惊出一身冷汗。她告诉我："看到我妈妈我就害怕，幸好有我爸爸，不然我也不敢拒绝她。如果妈妈非要搬过来和我一起住，恐怕我这后半辈子就要生活在地狱里了。"

如今，阿芹的生活已经步入正轨。父亲身体健康，自己的小家和睦幸福，但本该过上幸福生活的阿芹却在一年前患上了重度的抑郁症。

她很苦恼地对我说："李老师，我不明白为什么会在这个时候得抑郁症！明明我现在的生活很幸福啊！"

我听完阿芹如此痛苦的成长经历，告诉她："因为你恨你的妈妈。之前你还是一个害怕妈妈的小姑娘，如今，你长大了，而且你妈妈在你爸爸最需要帮助的时候抛弃了他，你爸爸又是你最在乎的人，所以你内心深处对你妈妈的恨开始复苏了。但是，你不敢承认你恨你妈妈，就进行自我攻击，你的超我不允许你去恨你妈妈，它在你心里面指责你不孝顺，所以你就得了抑郁症。"

我继续对阿芹说："你已经很强大了，你妈妈那样对待你，你竟然到这会儿才得抑郁症。换作别人，可能在十几岁的时候就得抑郁症了。其实，你内心深处还有另一种恐惧：你在担心你父亲的身体，你害怕你父亲癌症复发。如果你的父亲因病去世，你会没有办法应对你的妈妈，如果你妈妈非要搬来和你一起住，你的后半辈子大概都将生活在恐惧与痛苦之中了。在你父亲生病期间，你以全部精力照顾你的父亲，所以那时你没有机会得抑郁症。而现在，你的父亲暂时痊愈，所以你又有机会得抑郁症，开始利用这个机会思考你的人生了。"

一开始，阿芹并不承认自己内心深处对父亲健康问题的恐惧，她对我说："我爸爸的手术非常成功，医生说不复发的概率非常大！所以，我不担心我爸的身体。"

我盯着她的眼睛问道："你是真的坚信你爸爸身体没有问题，还是害怕面对你父亲的健康问题？"

她嘴唇颤抖了一下，竟然落下泪来："这两年，如果我爸得了感冒、发烧之类的小病，我都会非常紧张，甚至睡不着觉。我爸爸哪天叹口气，我都会内心一沉，担心他是不是哪里不舒服了，或者是又得了其他什么病。"

我很坦率地告诉阿芹："要知道，人总会死的。不管是活到80岁还是100岁，这世界上还没有不死的人。我当然希望你爸爸能活到100岁，但是谁敢保证自己一定能活到多大岁数？我常常告诉别人，或许我明天都活不到，比如走在街上被车撞死，或者被楼上掉下来的东西砸死。现在，你生病了，这是一件非常好的事情，它让你开始去面对你之前不敢面对的恨以及生死问题。"

阿芹很惊讶地抬起头看着我："难道得抑郁症还是好事？我都快难受死了。"

我对阿芹说："你知道，生病真不一定是坏事情。比如，感冒以后的发烧、头痛、恶心、流鼻涕等虽然让我们很难受，但是如果我们不会发烧、流鼻涕，这才是更可怕的事情呢。要知道，感冒病毒并不会让我们发烧，它们只会伤害我们的肌体细胞，是我们自身的免疫系统让我们发烧，让我们流鼻涕、分泌大量的痰，好排出那些病毒。而且，据说一年发几回烧，得癌症的概率都会小很多。所以，生病真的是一件好事。"

阿芹点头称是。

我继续说道："我一向都认为心理疾病不一定是坏事，或许是潜意识提醒我们该做出改变了。比如，你这次患上抑郁症，或许是你的潜意识不想让你的后半辈子继续重复之前的痛苦，需要让你找到真正的自我了。要知道，在此之前，你从没有真正为自己活过，你一直只是为了活着而活着。如今，你终于有机会不再活在你妈妈的阴影里，并且开始思考人生了，但你内心深处的道德感却开始指责你，比如指责你不孝顺，竟然敢恨你妈妈之类。"

阿芹不好意思地笑了，对我说："真的是这样。我曾经偷偷想过再也不管我妈妈了，让我弟弟养她吧，反正弟弟做什么妈妈都说是对的。可是，我心里又会特别内疚。"

"所以，你就只好让自己生病了，这样你就有理由不管你妈妈了。"我对阿芹说道，"所以，疾病真的是个好东西。你爸爸得病之后，终于明白他和你妈妈不适合一起生活，所以他和你妈妈分开之后，可能反而会过得更幸福些。"

阿芹很为难地说道："可是，你把我治好了之后，我就没有借口了。"

我哈哈大笑，对阿芹说："等你好了，你就有勇气去拒绝你妈妈了。虽然你已经50多岁了，但是，面对你的妈妈，你依旧像一个不到十岁、并且生活在恐惧中的小姑娘。好吧，现在你闭上眼睛，放松你的身体，深呼吸……"

我将阿芹引导入催眠状态，帮助她去了解藏在内心深处的那位受伤的小女孩：

"我知道你特别在意别人对你的评价，尤其是你妈妈对你的评价。你就像一个五六岁的小孩子，小心翼翼地生活。你害怕你妈妈因为你哪件事情做得不够好而打骂你，她说你笨，说你丑。我知道，当我在说这句话的时候，你会想起很多很多小时候的经历，你不断地努力，让自己做得更好，想得到你母亲的认可。但是，无论你怎么努力，换来的依旧是妈妈一次又一次的指责。

"现在，我想告诉你一个事实：你已经长大了，不再是那个五六岁的小姑娘。可能你自己还没有注意到，你的个子已经长高，早就超过了你的母亲。而你的母亲，或许你没有注意，已经开始慢慢地衰老了。"

我在她面前放了一把椅子，接着对她说："现在我在你面前放了一张椅子，这张椅子上坐着一个五六岁的小姑娘，那是小时候的你自己。你看看她的表情，告诉我她是什么样的表情？"

阿芹抬起头，依旧闭着眼睛，似乎正看着对面椅子上那个小时候的自己，她对我说："我看到那个小姑娘很恐惧的样子，小心翼翼的，好像害怕被妈妈责骂。"

我告诉阿芹："你现在50多岁了，那个五六岁的小姑娘需要你的帮助，你对她说几句话。"

阿芹很认真地对着对面的椅子说道："乖，不要哭了。我知道你过得很苦，没有人比我更理解你。你心里压抑了好多痛苦，以至于肚子都痛了。你很害怕回家，因为害怕被妈妈莫名其妙地打骂。不过，一切都会过去的，我不会骗你的。你看，我就是40多年以后的你，现在我有了爱我的老公，也有了一个特别好的女儿。你不用太害怕，你想说什么都可以说给我听，有我在这里保护你呢。"

她一边说一边伸出胳膊，似乎要把小女孩搂在自己的怀里安慰："我爱你，我的童年。"

阿芹告诉我："那个小姑娘不再害怕了，她也不再哭泣了，开始笑了。好像她已经开始长大了。"

我把她唤醒。醒来之后，阿芹告诉我身体现在轻松了许多，不像之前那样，总是时时刻刻感觉有什么危险。阿芹感到很奇怪，问我这是什么原因。

我告诉她："在我们每个人的内心深处，都有一个没有长大的小孩。她其实是我们内心深处受了伤之后，没有长大的一部分。只有用我们的关爱、保护，才能让她真正地长大。她是你的一部分，会在你的潜意识里影响你，令你莫名其妙地哭泣、悲伤、恐惧。你一看到你的妈妈就害怕，其实就是因为你内心那个小孩还没有长大。刚刚我为你做了催眠，让你看到了你内心深处的那个小孩。"

阿芹感到非常神奇。我再次将她催眠，在她对面放了一把椅子，并告诉她对面坐着的是她的母亲。刚开始，她还有些恐惧，但过了一会儿表情就放松下来。她对着椅子上的"妈妈"说："妈妈，我知道你不喜欢我。我小时候很害怕你打我、骂我，但是我长大了，我不再害怕你了。"

我把阿芹唤醒，问她有什么感受。阿芹告诉我，之前想起妈妈就害怕，心里直打哆嗦，可是在刚才，妈妈就坐在对面，她已经可以坦然面对了。

经过几次沟通之后，阿芹开始慢慢改变，之前那些因抑郁症而引起的症状已经完全消失。

我知道，阿芹内心深处还有许多恐惧不敢面对，比如父亲终有一天会离世，终有一天要面对自己衰老的母亲。

这一天，在为阿芹做咨询的时候，我再次让她进入催眠状态，然后引导她回到十岁的时光。

她告诉我："我看见我在上课。在学校里我非常开心，没有妈妈骂我。老师提问，我总是抢着举手回答。老师和同学们都特别喜欢我。"

然后，我让她来到20岁的时光。

她告诉我："我那会儿刚刚工作，在单位里非常开心。我住在宿舍，每天感觉太自由了。我特别爱帮同事们干活，帮他们缝缝被子，洗洗衣服。他们会给我带好多好吃的，晚上我们还一起吃晚饭，看电影。"

到了30岁的时候，她说："我已经结婚好几年了，女儿已经六岁了。我们一家非常开心，老公对我也非常好，舍不得让我干活，害怕我累着。看着孩子一点点长大是件非常开心的事情。"

……

我慢慢地引导她来到了十年之后，她60多岁的未来。她的声音变得慢了下来，好像已经开始变老，她说："我在50岁的时候得了抑郁症，然而，这场抑郁症并没有把我击垮。经过这场抑郁症之后，我就像是重生了一样，找到了自我，知道了生命的意义。我不再像之前那样为爸妈而活，而是真正地为自己活。每一天，我都过得很开心、快乐。"

我对她说："随着时间慢慢地过去，你的父母越来越老了。时间到了你70岁的时候，你的爸妈已经离开了人世。告诉我，你是什么感受？"

说到这里的时候，她的表情一下子变得黯淡，有种悲伤的感觉。她想了想之后对我说："很难受，不过我已经能够接受了，毕竟生老病死谁也躲不掉。在他们需要我的时候，我尽力了，没什么好遗憾的。感恩他们把我带到这个世界。"

我拉过一张椅子，放在她的面前，对她说："现在，你去世的妈妈就坐在你面前的这张椅子上面。你有什么想对她说的？"

阿芹的表情很复杂，面对着已经离世的母亲，她慢慢地说道："小时候你对我不好，总是无缘无故打我。我知道，你不喜欢我，你喜欢弟弟。不过，时间过去这么久了，我没必要把这些都记着。毕竟，你是我的妈妈。小时候你还给我洗衣服、做饭，我生病了，你也会很着急，背着我去医院看病。我还是爱你的，妈妈！希望你在天堂能幸福……"

我告诉她，妈妈离开了那张椅子，现在椅子上坐着的是离世的爸爸。

我问她："你有什么想对你爸爸说的？"

阿芹的泪水一下子涌了出来，一边擦眼泪一边对着离世的爸爸说："爸爸，我好想你。不知道你现在过得好不好？我在这边过得很好，只是时常会想起你。真想能一直在你身边伺候你，那样该多好。不过，我现在很坚强，过得也很好，你不用担心我。我一定会越活越精彩。"

我打了个响指，让时光快速流动到她90岁的时候。然后对她说："现在你到了90岁，经历过很多痛苦、磨难，也收获了许多喜悦和快乐。看看那时候的你是什么样的？"

阿芹似乎瞬间变成了一个久经沧桑的老太太，她的表情很平静且充满了智慧，慢慢地用很低沉的声音说："90岁的我，腿脚已经不麻利了，常常坐在轮椅上。我的身体已经出现了各种各样的毛病，没办法，毕竟年龄大了。不过，我有个榜样——我的爸爸。我像他一样顽强。这么多年了，我一直在坚持追求生命的意义，从53岁那年得了抑郁症之后，我再也不曾苟且地活着了！"

我不禁被她的表情与话语打动，她这会儿真的很像一个睿智的老人家。

"我的孙子、重孙子都已经长大了，我心满意足了。我可以很开心地走了，因为孩子们都很努力。如果我过世了，也不用放什么哀乐，放几首欢快的音乐就可以了，因为我现在很开心。"阿芹似乎是在自言自语，又似乎是在对我说。此时，我忽然觉得自己不是在为阿芹做咨询，而是倾听一个心灵导师在为我指点生命的真谛。

我让阿芹对那个十岁的自己说些什么。她很平静地对着面前那个十岁的自己说道："过去的都已经过去了，你受的那些苦我都能理解，也都在我心里。现在我会把你放在我心里，你就像是我心里的小孩，我带着你，我们一起去过我们向往的、追求的生活。那些苦难啊，都已经成为历史了。勇敢地向前走，不要害怕，我会永远陪伴着你的。"

她转过头对我说："我现在想和我的爸爸妈妈说说话。"

我打了个响指，告诉阿芹，她的父母已经站在她面前了。

阿芹先对她母亲说："妈妈，其实我还是很爱你的。尽管我们有那么多的冲突，但毕竟是你把我从小抚养到大，我非常感谢你。尽管我小时候受了很多苦，但是我已经不放在心上了。所以，妈妈你也不用再介意了。我爱你妈妈，谢谢你这么多年的照顾。"

然后，她对着父亲说："爸爸，我很想你，经常会想起你。在我小的时候，你是我的保护伞，替我遮风挡雨，让我能够健康长大。我知道你希望我能过得精彩，我真的做到了。我爱你！"

这时，她的脸转过来，对我说："李老师，我想对53岁的自己说几句话。"

于是，我再次打了个响指，让53岁的阿芹站在她面前。她很慈祥地面对着53岁的自己，很温柔地说道："阿芹，见到你我特别开心。虽然我知道，这几年你被疾病折磨得已经快要失去痛觉了，但是我还是想告诉你，这一年将是你一生中最重要的一个转折点。从此以后，你将会有新的生活，你将会找到真正的自我，不再为他人而活，而是为你自己而活。放下你过去所有的纠结，不要再自责，好好地去享受属于你自己的人生。"

"53岁那年，你遇到了一个特别优秀的咨询师，他让你懂得了很多道理。你今后的生活再也不会那么抑郁和自责。"阿芹对53岁的自己继续说着，"你后来的人生，就如同凤凰涅槃一样，因重生而充满了智慧与乐趣。因为你自己的改变，你的老公、女儿也都有了很大的变化，你的小家非常幸福。好好享受你自己的人生吧。"

当阿芹说完这些之后，我再次打了个响指，告诉她现在就是53岁的自己，刚才90多岁的那个智慧的自己坐在对面，给她讲了一些话。

阿芹坐在那里，似乎在倾听自己心里那个睿智的老人在对自己讲话。她告诉我："93岁的我告诉我，我这一生非常完美。小时候经历的那些痛苦是我的财富，是非常有意义的。她对我说经历了这些苦难，之后的人生就再也不像其他人一样活得没有自我了。我特别开心，因为我的生命将会是独一无二的！"

当我把阿芹唤醒的时候，阿芹满脸喜悦，是那种发自内心的喜悦。

阿芹在北京待了十来天后，回到自己的家乡。从此，她果真过上了自己向往的那种幸福的生活。我知道，她内心深处的那个睿智的老人会一直给予她力量与信心。

2015年，我有幸参加了催眠大师艾瑞克森的女儿贝蒂·爱丽丝·艾瑞克森的一个催眠课程。在那个课程上，贝蒂给我们讲了她儿子的一个故事。

贝蒂的儿子汤姆大学毕业后，在一个小学教书。有一天，恰巧是个情人节。到了下课的时候，班上一个十岁的男生当着大家的面，拿出一个戒指对着班上一个女生说："我爱你，请你收下我的礼物。"

小女生吓得当场就哭了。她没有料到自己竟然会收到如此贵重的情人节礼物。她一边哭一边对小男生说："我还小，不能要你的戒指。你把它送给你父母吧。"

要知道，这个戒指是小男生攒了很久的钱，鼓了很大的勇气，才在情人节这天，当着全班同学的面送给小女生的。当他被小女生拒绝之后，觉得很丢人，当场哭了起来。

这个时候，作为老师的汤姆，如何做才能安慰这两个小朋友呢？

汤姆不愧是艾瑞克森的外孙，他先是对小女生说："等你老了，七八十岁了，那时候的你儿孙满堂。那时当你想到你人生中收到的第一个情人节礼物，你一定会感到非常温馨。"

小女生听到之后，不再哭了，擦了擦眼泪，笑了起来。

然后汤姆又对小男生说："等你七八十岁的时候，想起小女生这辈子收到的第一个情人节礼物是你送的，你也一定会感到非常自豪。"

小男生听了之后，破涕为笑，把腰挺得直直的。

谈笑间，汤姆就把如此复杂的问题给解决了。

当一个人遇到困境的时候，往往会把全部的注意力集中在困境当中不能自拔。他那时根本想不到，这个问题可能压根就不重要。那时那刻，对于那个人来说，他会认为这世界上再也没有比这个问题更重要的事情了。

处理这种问题最好的办法就是"时间线疗法"。通过让这个人想象时间已经过去很久了，再用几十年以后的眼光去看自己。

不知道你是否还记得，当你年纪很小的时候，有些事情对你来说就是天大的事情，比如丢了某个东西、考试不及格等，但等你长大之后，你会发现这些事情对于你来说根本就不是什么问题。

可是，你是否还记得，当你还是个小孩子的时候，你办错了一件事情是什么样的感觉？感觉就像到了世界末日！

随着你慢慢长大，你会发现之前曾经在乎的事情，其实已经不再重要。但是，之后会有一些新的问题发生，而你或许会认为这新的问题才是天大的事情，如果不处理才是世界末日。

那么等再过上一些时间，等你变老了，这些你曾经在乎的问题还会是问题吗？这世界上真的有什么事情会令你觉得世界末日到了吗？

　　想必，七八十岁的你，早已经看淡了许多。曾经在意的、爱过的、恨过的，无论当时如何牵挂，总归还是会放下。正所谓"度尽劫波兄弟在，相逢一笑泯恩仇"。

　　这就是"时间线疗法"的奥妙所在。可以用催眠的方法，让一个人回到童年时期，面对童年的创伤；也可以让一个人穿越时空，来到遥远的未来，用一个久经风霜的老者的智慧来看待当下面临的困境。

　　我们潜意识里，有着无穷的智慧等着我们去发现，去探索。在我们每个人心里，都住着一个睿智的老人，当你在困难的时候、烦恼的时候，静下心来和你内心深处那个睿智的老人对话，或许会就此走出困境，改变你的人生。

为了改变现实而生病
潜意识在帮我们解决问题

　　提到抑郁症，很多人都会谈虎色变，因为我们常常可以从新闻上看到某某因为抑郁症自杀的消息。

　　然而，如同感冒、发烧是免疫系统为了帮助我们清除入侵体内的病毒而产生的反应一样，抑郁、强迫等心理疾病，亦是潜意识为了帮助我们解决当前所面临的困境而制造出的令我们感到痛苦的疾病。

　　抑郁症之所以难以痊愈，就在于我们把大多数精力用于与症状进行对抗，而忽略了我们的心灵真正面临的问题与困境。只有当我们透过症状看到潜意识真正的目的，并出手解决问题的时候，抑郁症才会失去存在的必要。

　　安娜是个50来岁的中年女性，和老公张先生的感情非常好，儿子17岁，马上就要考大学了。可是，她在两年前单位组织体检的时候，发现胸部有个肿块。当时医生怀疑这个肿块是恶性肿瘤，建议她到大医院进行复查。安娜一家得知后非常紧张，赶紧从外地来到北京最好的医院进行复查。幸运的是，肿块是良性的，一个小小的手术之后，安娜就康复了。

　　然而，过了没多久，安娜又开始出现严重失眠、头痛等症状，每天感觉生不如死。家人以为她还有其他疾病没有检查出来，于是再次来到北京进行了一次更全面的检查，这回医院给出的结果是完全正常。

　　但是安娜依旧感觉很痛苦，认为自己其实已经得了晚期癌症，是家里人不敢告诉她真实的病情，所以都在骗自己。她在家里待着，每天以泪洗面，时不时和老公、儿子说，自己活不了多久了，自己死了以后，老公如果愿意，可以给孩子再找一个后妈。

　　张先生非常焦虑，不知道该怎么办。后来，经医院的医生提醒，带安娜去精神科医院检查，才发现妻子患上了重度抑郁症。

　　张先生很苦恼地告诉我，安娜诊断出抑郁症之后，就开始吃药。但药物的效果并不是很好，失眠只是稍微有点改善，但是依旧很严重，那种生不如死的感觉依然存在。因此，在朋友的推荐下，老公陪伴安娜来到北京，希望我能够帮助她治愈这个痛苦的疾病。

　　张先生告诉我，他和安娜是大学同学，两人感情非常好，婚后也很和谐，几乎没有吵过架。在外人眼里，两人是标准的好夫妻，同学和同事们也都非常羡慕自己。所以，他想不明白为什么安娜会患上抑郁症。

　　我见到安娜的时候，看到她一脸憔悴，说话有气无力。她告诉我，自己已经有很久没有办法正常入睡了，每天全是靠大剂量的安眠药才能让自己入睡，可是早上起来之后，根本就没有正常醒来之后那种轻松的感觉，甚至睡醒后还觉得全身酸痛，像是被人打了一顿。

　　我知道，在这个时候，讲一万个道理，都不如让安娜睡个好觉。只要能让她睡一个好觉，她就会对我产生信任，也有利于后续的治疗。

　　很多人会因为偶尔的一次失眠，便开始担心自己是不是还会失眠，于是每天上床时就开始担心自己要失眠，头脑中会不断问自己是不是睡着了，恰恰是这种不断的自我对话让他更加难以入睡。

所以我让她躺在床上，闭上眼睛，做几个深呼吸后，告诉她："你现在不用让自己睡着，也根本不用让自己进入到怎样的催眠状态。你所需要做的，就是让你的身体以最舒服、放松的姿势躺好。"

"当你躺在床上的时候，你可以专注地听我的话，也可以想象任何事情，你的潜意识能够听到我和你说的话。你可以像之前失眠的时候一样，回忆你过去几天发生的事情，也可以慢慢回忆很久之前你所经历的事情。"

表面上她的头脑是自由的，可以想任何事情，但是，实际上我已经开始悄悄暗示她去回忆。回忆过去所发生的事情，是唤醒潜意识的一种有效方式。

"你可以慢慢回想起几年前经历的、但是已经被你遗忘的事情。从小到大，我们经历过那么多事情，能被我们记得的大概只是很小很小的一部分。所以你常常会在梦里梦到许多年前你经历过却被遗忘的事情，如同此时此刻一样。或许，你会回想到你大学时候的快乐时光，那时候的你应该是无忧无虑的，对未来充满了憧憬与希望；或许，你会为了睡上一个懒觉而逃课……那是多么美好的时光！"

此时，我已经开始暗示她，睡觉其实是人的本能，根本不需要刻意做什么就可以入睡。

"不知道你是否还记得上中学的时光。那时候，似乎总是睡不够。每天早上被闹铃叫醒的时候，你翻个身就能够再次快速入睡，以至于会因为睡过头而迟到。"

此时，我反复在强调，她有快速入睡的能力。

"到了每天下午两点的课堂，更痛苦的事情出现了：老师在讲台上滔滔不绝地讲着物理或化学，你努力地听着。然而，你的上眼皮似乎越来越沉，睁开眼睛成了一件非常困难的事情。你勉强地睁开眼睛，但很快又会不知不觉地闭上沉重的眼皮。老师的声音也飘得越来越远，你心里面很担心老师发现你睡着了，但这一切依旧无法阻止你，直到最后，什么都听不见，沉沉地进入梦乡。"

在这里，我唤醒了她关于入睡过程的记忆。当她的头脑中出现这些记忆的时候，就会同时营造出类似的场景。当然，她自己也会在不知不觉间进入类似的状态。

"或许，你还会想起小时候的场景。你玩了一天，很累，正吃着饭，或者正在妈妈的怀抱里哭泣，不知不觉就睡着了。你会睡得很香，以至于爸爸妈妈怎么喊你都喊不醒。甚至妈妈牵着你的手走在大街上，你都可以一边走一边睡觉。那时候，睡觉似乎随时都可以进行，无论外面发生什么事情都无法影响你。当你像个孩子一样睡着时，你会做着甜蜜的梦，在那个属于你自己的梦里。"

这时候，我已经开始暗示安娜进入睡眠，她的意识根本没有觉察到我在暗示她睡着，所以也无从抗拒。此时，她的呼吸已经变得很平缓，整个人进入很安静的状态。我知道，她已经入睡了。

一个小时之后，我将她唤醒。睁开眼时，她满脸的喜悦。她告诉我，她已经快忘记熟睡是什么样的感觉了。以前在家里，哪怕是吃完药，她依然觉得自己还没有睡着。虽然家里其他人都说她刚刚打呼噜了，可是她依旧觉得自己没有睡着。而刚刚那一个小时的催眠，让她感觉以前那个健康的自己又回来了，她又有了活下去的勇气。

当睡眠不再困扰安娜的时候，我开始和她探讨患上抑郁症的原因。我发现，安娜和老公王先生之间的感情很好。王先生对她照顾得无微不至，当安娜抱怨自己的痛苦时，王先生总是很耐心地安慰她，告诉她一切都会好的。

在外人看来，安娜非常幸福，有个爱自己的老公，还有个和睦的家庭，所以，当安娜患上抑郁症的时候，许多人非常不理解：明明这么幸福，为什么还要折腾？或者说就是矫情！

抑郁症的痛苦，是一种极度的痛苦、孤独与绝望，彻夜的失眠，全身无力，或者是全身莫名其妙的疼痛，可是并不是所有这些痛苦都能从仪器上显示出来。不曾体验过的人，大概永远无法体会。

因此，许多人会认为抑郁症患者在装病，是因为性格懒惰抑或是想得太多了。甚至有些心理咨询师也会对患者说："你这病就是想太多了才得的，啥都别想就好了。"而他人的不理解，只会令抑郁症患者感受到加倍的痛苦与无助。

安娜就处于这种痛苦之中，虽然老公张先生一直很有耐心地照顾自己，但自己的抑郁令全家陷入混乱之中，连马上就要参加高考的儿子都没人照顾了。安娜内心充满了愧疚，而这种愧疚又加重了抑郁症的病情。

所以，安娜对我说："我真不愿意得这种病，我宁可患上癌症，或者干脆死了的好，这样就不用拖累家人了。"

潜意识是我们的朋友。虽然潜意识的某些问题让我们患上抑郁症，但是潜意识的目的并不是折腾我们，让我们痛苦。事实上，我们的潜意识一直在帮助我们，有些时候它甚至会用生病的方式，让我们选择改变或是成长。

我对安娜说："我知道你现在很痛苦，不过，我相信你的潜意识让你患上抑郁症，并不是为了折磨你，而是想帮助你。所以，从一开始，我就一直在思考一个问题：你的潜意识想通过这场抑郁症，帮助你改变什么？"

安娜感觉非常不可思议，她怎么也想不到这折磨自己这么久、让自己痛不欲生的抑郁症，竟然是潜意识来帮助自己的。她摇摇头苦笑道："我都难受得差点跳楼，这抑郁症还是来帮助我的？"

我笑着点点头，说："当然，潜意识是一种非常神奇的力量。心理疾病是一种信号，是我们的潜意识在提醒我们，我们的某些行为方式、性格对健康产生了影响。如果我们不肯改变，就会有更严重的病。"

安娜第一次听说疾病竟然是潜意识安排来帮助我们的，觉得很不可思议。于是，我给她讲了一个故事：我曾经有一个访客，女孩子，小时候父母离婚，母亲再嫁，父亲每天忙着生意，她一个人很孤独。由于从小失去了最需要的来自父母的关心、疼爱，到了16岁时，她患上了重度抑郁。因为她得了抑郁症，母亲经常回来陪伴她，父亲也放下生意，没事就陪她出去玩。

当我讲完这个故事以后，看着安娜说道："潜意识总是在保护着我们，只不过，有些时候，它保护我们的方式会让我们感觉到痛苦。但是，如果不痛苦，我们恐怕未必会真的改变。就像吸烟一样，明明都知道吸烟不好，可是很多人还是没办法戒烟。直到身体出了问题，开始咳嗽了，才会想起戒烟。"

安娜听了我讲的故事以后，沉思了一会儿，对我说："李老师，我明白你的意思了。你讲完这个故事之后，我也想了想，确实自己得了病以后，也好像得到了好处。一言难尽啊！"

安娜给我讲起了她家里的事情。

安娜小时候生活得很幸福，父亲是一家国有企业的高管，在当地很有名望。父亲、母亲关系很好，而自己又是家里唯一的一个孩子，因此，父母在她的身上倾注了许多的爱。

安娜是在大学的时候认识现在的老公的，两个人感情很深。大学毕业不到两年，两人就结婚了。婚后一年，孩子出生了。

问题出在安娜的老公张先生那里。张先生有两个姐姐，他是家里最小的一个孩子。在张先生不到三岁的时候，父亲就因病去世。母亲终身未再嫁，一个人把三个孩子拉扯大，非常不容易，因此张先生非常孝顺，发誓将来自己长大了，一定要对母亲好，不能让母亲受一点委屈。

张先生在和安娜谈恋爱时，就对安娜说，希望安娜能够对自己的母亲孝顺。因为母亲这一生太辛苦了，希望老人家晚年能够有个幸福的生活。对于从小生活在和谐、快乐的家庭中的安娜来说，这是很自然的事情。

在婚前，一切都很和谐，两个人感情越来越深厚，最终走进了婚姻的殿堂。然而，矛盾却在婚后出现了，而且出现得那么突然。就在两人洞房花烛夜的第二天一大早，他们还在梦乡的时候，老太太就在外面喊了起来："都已经早上六点了，怎么还不起来给我做饭，是不是要把我饿死啊？你们这是在虐待老人啊！我不想活了！"

安娜吓得赶紧从床上爬起来，顾不上洗漱、化妆，慌里慌张地给老太太做饭。从那一天开始，安娜就过上了一种劳累、紧张的生活，她把家里的各种杂务都承担了下来，做饭、扫地、收拾屋子等，快速地从一个姑娘转变成一个家庭主妇。

婚前的浪漫消失了，两个人在婚后从来没有过蜜月旅行，也再没有一起看过电影。婚后，尤其是儿子出生以后，安娜就更忙了，婆婆却宁可闲着，也不帮忙。只要安娜哪里做得不够好，婆婆就会厉声指责她。

每一天，安娜在家要忙着家务，到单位里要忙着工作。如果哪天她因为工作累了，想回家先休息一会儿再收拾家务、做饭，只要回到自己屋里躺在床上，老太太就在外面开始干活，把桌子、凳子搬得咣咣响，安娜就知道老人家不开心了，嫌自己在家里偷懒，在外面发脾气，就赶紧不顾疲惫，从床上爬起来收拾屋子、做饭。

老太太身体一直很好，然而，自打安娜进到家门后，她再也不曾在家里干过家务活。即使安娜晚上需要在单位里加班，也得先回到家里，给老太太做完饭以后，才能赶回单位上班。否则，老太太就会说安娜和张先生不孝顺自己，虐待老人。

安娜是个非常善良的女人，她知道婆婆这么多年来一个人把三个孩子带大非常不容易，所以在家里干活也一直任劳任怨。而张先生对安娜也非常满意，认为自己找到了一个非常好的媳妇。

我听安娜讲到这里的时候，对安娜讲："你这哪是家啊？简直就是监狱嘛！"安娜苦笑了一下，说道："我结婚这20年，天天都是在这种战战兢兢的日子中度过的。一不小心，老太太就会在那里喊我虐待老人了。说实话，每到下班的时候，我都要在单位里找点事做，晚会儿再回家，我经常是我们单位里最后一个回家的。一回到家，根本就像是在做贼一样，太压抑了。"

我问张先生："这些年安娜在家里过得这么辛苦，你都知道吧？"

张先生满脸的歉意："我知道，这些年我媳妇辛苦了。她对我妈特别好，所以我特别感激她。从我小时候起，我妈就一个人守寡，辛辛苦苦把我和我两个姐姐拉扯大。所以，我发誓一定要娶个对我妈好的媳妇，绝不能对我妈不孝顺。如果让我在我妈和媳妇两人中间选一个人的话，我肯定选我妈。"

"所以，你就让你媳妇在家里受委屈？你想过没有，你媳妇也是人，不是机器啊？"我反问道。

　　"我知道我媳妇对我妈特别孝顺，所以我对我媳妇也特别好啊。我知道有些时候我妈特别不讲理。她这样也是有原因的，小时候她总给我讲，邻居谁谁长大后娶了媳妇忘了娘，让老太太一个人住大街上，靠捡垃圾生活。我妈也没有正式工作，小时候全靠打零工把我们姐弟仨养大，现在老了，也没有退休工资。所以，她特别担心我因为媳妇就不管她了。"张先生讲完，回过头来，拉着安娜的手说，"媳妇，这么多年辛苦你了，你给这个家做了大贡献了。"

　　安娜再也忍不住了，放声痛哭起来。

　　我一边把面巾纸递给安娜擦眼泪，一边对张先生说："你知道吗，安娜的乳腺增生，都是因为过度压抑造成的，现在她的抑郁症也是因为这么多年的压力造成的。你娶了这么好的媳妇，却不懂得体贴她。"

　　安娜接过我的话说道："其实，老张对我真的很好。我也怕影响老张的工作，没和他说这些乱七八糟的事，而且说了也显得我太矫情。"

　　张先生很不好意思地低着头说："其实，我也知道我妈对我媳妇有点过分了，只不过没想到问题这么严重，所以也没怎么和我妈谈。等我们回去后，我要好好和我妈谈谈，不能再这样下去了。再这样下去，我就要家破人亡了！"

　　安娜说："其实自打我检查出来怀疑有乳腺癌之后，老太太就不再像之前那样对我了。她在家里帮着我给儿子做饭、打扫卫生，可能干了。我要是想帮点忙，她还拦着我，不让我动，让我多休息休息。结婚这么多年，头一次能享受到家的感觉。"

　　我明白安娜为什么在乳腺增生确诊之后，会患上重度抑郁症了。她的潜意识发现，自己一旦生病，婆婆对自己就不再像之前那样苛刻。当安娜的潜意识知道自己并不是乳腺癌，生活可能随时还会恢复到以前的那种紧张、恐惧当中的时候，认为只有继续生病才有可能帮助她摆脱现状，于是又患上了抑郁症。这样，虽然痛苦，却可以让自己在家里享受不那么紧张、恐惧的生活。

我对安娜说："看看，你得感谢你的抑郁症吧？如果没有抑郁症，我真不敢想象你一辈子都生活在一个像监狱一样的家里，这日子该怎么熬下去。假如你寿命至少还有40年，这剩下的40年的日子，不是要把你折磨疯了吗？"

安娜若有所思，而一旁的张先生很不好意思地站在那里，笑也不是，哭也不是。我转过头对张先生说："其实，我发现你妈妈还是那种特别善良的老人，也没有什么坏心眼，一看安娜身体出了问题，就接过家里的活。老太太肯定是特别没有安全感才这样做的。所以，张先生，你得检讨检讨，虽然你妈是在折腾你媳妇，但是明显是对你的不信任啊。我听过那么多对老人不孝顺的儿媳妇的故事，其实根本原因都在自己儿子那里。"

张先生点点头，对着安娜和我说："我知道我错了，我没有承担起自己该承担的责任。我们结婚后，我妈就一直担心我们像有些人那样对老人不好，所以她有些时候对安娜确实很过分。我呢，就觉得人老了，大概都是这样，所以也不怎么特别在意，心想人老了就多忍着点吧。我回去以后要和我妈好好谈谈，这样的好媳妇哪里找啊。"

安娜有点半信半疑，问我道："我真没有想到，本来到北京是来治疗抑郁症的，结果李老师您竟然像居委会大妈一样，帮我处理家务事。这把家务事处理完，我的抑郁症就能好吗？"

我笑着反问她："如果不处理这些问题，即使在我这里好了，你觉得回家之后，你婆婆每天还是像之前那样对你，你不会得其他的病吗？"

安娜想了想，点头道："也是。如果抑郁症好了，我婆婆还是那样对我，我还是每天过得很紧张，压力很大，不一定还憋出来什么病呢。这回不管抑郁症能不能好，至少回家后，如果婆婆能改变了，这趟来得也值。"

安娜和老公商量了一下，准备先回趟家，和老人家好好谈谈。他们两人就先与我告别，坐上回家的火车，商量好过一个星期再回北京继续接受治疗。我欣然同意。

到家后的第二天，安娜就打来电话，告诉我回到家之后和老太太敞开心扉谈了很久。老太太也意识到自己这么多年来对安娜确实很刻薄，而儿媳这么多年对自己却一直都这么孝顺，还因为自己的原因，令安娜生病。老太太不断地向安娜道歉，安娜也说，事情都已经过去，以后大家一起好好过日子。

家人之间的关系不知不觉间发生了变化，让安娜感到紧张、恐惧的气氛消失得无影无踪。而安娜的抑郁症竟然在不知不觉地消失，之前那种生不如死的感觉也不复存在。本来他们两人打算回家一星期之后再来北京继续进行治疗，现在我们商量后，一致认为没有必要再来北京了。

安娜一家从此过上了其乐融融的日子。偶尔，她会在春节前给我发一个短信，告知我自己过得很好，顺便祝我节日快乐。让我感到欣慰的是，她的抑郁症再也没有复发过。

很多人对心理疾病有一种厌恶，因为疾病令自己如此痛苦不堪，甚至生不如死。然而，很少有人能意识到，**有些时候心理疾病却是我们的潜意识在悄悄地帮助我们，用另外一种方式帮助我们解决问题。**

安娜的抑郁症就是来帮助她的。安娜在婚后的生活一直处于一种紧张、恐惧的氛围当中，她不会与丈夫沟通，一个人承受着来自婆婆的巨大压力。胸部患上肿瘤后，她的潜意识发现得病就可以让自己在家里不用那么紧张、辛苦，婆婆也不再没事就指责自己。于是，当复查发现是良性肿瘤时，她的潜意识意识到另一个问题：如果自己病好了，就可能还要继续重复之前痛苦、紧张的生活。

在这个时候，潜意识出手了，令她患上了重度抑郁症。虽然很痛苦，却可以名正言顺地在家里休息，不用再事事看婆婆的脸色，得到的利益还是多于失去的利益。

在这个案例中，帮助患者改变其家庭环境，让她的潜意识知道即使没有抑郁症，依旧不必再过之前那样的日子，才能帮助患者完全康复。

所以，最终安娜的丈夫和婆婆的改变，才可以让安娜完全摆脱抑郁症。在这里，抑郁症是安娜的一个朋友。

我在咨询的时候，给安娜讲了一个"大我和小我"的故事。那是另一个潜意识用患上抑郁症来帮助自己的故事。

那是一个17岁的小姑娘，有过几次自杀经历。她小时候父母离异，和父亲一起生活。但因为父亲是做生意的，工作比较忙，所以平时都是由奶奶照顾。

她在我这里咨询了两个月，并没有什么特别大的改变。因为咨询时，她似乎并不是很配合，每当我聊到一些她不想面对的问题的时候，她就告诉我不要再聊了，换个话题。但她对我还是很信任，一直坚持进行心理咨询。

有一天，我对她说："我感觉你并不是特别想好。"

她不好意思地笑了，然后对我说："我的小我想好，大我不想好。"

我问她为什么。她告诉我说："我得了抑郁症以后很难受，每天身体都不舒服，情绪很糟糕，所以小我希望自己赶紧好起来。但是，如果好了之后，我爸就会继续去忙他的工作，我妈妈也不再有理由经常来看我，陪我聊天、逛街了。"

原来，她父母离异之后，父亲由于生意的关系，几乎都见不到面；由于父母关系很僵，母亲不想和父亲见面，所以每年能够见女儿的时间也很少。但自打她生病之后，父亲把工作放在一边，没事就和她聊天，带她出去玩；母亲得知她生病以后，也放下和父亲的恩怨，常常陪她一起聊天逛街。

小姑娘的潜意识为了帮助她，竟然让她以患上抑郁症的方式来得到自己希望得到的爱和关注。难怪，她并不希望自己的抑郁症消失，因为她的潜意识并不希望好不容易得到的这些关注都消失了。

我对小姑娘说："你太傻了。我教你一个方法，既可以让你的小我满意，也可以让你的大我满意，你就可以不用得抑郁症，不用那么痛苦了。你可以继续装病啊，这样你爸和你妈就可以继续关心你了！"

小姑娘第一次听说还可以装病，满心欢喜地答应了。很快，她的那些抑郁症状就消失了。不过，在父母面前，她还是会时不时地说自己这里不舒服，那里不舒服。

后来，我和小姑娘的父母分别谈了谈，告诉他们孩子患上抑郁症的原因在于渴望得到父母的关注。我说只有父母多给孩子一些爱和关注，孩子的抑郁症才会完全好。我并没有告诉他们，小姑娘的抑郁症已经好了，这是我们两个人之间的秘密。

过了一段日子，小姑娘发现自己即使不说自己不舒服，父母也一直很关心自己，像之前一样。她告诉我说："我不准备继续装抑郁症了，因为我发现爸妈不会因为我没病就不关心我了。"

我表示同意。我们的咨询就此结束。

几年之后，她顺利考取某重点大学，抑郁症再也不曾出现过。

催眠小技巧
快速入睡的方法

失眠是令很多人感到极度痛苦的问题之一。失眠的一个很重要的原因就是，躺在床上的时候，就开始担心自己会失眠，于是不断地进行自我对话，察看自己是否已经睡着，而这种自我对话却会让我们变得越来越清醒。

那么该如何消除自我对话呢？每天睡觉前按照以下自我催眠的方法入睡，一定会让你快速进入梦乡。

步骤1

让自己的身体以最舒服地姿势躺好，做三个深呼吸。

步骤2

保持自然呼吸，不要刻意地憋气。感受呼吸的时候，空气穿过鼻腔的感觉。把注意力放在鼻腔能够感受到空气进出的地方，专注地感受呼吸。

步骤3

每呼一次，就在心里默数一个数字，从"一"数到"十"，之后再从"十"数回到"一"。

专注地默数自己的每一次呼吸。如果在这个过程中头脑出现任何杂念，都不去理会它，只需继续数呼吸即可。

在数呼吸的过程中，如果因为走神一不小心数错了，比如数了超出"十"的数字，或者忘记自己正数到几，都无须责备自己，只需从"一"开始继续数就可以了。

一直数到自己入睡为止。

注意：在数呼吸的时候，不要计算自己数了几个"十"，数呼吸的目的不是为了让自己数几个"十"，而是为了专注于数呼吸，而不去自我对话。

相信你很快就能进入香甜的梦乡。

扫码收听
催眠音频

3

你关心孩子的心理健康吗？

当夫妻步入婚姻的殿堂时，他们很快便要面临着另一个重大的考验：孩子的出生。一个新生命的到来，将为这个家庭带来巨大的改变。

子女的教育问题、身体健康问题一直都是父母最操心的事情，但是，很少有父母能够关心孩子的心理健康。许多时候，我们发现孩子已经出现很严重的心理障碍了，但他们的父母依旧认为这些都不是问题，只要孩子的成绩好就可以。

当孩子的心理健康得不到重视的时候，孩子的心理问题便会以更严重的形式出现，如青春期抑郁、精神分裂等；或以身体疾病的形式表现出来，如哮喘、过敏、胃溃疡等。

通常我会遇到这样的情况：一个孩子因为某种疾病，如胃痛、过敏等无法上学，但父母们费尽心机、努力带孩子到各大医院找名医治疗的时候，却忽略了孩子们的疾病所隐藏的信号："爸爸妈妈，我需要你们更多的关注与爱。"

当孩子出现无法上学的情况时，有些家长会找到心理咨询师，要求咨询师只需针对孩子不上学的问题进行治疗，而不上学的根本原因，却完全不被家长看重。在他们眼里，即使孩子已经病重到这种地步，学业与成绩依旧是他们最关注的。

不去解决根本的心理问题，只想解决表面问题，无异于缘木求鱼。因此，在进行治疗的过程中，许多时候父母也是需要一起治疗的。这也是自20世纪70年代，家庭治疗开始出现的真正原因。

之所以写这些，就是希望那些做家长的可以认识到，孩子们真正需要的不仅仅是物质上的满足，更需要来自父母的关爱。我们不应该等到孩子出现问题时，才发现问题的严重性。《黄帝内经》中说："是故圣人不治已病治未病，不治已乱治未乱，此之谓也。夫病已成而后药之，乱已成而后治之，譬犹渴而穿井，斗而铸锥，不亦晚乎！"

因此，我常常说，为人父母的，一定要懂一些心理学的知识，这样才能对孩子的身体、心理的健康成长起到更为重要的引导作用。

为什么会吃什么就吐什么？

孩子的病与家庭关系

家庭治疗大师米纽庆曾打过一个比方：每个孩子都像一只没有壳的蜗牛，家和父母是他的壳。当父母的关系出现问题，家庭出现裂痕的时候，保护这只蜗牛的壳就裂了，这个孩子就会生病。

当孩子出现问题的时候，许多父母都认为是孩子自己的问题。他们要么认为孩子不够坚强，要么认为孩子性格有问题，但是却没有意识到，孩子的问题大部分都是由父母造成的。

一个焦虑的父亲——老齐，带着12岁的儿子小齐来到我的工作室求助。当我看到男孩的时候，感到非常惊讶，因为这个孩子看起来只有八岁的样子，又瘦又矮，满眼的恐惧与委屈。

老齐家四代单传，就这么一个男丁。所以，他对自己的宝贝儿子是放在手里怕掉了，含在嘴里怕化了。儿子却从两年前开始出现严重的呕吐，几乎是吃什么吐什么，这可把做父亲的急坏了。孩子正处于发育的阶段，如果总是呕吐，得不到营养的补充，怎么长身体呢？

于是，老齐带着儿子先在当地找最好的医院进行诊断治疗。半年过去了，没有什么效果。后来就带着儿子来北京，找全国最好的儿童医院进行治疗，依旧没有什么效果。

心急如焚的父亲托人四处打听，看是否有人能帮助解决孩子的问题。后来，听一个略懂点心理学的朋友讲，孩子的问题或许是心理问题。于是这个焦虑的父亲就带着孩子再次来到北京，向我求助。

当焦虑的老齐问我"李老师，你看孩子的问题是不是心理问题"时，我脱口而出："一定是心理问题。"因为，我已经从孩子的眼睛里看到了答案——那孩子的眼神里，满是痛苦、委屈与孤独。

我问老齐："孩子最早是从什么时候开始出现呕吐的？"

老齐仔细想了下说："两年前。"

我问他："你记不记得他第一次呕吐的时候，家里发生了什么事情？"

老齐想了想，说："没有发生什么事情啊。那天早上，我把孩子喊醒去上学，没想到，在临出门的时候，他突然就吐了，我当时还以为是不是吃坏了什么东西。没想到从那时候开始，他每天都要吐好几次。几乎是吃什么吐什么。我特别心疼，这已经两年多了，孩子把吃的东西都吐出来了，这可怎么活啊！"

我发现老齐还没有意识到孩子的问题可能是出在父母身上。只好直接问道："你和孩子妈妈的关系怎么样呢？"

谈到孩子的母亲，老齐的脸色马上就变了："我们刚刚离婚了，孩子跟我。你不知道，他妈妈是一个极其自私的女人，她只想要钱。和我离婚以后，还和我打官司，争我的房子，她那是做梦，根本别想从我这儿得到一点东西。"

老齐丝毫没有顾忌孩子就在旁边，当着孩子的面就开始指责孩子的母亲。我扭头看到孩子的表情，那是一种绝望的眼神。我轻轻地拍了一下小齐的胳膊，给他一个小小的安慰。

我把老齐的话打断，看着孩子问道："你妈妈和你爸爸是不是经常吵架？"

小齐眼眶含着泪，点点头。

"那他们吵架的时候，你怎么办？害怕吗？"我问小齐。

"害怕，我觉得他们吵架都是因为我。我很小的时候，他们就一直吵架，还经常砸家里的东西。有一次，他们吵得太厉害了，家里的东西都砸完了，我特别害怕，就爬到窗户那里，想跳下去，这样就再也听不到他们吵架了。"小齐一边说着，一边掉下眼泪。

老齐马上一边很心疼地给孩子擦眼泪，一边和我说："我当时正和他妈妈吵架，然后看孩子不太对劲，就赶紧去看，发现孩子已经站在窗台上了，我一把就把孩子拉回来了。差一点我儿子就没命了，我太心疼了。"

我头脑中出现了一幅画面，一个瘦小的孩子站在窗台上，准备向下跳，那是何等的绝望。

老齐这会儿有点反应过来了："对了，好像就是从那次之后，大概一个星期左右，孩子开始出现呕吐的症状。我怎么这么傻，这么久都没有想到孩子的病和我们那次吵架有关？要是早知道是心理问题，我就早点来看了。孩子也不用受这两年的罪。"老齐越想越心疼，看着孩子满眼都是内疚。

我心里明白了。

心理学有个术语，叫"躯体化症状"：一个人有情绪问题或者心理障碍，但却没有以心理症状表现出来，而是转换为各种躯体症状表现出来。

精神分析学说把躯体化的形成看作是一种潜意识的过程，一个人借此将自己的内心矛盾或冲突转换成内脏和植物神经功能障碍，从而摆脱自我的困境。如用躯体化症状置换内心不愉快的心情，减轻由某种原因造成的自罪感，表达某种想法或情绪等，所以病人的躯体化症状是为了达到压制潜意识的心理目的。

小齐的呕吐，就是一种标准的躯体化症状。在他的潜意识里，自己是父母争吵的根源，如果不是因为自己，爸爸和妈妈就不会这样永无休止地吵架了。呕吐，代表着对自己的不接纳，因为自己是父母争吵的罪魁祸首，所以不配活在这个世界上。

我问道："小齐如果呕吐了，你们还吵架吗？"

老齐连忙摇头，说道："怎么会呢？看到孩子吐了，心疼死了，哪里还会有心情吵架。"

症状是能带来好处的！我们的潜意识非常狡猾，当我们无论如何努力都无法得到自己想要的东西的时候，它可以用疾病来帮助自己实现这个目标。小齐的潜意识发现：当自己呕吐时，父母就不再吵架了。从此以后，呕吐就成了他的一个法宝，可以帮助他得到自己梦寐以求的家庭的安宁，即使是短暂的和平，哪怕这会让自己很痛苦。当然，这并不意味着小齐本人有意让自己呕吐。

我知道，我需要先和小齐单独谈谈。我请老齐在客厅里等候，我和小齐单独在治疗室里聊天。

我问小齐："你觉得你爸爸、妈妈爱你吗？"

他点点头，说："很爱，他们都特别爱我。"

"那你对他们离婚怎么看？你是不是还想让他们两个人在一起？"我问道。

小齐想了想说道："他们刚离婚的时候，我还幻想着有一天他们能够重新在一起。不过，现在想一想，这是根本不可能的事情了。他们两人只要在一起就吵架。我看，他们还是分开比较好。唉！别的孩子都有爸爸妈妈陪，我却不能像他们一样开心快乐地生活。"小齐叹了一口气。

在这一刻，看到孩子的眼神，我突然觉得这不像是一个12岁的孩子，而像是一个久经沧桑的老人的眼神。

小齐继续说道："以前，我多么希望自己可以改变爸爸妈妈，让他们再也不吵架了。我努力学习、听话，在学校里是个好学生，他们知道我考的分数很高，也会很高兴，可他们还是会吵架。我一听到他们吵架就烦，再到后来，就一听到他们吵架就吐了。我一吐，他们就不再吵架了。"

"看来，他们确实很爱你啊。不过，你要知道，你的爸爸妈妈吵架是和你无关的。大人有大人的事情，有很多事情大概只有等你长大了才能懂。"我对小齐说，"而且，现在他们已经离婚了，见不到面，也就不会吵了。所以，你也不用那么烦了。"

"哪里呀，"小齐连连摇头，"他们见不到面，还会经常打电话，为了房子的事情吵架。我妈说将来我爸还会再娶别的女人，这房子她是要留给我的，所以要把房子划在她的名下，等将来我长大了给我。我爸说我妈根本就不是这么想的，就是自私，就是想要霸占这套房子，他死也不会给她。他们在电话里不停地吵啊，我听到头都是胀的，忍不住就想吐。"

我不禁为这孩子感到可怜，这对做父母的，都说自己爱孩子，可是却不知道自己的所作所为正是在伤害孩子。

"我真的想对他们说，你们别吵了，我也不稀罕这破房子。"小齐接着说，"我更想要一个温暖的家，哪怕在街边要饭，只要有爸爸妈妈陪着就好了。可他们两个人就像冤家一样，我爸一提起我妈就失控，不停地指责我妈。"他一脸的悲伤。

"像个大公鸡！"我插了一句话，"一只正在打架的大公鸡，脖子上的毛都炸起来了。你说你爸像不像？"

小齐一下子笑了，只有在这个时候，我才能从他的眼神里看出他还是个孩子，一脸的天真。他一边笑，一边说："特别像，我爸一提起我妈，脖子都会马上变红，脖子上的血管爆着，特别像一只正在打架的大公鸡。我以前怎么没想到呢？真好玩！"

"对啊，所以，下次再见到他们两人吵架的时候，你就当他们是两只鸡，一只公鸡和一只母鸡在那里打架。你根本没必要和两只鸡较劲，对不对？"我对小齐说。

小齐放松了下来。从小到大，他一直生活在惊恐之中，他生命中最重要的两个人总是在争吵，对他来说是一件极其痛苦的事情。

我对小齐说道："你已经长大了，不用再害怕他们两个人的争吵了。而且，他们无论怎么争吵，其实都是爱你的对不对？"

小齐想了想，点了点头。

趁此机会，我给小齐做了个催眠。在催眠过程中，我告诉他："无论什么时候，只要你看到你的爸爸、妈妈在吵架，你就当成是两只鸡在那里吵架。"

然后，我把小齐唤醒。他醒来之后，感觉非常神奇。我对他说："你信不信，这会儿去看看你爸爸，你会看到一只大公鸡。"

小齐很好奇地跑到客厅，然后就忍不住放声大笑。他的父亲看到小齐突然大笑，感觉莫名其妙。

等小齐回到治疗室，我对小齐说："这是我们两个人的秘密，你不要告诉你爸妈哟。"

小齐很认真地点了点头。

第二天，小齐的父亲非常开心地告诉我，说小齐已经不吐了。他原先在家里，每天要吐上至少三四次。

在北京待了五六天后，因为小齐还要上学，老齐带着孩子回家去了。

不过，我知道小齐的问题并没有完全处理好。因为，父母的关系问题还在困扰着他。临别，我把小齐呕吐的心理原因和老齐讲了。老齐很认真地记下了，我知道他对儿子的一切都非常看重。他向我保证："以后再也不会当着孩子的面和孩子妈妈吵架，说孩子妈妈的坏话了。"

在孩子回家后，老齐一直和我保持联系，说孩子最近状态不错，已经很久没有呕吐了。我的内心还是比较欣慰的。

不过，我心里还是有些不安，好在孩子能上学了，能上学是首要的事情。

孩子回去一个月左右的时候，我接到了老齐的电话。他讲孩子现在又开始呕吐了，只是没以前严重。

我问老齐，孩子一般是在什么时候呕吐。老齐告诉我说，孩子放学后在家里玩游戏，如果他提醒孩子要赶紧写作业，或者看看课本，孩子很快就会呕吐。或者，孩子哪天不想上学了，早晨起来就会呕吐。老齐吓得也不敢和孩子提学习的事情。

我一听就笑了，告诉老齐，孩子这很明显是厌学了。老齐也同意我的观点。为了不影响孩子的学习，我们商量好等孩子再放假时来北京，我们继续进行治疗。

到了暑假，老齐带着孩子来到北京。两个多月没见，孩子明显长高、长胖了，而且眼神也比之前活泼得多。

老齐见到我之后，也很高兴。他说上次回家之后，明显能看到孩子的性格比之前活泼很多，也不像以前那样一天吐上好几次了。所以，才两个月时间，孩子的身体就长高、变胖了。

老齐说这次来北京，就打算把孩子的问题彻底治好。

我问老齐，是否还和前妻吵架。老齐告诉我，现在他也想明白了，钱是身外之物，远没有孩子的健康重要。既然孩子母亲要打官司争夺房产也是为了孩子，那干脆就把房子挂在孩子名下。这个问题一旦解决，双方也就没有必要再互相攻击了。

现在，他再也不在孩子面前说孩子妈妈的不是了，孩子也经常跑到妈妈那里去玩。哪天如果孩子放学，自己不方便去接孩子时，他还会给孩子妈妈打电话，让孩子妈妈去替他把孩子从学校接回家。

孩子再次呕吐，并没有超出我的预料，正如我之前所说，他还有更深层次的问题需要解决。

我让父亲在客厅里等着我们，我和小齐在治疗室里开始进行对话。

我笑着对小齐说："听你爸爸讲，他只要和你提起上学的事情你就呕吐，回到家里，一让你看书写作业你就呕吐。看来，你是不想上学啊。"

小齐很不好意思地挠了挠脑袋："我也不知道为什么爸爸一和我提起上学、看书写作业的事情我就想吐。我也不想啊，你知道，把胃里的东西都吐出来了，我也不舒服啊。我喜欢看书，也挺喜欢上学的，总比在家里一个人待着强，起码有同学玩。"

"嗯，"我点点头，"是啊，要是我，也愿意去学校上学，也不愿意待在家里被一个老头子管着，至少可以和小伙伴一起玩，一起聊天。但是，你却因为你爸爸让你上学、读书、写作业而呕吐，这就是一件很奇怪的事情了。你的潜意识为什么要这么折腾你？"

正如我常常说的那样，这个世界上的任何事情都不是无缘无故发生的。每件事情背后，都有着我们看不到的原因。

虽然呕吐在生理上是一种很痛苦的反应，但是从另外一个角度去看，呕吐可以帮助小齐解决一些他目前还无法面对、解决的问题。比如，他的呕吐可以让父母停止争吵。

在上一次的治疗中，虽然我帮助小齐改变了他和父母的关系，他没有必要再借用"呕吐"这个方法阻止父母之间的战争，但是，他的潜意识早已经把"呕吐"作为一个有效的工具，用于完成他想做却做不到的事情。

事实上，小齐此次呕吐的原因，绝不仅仅是因为厌学这一件事情。从小到大的成长经历，会在他的内心留下许多创伤。他在上一次治疗的过程中还没有得到有效的疗愈，现在正是帮助小齐从曾经的痛苦中走出来的良机。

正如前文提到的，孩子的问题，大部分源于其原生家庭，所以，一般在对孩子进行治疗的时候，需要父母参与。但是，老齐是一个特别固执的人，固执得让人无可奈何。在他的意识里，儿子将来必须要上好的大学，否则的话，孩子这一辈子就和他妈妈一样没出息。而他之所以把儿子带到我的工作室进行治疗，就是因为孩子现在没有办法上学了，他唯一的目标就是孩子可以健康地上学。

所以，我别无选择，只好把主要的治疗集中在小齐的身上。

我对小齐说："你知道吗，我并不像你爸爸那样认为呕吐是一件可怕的事情。我觉得，呕吐是你的一个朋友，它之所以出现，是想帮助你的。比如，如果不是你的呕吐，你爸爸上次就不会把你带到我这里来，我也没有机会帮助你，让你父母不再争吵。现在，你看你的生活有了如此大的改变，全是呕吐的功劳。两个月不见，你也长高长胖了。如果不是这呕吐，你大概这一辈子都将生活在你爸妈无休止的争吵中，对不对？"

小齐点点头："噢，真的，它真的是我的朋友啊。"

　　"现在，你的这个老朋友又出来了，这回它想帮助你解决什么问题呢？你的潜意识很聪明，它绝不会无缘无故地整出一个病来折腾你。"我对小齐说。

　　突然之间，小齐的脸上出现了一种很难形容的表情。"我觉得活着没意思，从很小的时候一直到现在，我都觉得活着没意思。我不知道自己为什么要活着，为什么活着要承受这么多的痛苦。我和爸爸谈过，我不想活了，可是我爸爸根本就不理解我。他总是说我想太多了。"

　　小齐的父亲从来没有和我说过如此重要的问题。他把儿子看得比自己的生命还重，可是，当儿子向他透露如此重要的信息的时候，他却忽略了。小齐的爸爸不知道，当孩子向他说自己觉得活着没意思时，其实是孩子的潜意识向他发出的求救信号。

　　小齐忍不住痛哭起来。我只是坐在那里，静静地陪伴，直到他平静下来，向我讲述了自己这些年所承受的压力与痛苦。

　　小齐爸爸的家在农村，很穷。所以小齐的爸爸从小就很努力地学习，靠着自己的努力与天分，考上了名牌大学，并有了很好的工作和收入。小齐的妈妈却只上了一所很普通的大学，毕业后收入也一般。小齐的爸爸很有些看不起小齐妈妈一家，总是和小齐说，他们一家没有文化，将来如果不好好学习，就会像他妈妈一样没出息。

　　由于小齐属于四代单传，所以小齐的爸爸特别重视小齐的健康、教育。爸爸从小就告诉小齐哪种东西有营养，要多吃；哪种东西没有营养，不能吃。小齐的爸爸担心小齐出车祸，从来不肯让小齐一个人单独过马路，哪怕小齐已经12岁了。即使是过一个十字路口，小齐的爸爸也要开车把小齐送去。用小齐爸爸的话来说："你再遵守交通规则，也保不准别人不遵守交通规则。"

　　小齐的爸爸、妈妈在孩子的教育上有了越来越大的分歧。小齐的妈妈喜欢放养孩子，让孩子自由自在地成长。小齐的爸爸则说孩子如果那样养，将来就会成为没有出息的野孩子，像小齐妈妈家的兄弟姐妹一样。

　　小齐的父母在孩子的教育方式上意见分歧严重，这也成为导致两人婚姻出现严重裂痕、甚至离婚的重要原因。而作为孩子的小齐则夹在中间，左右为难。

　　在小齐看来，在家里的感觉就像蹲监狱一般。他甚至觉得人生就像在一个很大的监狱里生活，只不过很多人不知道自己在监狱里罢了。

　　小齐喜欢看书（而这也是他爸爸唯一支持他的爱好），喜欢看各种各样的书籍，尤其是关于人生的哲学书籍。他一直在思考关于生命与死亡的话题。

　　小齐说："其实，我并不是不喜欢上学。在学校里有玩伴，还能学到一些我喜欢的知识。我只是不太习惯学校里那种气氛，管得太严了，没有一点自由。我喜欢自由自在的感觉。学校就像一个大监狱，进到里面就有种喘不过气的感觉。"

　　"是的，我也不喜欢那样的感觉。"我用力地点了点头，"不过，正像你说的那样，这个世界又何尝不是一个更大的监狱呢？很多事情都不能如我们所愿，就像古人说的'人生不如意十之八九'。在这个监狱里活着，确实是一件非常郁闷的事情。你知道，我常常和别人讲，这世界上好多人都不知道自己其实是在监狱里活着，就像猪一样，吃、喝、睡，然后等死。你啊，是聪明人，和我一样，咱们属于发现自己在监狱里活着，在思考为什么要活着，所以我们就不是猪了。"

　　小齐笑了起来，说道："我爸爸也是猪啊！会看书的猪，爱发脾气的猪。"

　　"不过，在我的眼里，这个世界也并不是监狱。"我话锋一转，继续说，"这个世界多美好，在晚上有满天的繁星，白天能看到蓝天、白云，春天能看到鲜花，冬天能看到白雪。如果你愿意，你可以随时让自己去任何地方。不信的话，你闭上眼睛，跟着我去感受一下这个美丽的世界。"

　　小齐闭上了眼睛。

　　"我不知道你有没有见过春天里的鲜花，抚摸过柔软的花瓣，闻过那甜甜的花香，听到过小鸟快乐地歌唱。但是，我知道，你的记忆里一定有一段特别美好的时光，那是你永远不会忘记的一段日子，可能是你很小的时候，和你最爱的人在一起。我相信，你一定还记得那时的阳光照在你身上的温暖，微风轻抚过你身体的感觉，或许还有你开心的笑声。所有的细节，都会慢慢地想起来，每一个细微的感受……"我慢慢地引导着他。

　　小齐的脸上慢慢出现了一丝微笑，似乎回到了他生命中某一段快乐的时光。

　　"所有这些属于你的美好，其实一直都藏在你潜意识最深处的地方，从来不曾离开过你。你是自由的，只不过之前你从来没有意识到，你只是被眼前的痛苦困住了。只要你愿意，你可以在任何时候让自己回到这段美好的时光。你可以在学校里，可以在家里，还可以在任何地方让自己随时看到这个美丽的世界。"

　　小齐慢慢睁开眼睛，满脸喜悦。我问他什么感觉，小齐说："刚刚我看到了四岁的时候，和爸爸妈妈一起在公园里玩。妈妈非常慈爱地看着我，那时的阳光真好啊。没想到，我竟然还记得那么小的时候发生的事情，非常清晰。后来我就想到一个问题，其实这个世界并不像我以前认为的那样糟糕。其实，那个监狱是我自己安在心里的，然后把我关在里面了。"

"是的，你的心里有什么，你看到的就是什么。你心里有地狱，你看到的就是地狱。你心里有天堂，你看到的就是天堂。"我对小齐的话表示赞同，同时内心也暗自感叹，这个才12岁的男孩竟然可以有如此感想，"其实，你们学校又何尝不是如此呢？虽然上课很不自由，但是在学校里你可以学到很多知识，而正是这些知识让你的心灵能够更加自由。"

"嗯，其实我不喜欢学校，就是因为我觉得在学校和在家里一样，都被时时刻刻地管着。所以，一提到学校、读书，就想起我爸对我的控制了。"小齐说道。

"所以你就开始呕吐。"我笑了，"你的胃好厉害啊，想什么时候吐就什么时候吐。看看，我说得没错吧，你的呕吐是你的朋友，它是来帮助你不被你爸爸控制的武器啊。"

我在小齐的面前放了一把椅子，让他闭上眼睛，对他说："现在，你面前这把椅子上坐了一个东西，是你的胃。你看到它了吗？"

小齐闭着眼睛，点点头，告诉我："看到了。一个小男孩，长得和我一样。就是比我小点，很不开心的样子，在那里哭。"

我跟他说："那么你问问他，为什么哭呢？"

"他说他很不开心，因为家就像监狱，看到爸爸就不舒服。一听到上学，就想到爸爸又在耳边念叨，不上学将来就没出息。"小齐告诉我，"他还说，如果死了，就不累了，如果不吃东西，就不累了。所以，他才要把所有吃下去的东西都吐出来。"

我问小齐："那你现在觉得活着没意思吗？你是打算把这个世界变成天堂呢，还是变成地狱？"

小齐想了想："我现在觉得在这世界上活着还是蛮有意思的，我当然想把它变成天堂了。死又不能解决问题，万一死去的世界才是地狱怎么办？"

"这就对了！既然你想明白了，那就和你的胃谈谈吧。"我对小齐说道。

小齐点了点头，闭着眼，静静地坐在那里，用了大约十分钟的时间。然后，他告诉我："我的胃也觉得其实活着蛮有意思的，将来长大了，还有很多事情可以做，很多书可以看，很多地方可以去。它答应我，以后不再折腾自己了。"

我把小齐唤醒。这次之后，小齐再也没有出现呕吐的情况。

呕吐的问题解决了，但是还有更重要的问题没有解决，就是小齐与父亲的关系。如果这个问题不解决，小齐可能还会用其他的疾病和父亲进行对抗。

这天，我问小齐："你恨你爸爸吗？"

他很迷惘地看着我，不知道该如何回答。

我说："那我们穿越时空去看看好不好？"

他很兴奋地点了点头。

于是，我再次让他进入催眠状态。然后让他回到小时候和父母在一起时那快乐的时光，看到小时候他被父亲用心呵护的场景。然后又让时间快速流过，来到他50岁的时候，父亲已经离开了他。他站在父亲的墓前，泪流满面。

这个时候，我问他："你现在是什么样的感受？"

他一边流泪，一边回答道："我觉得，如果小时候我爸爸不逼着我看书、学习，可能我这一辈子就耽误了。无论如何，我知道在他心里面我很重要，他做的很多事情，都是为了我好。我现在才发现，原来我也是爱我的爸爸的，不像小时候那样全是恨了。"

于是我对他说："那请50岁的你和12岁的你说几句话吧。因为，那个12岁的小孩由于爸爸过于严厉的教育，现在很痛苦。"

小齐闭着眼睛，很关心的表情，似乎对着前方的一个人说："爸爸或许有各种各样的不对，但是他确实是真的爱你、担心你、在意你。没关系的，等你慢慢长大了，爸爸也就慢慢老了，他就没办法再像之前那样管着你了。等你上高中、上大学了，爸爸就不会像之前那样了。你要好好地活着，享受和他在一起的时光。记住，你的灵魂永远是自由的，除了你自己，没有任何人可以困住你。"

我把小齐唤醒后，他走到客厅，来到爸爸的身边，紧紧地搂着爸爸的脖子，久久不愿意放开。爸爸虽然不知道怎么回事，却也一下子泪流满面，因为孩子已经很久没有和他这么亲近过了。

这次治疗之后，小齐的呕吐症状完全消失了。

临别之前，我对老齐不断地劝导，希望他可以试着慢慢地信任孩子，给孩子一些独立的空间。虽然对他来说很难，但是我知道他为了自己爱的儿子，会慢慢地改变的。

如今，小齐已经慢慢长大，上了高中，据说在学校里成绩非常好。听老齐说，孩子告诉他，将来要去美国读哈佛大学，学心理学，做一个像我一样的心理治疗师。

这个世界上的任何事情，都不是无缘无故发生的。每件事情背后，都有着我们看不到的原因。

当家庭关系出现问题时，孩子可能会出现某种生理或心理疾病。在这个时候，疾病或者症状只是孩子的潜意识应对家庭问题及父母关系的一种方式。

　　所以当孩子的心理、生理出现问题之后，如果只是针对孩子的症状去进行治疗，而不管造成这个症状背后的原因，那么很可能这个症状疗愈之后，又会以另外一种症状出现。

　　孩子就像是一株苹果树上的一个苹果，需要从树干、树根那里获取营养、水分和能量。所以，当苹果长得不够好的时候，我们需要看看是不是树根、树干、树叶受到了伤害，而不是千方百计地把那个苹果保护起来。当营养的供给保证以后，那个苹果自然会长得又大又漂亮。

　　所以，当孩子出现问题的时候，首先需要反思的便是父母。然而，并不是大部分父母都能够意识到这个问题。

　　许多孩子被父母送到我这里进行咨询时，会认为孩子出现的问题在于孩子性格不好、不够坚强或者懒惰。当我告诉他们需要反思自己的时候，他们会很奇怪地反问我："我小的时候，父母也是这样对我，我怎么就没有生病呢？"

　　我只好对他们说："心理有问题，不一定会出现症状。就像许多人患有严重的肿瘤，但是外人根本看不出来，只有到医院去检查的时候才会发现。孩子和父母是家庭这个大系统的组成部分，父母有问题了，这个系统就生病了，孩子只不过是把症状显现出来了。但是，如果只针对孩子做咨询，就相当于大人犯错，把板子打在孩子身上一样。"

　　如果说孩子的问题是一个家庭各种关系的结果，那么通过孩子，我们就可以看到这个孩子背后家庭的种种问题之所在。

用催眠治不了的抑郁症

父母才是孩子最重要的治疗师

常常会有人问我："李老师，你有过那么多成功的治疗案例，那么有没有失败的案例啊？"

当然有！

成功的案例，对于治疗师来说非常重要，会令治疗师的自信心增加，而失败的案例，对于治疗师来说则更加重要。因为失败虽然是一种很痛苦的体验，但是，通过对失败案例的反思，可以使治疗师在治疗理念上有很大的提高。

几年前，一对焦虑的父母带着儿子小金从某省来到北京，向我求助。他们的儿子本来应该上大学二年级，不过却因病无法上学，一直在家中养病。

小金的母亲把孩子发病的经过告诉了我。

小金本来在省里的一所二本大学读书。但是，有一天早晨，小金突然感觉不舒服、浑身无力，无法起床去上学，只好回到家里。

小金在回家之后，最初以为休息两天就好了，也没有去医院看病。不过，他在家里待了一个星期后，每天睡觉都在20个小时以上，除了吃饭、上厕所就是睡觉。时间长了，父母觉得孩子似乎有点不对劲，就把他带到医院里去诊断。结果，医院进行了一番检查之后，给出的诊断结果是肺结核。

于是，小金就申请休学，按照医院制定的治疗方案吃药。半年之后，小金的父母发现他的疾病没有任何改善，很是着急。当地的医院看到这样的治疗方案没有什么效果，就建议他们到北京一家更好的医院进行治疗。

小金一家就来到了北京那家医院。结果，这家医院的医生实在是太有经验，一听小金父母的叙述，就告诉他们不应该来这里进行治疗。孩子得的病根本不是肺结核，很可能是抑郁症，需要到心理医院去诊断、治疗。

到了心理医院，医生很快确诊小金患有重度抑郁症。小金的父母一听不是肺结核，就放心了，带着小金回了家，在当地找了个心理咨询师进行咨询。

那个咨询师在和小金进行交流之后，对小金的父母说：小金在读高中的时候，是个好学生，本来非常有希望考上重点大学，但是，高二时班里重新排座位，把一个坏学生安排成了小金的同桌。有一次他和小金发生冲突，打了小金一拳，小金也一直没有还手。高考的时候，小金受那个坏学生的影响，成绩大幅下降，只考了一个二本的学校，而那个坏学生本来可能根本上不了大学，却由于受到小金的影响，考上了一个三本。小金因为内心深处的愤怒没有发泄，所以得了抑郁症。

那个咨询师给出的建议是，让小金找到那个坏学生，把他打一顿，这样他的抑郁症就会好了。

小金的父母一听，赶紧找到那个坏学生的联系方式，给对方打电话。他们说小金因为在上高中的时候被他打了，患上了抑郁症，现在为了治病，需要把他打一顿。

那个坏学生接到电话后吓坏了。他赶紧通知自己父母、报警，并更换了自己的联系方式。小金的父母再也联系不上那个坏学生了。那个咨询师说自己没办法，如果不把那个坏学生打一顿，孩子的病就没办法好。最后，之前的咨询师出了一个主意，建议小金的父母找个催眠师，让小金在催眠状态下把那个坏学生打一顿，这样小金的抑郁症就会好了。

于是，小金的父母来到我的工作室，希望我给小金催眠，让他在催眠状态下把那个坏学生打一顿。他们认为做完这个催眠，小金的抑郁症就会好了。

听完小金父母的介绍，我感到既可气又可笑。第一次听说用打人的方法可以治疗抑郁症，更可怕的是，提出这个建议的竟然是一个专业的咨询师。根据我个人的经验，小金绝对不可能因为这一件小事，仅仅被打了一拳就会患上重度抑郁症。

我对小金的父母说，我需要更多地了解一些小金成长的经历，这样有助于治疗。小金的父母勉强同意了，他们希望我尽快帮助小金做催眠，好让小金尽快康复，回到学校去上学。在他们看来，小金是否能够回到学校上学，是否能够拿到大学毕业证，才是最重要的事情。

通过与小金的沟通，我更加确定了我的看法。小金的抑郁症与小金的成长环境和经历有很大关系，而高中时期与那个同桌的打架对小金的影响并不是很大，小金甚至有一段时间都忘记了和同桌的那场打架。

在小金很小的时候，他的父亲在外地工作，每半个月才能回一次家。他和母亲、奶奶一起生活，而母亲和奶奶经常吵架。她们吵完架之后，就会向小金诉苦，比如奶奶如何偏心，如何对其他的孙子、外孙好，而对小金一家有多么不好之类。

　　小金父母的关系也不是很好，两人经常吵架。小金的父亲回到家之后，母亲就会把怨气发泄到父亲身上。而小金的父亲又属于那种大男子主义的作风，很强势地认为媳妇就应该听婆婆的话，和婆婆吵架就是不孝顺。他也会用各种冷暴力的方式对待小金的妈妈。

　　小金就在父母的争吵声中长大。他对奶奶非常痛恨，认为奶奶故意挑拨父母的关系。所以，小金从小就有个愿望：好好学习，将来上个好大学，有个好工作，这样就可以把母亲从奶奶家接走，妈妈就再也不用在奶奶家受气了。

　　高考结束后，小金的成绩下来了。得知成绩的那一刻，他非常痛苦，因为成绩非常不理想，只是一个二本的成绩，远远不如他历次模拟考试的成绩。他将来有个好工作的梦想破灭了。

　　最初，他想复读一年再参加高考。但是，他的父亲不同意，认为万一再考一年还不如今年怎么办。但他的妈妈支持他，说他本来的成绩肯定可以考上一所重点大学，这次没考好，肯定是失误。父母为了这件事情又吵起来了，最后，一家人决定让小金不再复读，选了一个二本的大学。

　　小金在大学里最初学习还算比较顺利，因为他的基础比较好，在班里的成绩不错，和同学的关系也不错。但有一次与高中同学聊天时，小金从同学那里得知，那个和他打过架的同桌竟然也考上了大学。虽然是一个三本，但对于他来说却是一个奇迹，因为按照他之前的成绩，可能根本没有什么学校能上。那个同桌得知自己考上了三本的大学之后，非常开心，全家为此还办了一场酒席庆祝。

　　得知这个消息后，小金的内心严重失衡。他认为自己之所以没有考上一所重点大学，完全是受那个同桌的影响，而那个同桌在和自己坐在一起之后，成绩却有了突飞猛进的进步，是占了自己的便宜。愤怒与痛苦充满了小金的内心。

一个月后，小金的身体出现了问题，感觉浑身乏力，总是睡不醒。父母把他带到了医院，被误诊为肺结核。之后开始了漫长的治疗，直到来到我的工作室。

在和小金进行沟通之后，我确认了最初的判断是正确的。小金的抑郁症是由于其成长过程中的家庭问题造成的。于是，我把小金的父母请进治疗室，把小金患上抑郁症的原因向他们解释了一下，希望他们可以配合我，一起帮助小金进行一段时间的治疗。

然而，小金的父亲听完我的解释之后，说道："谢谢你，李老师，我知道我们做错了。我们回去之后一定改，我再也不和孩子妈妈吵架了。不过，孩子现在能回学校上学是最重要的事情，你就不用管我们家里的事情了，还是直接给小金做催眠，让小金在催眠状态中把那个同学打一顿吧，这样他的愤怒就可以发泄出来了，就能去上学了。"

我不得不反复向小金的父母解释，这种方法并不是正确的治疗方案，无助于小金抑郁症的康复，如果不把真正的问题解决了，小金的抑郁是不可能好的。

然而，小金的父母却依然坚持自己的观点，根本听不进我的解释。最后，小金的父母带着他离开我的工作室，说要找其他的催眠师去进行催眠。

半年之后的一天，我突然接到一个电话，是小金的父亲打来的。他问我："李老师，我们家孩子的抑郁症现在还没有好，你能不能给他做个催眠，让他在催眠状态下把对方打一顿？"

我不得不在电话里继续向他解释，这样根本不能解决问题。小金的父亲在电话里很不耐烦地应付着。等我讲完之后，他的父亲只说了声"谢谢"，就把电话挂了。

从此以后，我再也没有小金一家的消息。

我们常常在网上看到，一些人宣称催眠如何神奇，可以用一个小时就把重度的抑郁症、焦虑症治好。

或许，这些人连心理治疗的基本常识都不知道。他们只不过是借着催眠的名义办培训课程挣钱罢了。

几年前，很多人都没有听说过催眠，甚至以为催眠术是某种封建迷信的手段。即使有些资深的心理咨询师也宣称催眠术根本就是不存在的，只不过是暗示罢了。

我从事催眠工作的十年，几乎就是催眠在中国从起步到流行的十年。这十年时间，催眠就如同春风吹过草原一样，成了一个热门的话题。从电视、电影到网络世界，都可以看到催眠的影子。

然而，催眠并不是万能的。过度地吹捧催眠，对催眠这一行业发展的伤害远远比对催眠的指责伤害要大。

催眠是一种令人进入高度专注的状态、增强心理暗示效果的手段，应用于心理治疗领域，可以有效提高治疗的效果。因此，如今许多治疗技术中，都或多或少地有催眠的成分，如家庭系统排列、萨提亚、完形疗法、NLP等。

然而，**仅仅依靠催眠是不可能解决全部心理问题的。**一个合格的催眠治疗师需要有深厚的心理学基础，了解各种心理治疗技术。

心理治疗的过程是一个很复杂的过程，在这个过程中，需要治疗师以倾听、接纳等手段与访客建立连接，治疗师会用自己的经验与知识对访客的问题进行分析，并通过引导与暗示帮助访客重建自我。

在本故事中，小金的问题源自家庭。事实上，大多数青少年的问题，都源自家庭，孩子的症状不过是像一面镜子，投射出家庭里的问题罢了。

对于我来说，这似乎是一个失败的案例。但是，经过这次之后，我对家庭治疗的认识更加深刻了。对于孩子的问题，如果只是针对其症状进行处理，或许只能解决一时之需，如果不改变孩子的成长环境，孩子的问题还会以其他方式显现出来。

这也是我决定把这本书写完的一个重要原因。我想把治疗室里的故事写下来，让更多的父母了解到，其实父母才是孩子最重要的治疗师与催眠师。如果做父母的能够多了解一些心理学的知识，给孩子创造一个和谐、温暖、有爱的环境，即使孩子在成长的过程中遇到一些挫折，也会有力量与信心去面对那些磨难。

相爱相杀的母女

找准自己在家庭中的位置

当父母之间的关系出现问题时，孩子往往会和其中的一方纠缠在一起。而许多孩子的心理问题，都是因为与父母之间过于纠缠。

孩子和父母过度纠缠在一起，就失去了成长的空间，不爱交朋友，也不爱离开家庭。时间久了，孩子的性格就会慢慢地发生变化。

这样，当孩子成长到青春期的时候，不会与同学、同伴交朋友，无法适应快速变化的外在环境，于是就出现了严重的心理问题。

一个50来岁的单亲母亲，谈到自己20多岁的女儿小冰时，恨恨地对我讲："我有些时候真的觉得这个女儿要是死了就好了，有这个女儿还不如没有的好呢。"

这个母亲第一次带着女儿来到我的工作室的时候，两个人就在路上大吵了一架。因为从她们住宿的宾馆到我的工作室，只有大概不到一公里的路程，妈妈想省钱，而女儿觉得还是打车好。两人为了这件小事吵了一路。来到我工作室的时候，两个人还气鼓鼓的，脸色很难看。

小冰今年已经23岁了，因为抑郁症的问题，休学在家。在小冰十岁的时候，父母离婚，小冰的父亲离婚不久就再婚了，小冰和母亲一起生活。

小冰的母亲在离婚后一直没有再婚，一个人抚养孩子长大成人。她告诉我，孩子小时候一直非常听话，也非常懂事。读中学期间，成绩也很优秀。在高考时，以非常优秀的成绩考上了外省的一所重点大学。

小冰高高兴兴地去上大学了。然而，她在学校里待了不到三个月，突然出现心情低落、失眠、头痛等症状，无法上课。经过医院诊断，发现小冰患上了重度抑郁症。于是，小冰先是办了休学，后来又办了退学手续，回到家里。

回到家里之后，小冰的母亲发现小冰性格和脾气发生了很大的改变，经常为一点小事和妈妈发生争吵。母亲痛苦又无奈。刚开始她还能忍受女儿的坏脾气，但到了后来忍无可忍，也常常和女儿争吵起来。

小冰认为是自己当初的专业没选好，办了退学手续，在家里复读，准备再次参加高考。一段时间后，她竟然又以高分考上了一所重点大学。然而，入学没两个月，抑郁症再次复发。她又选择了退学，复读。

第三次高考，小冰依旧以高分上了某重点大学。但是，她依旧在入学不到三个月之后选择退学回家，继续和母亲无休止地争吵。

小冰则在与我交流时，向我诉说母亲的各种不好。比如小时候的自己总是被母亲责骂，自己的所作所为似乎总被母亲看不惯。

可以看出，这母女两人的关系已经势如水火。

我问小冰："既然你和你妈妈的关系如此不好，你为什么还要在家里待着？为什么不赶紧去上大学，毕业后自己找个工作，就再也不用和你妈妈住在一起，再也不用吵架了啊？"

她苦笑了一下，对我说："我也不想这样啊。可是，我现在得了抑郁症啊。之前我也看过心理咨询师，他们说是因为我小时候父母关系不和造成的。如果不是因为抑郁症，我现在已经都差不多可以大学毕业，有自己的收入了。"

我笑着说道："可是，根据我多年的经验，我们不会无缘无故得什么病的，包括抑郁症。你知道吗，所有的行为背后都有着正向的动机。也就是说，你的潜意识认为你有一些问题需要处理，所以用抑郁症这个方法来帮助你改变。"

小冰感到很惊讶，她第一次听人说抑郁症竟然是来帮助自己改变的。我给她讲了我曾经讲过的那个"小我想好，大我却不想好"的案例。她听了以后，沉默了一会儿，问我道："那我的抑郁症是潜意识想帮助我发生什么样的改变呢？"

我对她说道："那我用催眠帮助你去探索一下你的潜意识，好不好？"

她点头同意了。

于是，我为她做了催眠，她很快就进入催眠状态。我让她慢慢地回忆，在出现抑郁症之前究竟发生了什么事情。

她闭着眼睛，慢慢地回忆着："那天晚上，我下课了，从教室里回到宿舍后，给我妈妈打电话，她没有接电话。我有点着急，因为平时这个时候她都会在家里看电视。我连续打了四个电话，我妈妈都没接，我特别担心她是不是出什么事了。直到半个小时以后，她才给我回电话，说刚才有个朋友来家里聊天，手机没在振动上，没有听见。"

我问她："你觉得妈妈会出什么事情啊？"

她有些紧张地说道："我担心我妈妈是不是心脏病发作了，家里只有妈妈一个人在家，没人去报警；我还担心家里是不是进贼了。反正，我妈一个人在家，出点事也没人照应，我就非常不放心。"

当她被唤醒之后，我问她："你现在有什么想法？"

她思考了一会儿，若有所思地回答道："我没有想到，我和我妈的关系竟然如此奇怪，表面上我们两人现在已经势如水火，可实际上却都在心里放不下对方。我竟然因为担心她而生了抑郁症，这样就可以在家里陪着她，万一她要是生什么病的话，我就能及时救她了。"

我点点头，对她说道："是这样的，你的潜意识的确是在帮助你。不过，既然你已经知道原因了，我想问你，你是否需要继续用生病的方法把你和妈妈捆在一起呢？"

她摇了摇头。

于是，我把小冰的母亲也喊进了咨询室，把小冰刚才催眠的情况告诉了母亲。母亲听到之后，也是感到极度意外。

小冰的母亲告诉小冰，自己其实早就有再找个男人结婚的打算，只不过害怕小冰不愿意，本打算等小冰上大学之后再找。谁知道小冰上大学没多久就得了抑郁症，母亲想再结婚的事情只好一推再推了。

母女二人冰释前嫌，关系没多久就恢复得如同正常的母女，而小冰的抑郁症也在不知不觉间消失了。

后来，小冰再次参加高考，又考上某重点大学。她再也不用为母亲的健康担心了，因为母亲已经有了一个新的男朋友，有人会替她照顾自己的母亲了。

在这个故事中的小冰，自父母离异后就与母亲纠缠在一起，她的潜意识中，认为自己有责任保护好与自己最亲的母亲。

当她在读大学期间偶然无法与母亲联系上的时候，她的潜意识便为她制造了抑郁症，这样她就可以留在家里，继续和母亲纠缠在一起，哪怕是以丧失自己的未来为代价。

　　小冰在自己的家庭中站错了位置，她站到了母亲伴侣的位置，试图去保护自己的母亲。而她本来只是个孩子，只需要站在孩子的位置。当她站错位置的时候，她的潜意识便认为她有必要保护自己的母亲，患上抑郁症留在家里或许是最好的方式。

　　所以，我常常会说，**家庭中每个人都应该有自己的位置，当位置站错的时候，家庭中的某个成员——往往是孩子，就会出现某种心理问题。**

　　在一个家庭中，夫妻关系应当是第一位的，亲子关系只能处于第二重要的位置，但是许多家庭里，这个顺序是颠倒的。许多妻子在孩子出生之后会忽略丈夫，把几乎全部精力都投在孩子身上。

　　这样的做法要付出很大的代价。当孩子成为家庭的核心、夫妻交流的主要内容时，孩子就会不知不觉地站错位置。

　　有些时候，孩子会变成家庭里的法官，不断地判断父母中是谁犯了错误；有些时候，孩子则变成了家的黏合剂，负责维护随时会破裂的婚姻。甚至，有些父母会把自己对另一方的不满向孩子诉说，让孩子对另一方产生仇恨，而孩子则成了此方的替代伴侣。

　　这样的家庭是危险的，孩子出现问题也几乎是不可避免的。

　　当孩子到了需要和家庭、父母分离的时候，这个家庭也往往会进入危机期。这个时候，做父母的会感觉到极度失落。因为大多数父母都会把孩子的成长视为家庭中的主要任务。当孩子因为上大学或其他原因刚刚离开家庭时，父母就感受不到自己的价值了。许多父母甚至会在孩子高考完之后选择离婚，因为这么多年他们在一起的理由，只是为了孩子——他们担心离婚会对孩子带来伤害。

　　有许多次，我听到过孩子对我说："我妈妈告诉我，如果不是为了你，我早就和你爸离婚了！"

　　孩子的潜意识里常常会有一种责任感——维系自己处于困境中的家庭。当他发现自己的离家或许会令父母离异的时候，他的潜意识或许就会给他制造出一种精神疾病，因为这样他就有理由继续留在家庭系统，而父母也因此可以继续将孩子视为家庭的主要问题，以需要给孩子治病的借口，继续纠缠在一起。

学习也可以像玩游戏

任务让孩子失去学习的兴趣

学习，是人类的天性。数亿年的进化，使人类对于未知的事物充满了好奇心，而满足好奇心的唯一方法就是学习与思考。因此，在本能上，学习是会为我们带来快乐的。

然而，我们却会发现许多孩子在进入初中或高中之后，开始厌恶学习。他们中大部分还会沉溺于网络游戏当中无法自拔。

那么是什么原因令他们对学习失去了兴趣呢？

在与他们进行沟通的时候，我发现这些孩子非常迷惘，他们不知道自己学习的意义是什么，只是为了父母的高兴而学习。为了父母而学习，怎么可能有乐趣呢？

有个叫冬冬的高二男生，因为情绪失控，没有办法上学，只好每天待在家里玩网络游戏。他的父亲非常着急，于是带着他来到我的工作室，希望我能帮助孩子上学。

他的父亲告诉我，冬冬原先的学习成绩一直很好，全校一个年级有1000多人，他的成绩在前50名。而冬冬上的学校在当地也是一个市重点高中，在正常情况下，完全可以考上一个非常好的大学。

到了高一的暑假，冬冬觉得自己该为高考拼搏一下了。他在那个暑假里非常刻苦地学习，希望通过这两个月的努力把自己的成绩提高到年级前20名。

然而，他失望了。开学后，期中考试的成绩出来了，他发现自己的排名依然是原来的位置，那两个月的努力似乎白费了。他很失望，觉得自己努力和不努力结果没有什么不同，那为什么还要那么辛苦地学习呢？

于是，他不再像之前那样努力学习了。用冬冬自己的话说，就是在"混日子"。到了期末考试的时候，他的成绩落到全校90多名。他一下子崩溃了，认为自己彻底没希望了。于是他在家里待着不肯出门，甚至开学后连学校也不肯去了。

两个月过去了，冬冬还是不肯出门，不愿上学。他的父亲觉得如果孩子再这样拖下去，人生就要毁掉了。四处打听之后，他带着孩子来到了我的工作室。

我先是和父亲、孩子一起聊了会儿天，了解到父亲从小对孩子要求就比较严格，不仅仅是学习上，在生活上也有很多的要求。因为这个父亲认为，从小对孩子严格要求，对孩子的成长有很大的好处。

孩子在父亲的严格要求下，也一直做得很好。在家里，做事规规矩矩；在学校里，是个公认的好学生，和同学关系很好，还是个班干部。无论在谁的眼里，他都是一个非常优秀的孩子。

不过，这个孩子也有一点小小的问题。据他父亲说，发现孩子在小学就已经有这个苗头了，就是比较严重的完美主义，无论做什么事情，都要把事情做到最好。

在我的工作室里，他的完美主义也在无意中表露了出来：他进来后，并不是按照我的提醒，坐在应该坐的位置上，而是先把屋里几个沙发都摆成直角相对或平行之后，才心满意足地坐下来。他这么告诉我："如果两个椅子是斜着的，我会很难受，根本没办法静下心来，我会不停地想去把椅子摆正。"

我告诉冬冬的父亲，孩子之所以有完美主义倾向，与父母对孩子的管教过于严厉有关。父母对孩子的管教，会逐渐内化成孩子对自己的要求。

冬冬待在家里的这一段日子，除了玩网络游戏，其他什么事情也不做。他的完美主义性格，让他在玩网络游戏的时候也很不舒服：他对网络游戏很挑，要画面完美、故事情节丰富，又有挑战性才行。

他和我谈起游戏的时候，非常投入，对游戏角色、职业、种族、游戏平衡等各种知识都讲解得非常详细。他告诉我，太容易玩或太难玩的游戏都没有意思，只有那种难度适中的游戏，才会有意思。

我和他聊了好一会儿游戏，然后把话题转到学习上："我听你爸爸说，你去年暑假特别努力地学习，结果发现成绩排名没有提高，所以才不想上学。是不是这样的啊？"

冬冬很认真地想了想，回答道："是的。我觉得付出就应该有回报，如果付出没有回报，那还有什么意思？"

我接着他的话："嗯，就像你说的玩游戏一样。如果太难了，就相当于付出没有回报，这样的游戏没人玩；如果游戏太简单了，就相当于不用付出就有回报，这样的游戏好没意思。对不对？"

大概他还是第一次听到有人这么把游戏和学习类比，愣了一下子后，明白过来，连忙点头称是："是的，就是这样。这在游戏里叫游戏的平衡。一个游戏如果做得不平衡了，就没人玩了。你和我爸爸不一样，我爸爸一看我玩游戏就苦着一张脸，别提有多难看了。"

"哈哈，"我笑道，"你爸爸看到你玩游戏的时候，苦着脸有没有用？八成也没什么用吧？"

"当然没用了。以前我特别怕他，他对我从小就特别严。我如果哪次考试成绩稍微差点，他的脸就好难看。那时候，他的脸只要一变，我就吓得浑身发抖，担心他会训我一顿。现在，我再也不怕看他的脸了，他已经拿我没办法了。我现在生病了，他也不敢打我了。"冬冬回答道，似乎有点得意。

"嗯嗯，看来，之前你是为你爸爸学习了，怕他训你，所以才好好学习的。对吧？"我问道。

他想了想："差不多吧。虽然我以前学习成绩还好，但是我总好像是为了我爸高兴才学习的。从我上小学开始，我爸对我的管教就非常严，他好像从来不和我谈与学习无关的事情。如果我和学习不好的同学玩了，我爸知道后就会训我，说我会被坏孩子带坏。不过，现在我上不了学了，也成了一个坏孩子。我倒觉得做一个坏孩子还是挺开心的。"

看来，是父亲过于严格的教育方式，让冬冬对学习丧失了兴趣。正如我们之前所说的，冬冬之所以在以前学习好，只不过是因为害怕被父亲训斥，如今，他已经不在乎父亲的训斥，也就没有必要承受学习的痛苦了。

我对冬冬说："假如现在你已经不用为你爸爸学习了，你对学习这件事情又会怎么看？"

他想了想，回答："我觉得学习没意思，不像玩游戏一样有意思。"

我笑着看着他说："这可不一定啊，这要看你怎么去看待学习这件事情了。我觉得你可以这样去看：比如我们的人生就是一场特别精彩的游戏，你在游戏中要过很多关，要打各种大大小小的BOSS。学会说话、学会走路，上小学、初中、大学，读硕士等，都是在升级。为了升级，你需要在这场游戏中学习语文、数学、物理等，这些是你在游戏中的技能。"

冬冬的眼睛一下子亮了起来，他从来没想到过学习原来也可以像玩游戏一样好玩。

"而且，这个游戏设计得还非常有意思。它既不是太难，也不是太容易。你看，在之前，你学习还算努力，所以，你的成绩在学校一直排在前50名。这个游戏设计得还算公平吧？但是，这个游戏呢，也不是那么容易，并不是说只要你努力了，就一定能把成绩提高。想把能力再提高一些，也是有一定难度的，还要找对方法。这其实正是这个游戏的乐趣所在！"我对他说道。

他一下子明白了我的意思，咧着嘴开始笑了起来，然后按照我的思路去分析："因为这游戏不是只有我一个玩家，还有好多玩家，不是只有我在努力，别的人也在努力啊。所以，努力了排名当然不一定能上去。或许，上个暑假，我的同学也在偷偷刻苦学习，甚至学得比我还辛苦呢。"

我微笑着点点头。

他继续分析："如果我一努力，排名就上去了，这个游戏就太无聊了，一点新鲜感都没有了。因为有竞争，这样的游戏才刺激。这才是一个完美的游戏，我喜欢。"

他一边讲着，一边眉飞色舞地把人生这场大游戏和玩过的网络游戏进行对比。"我中考能考到这所高中，就是因为我的技能、装备比别的同学好。明年要考大学了，我得把自己的技能和装备准备得更好些。这样，等我上了好大学，就会有更好的装备和技能，在工作的时候，把其他的玩家比下去。"

我在旁边连连点头。

"我以前怎么从来没有这样想过呢？真是太傻了。"冬冬开心地说道，"我已经有点迫不及待想回家，去打人生这个大游戏了！"

到这里，也就是咨询结束的时候了。当冬冬的爸爸听到儿子说要赶紧回家去上学时，很是吃惊。后来，冬冬爸爸打电话告诉我，冬冬在学校里过得很开心，每天都像是在玩一样，从来没见过孩子这么喜欢学习。

什么原因会让孩子不喜欢学习？

常常会有家长带着不肯上学的孩子来到我的工作室求助。在这些家长的眼里，孩子之所以不肯上学，是因为他们懒、笨、不爱学习。

但是，学习却是人类的天性，甚至是世界上所有生命的天性。小猫在很小的时候，就从互相打闹开始，学会捕食；小黑猩猩会跟随成年黑猩猩，学习如何用小树枝从蚁洞里掏白蚁吃；更不用说雏鸟在羽毛还没长齐的时候，就不断地扇动翅膀练习飞翔了。不断地学习，才是生命可以延续下去的基础。学习的能力，早就深深地印在我们的基因里了。

人类的祖先正是因为不断地学习，才最终站在进化链的顶端。从几百万年前开始，人类从学习使用工具做起，逐渐有了语言、数学、诗歌、音乐、美术等。要知道，诗歌、数学、美术等并不是生存必备技能，可是人类却不断地发展着这些看似无用的技能，才有了如今高度文明、发达的现代科技社会。

小孩子在婴儿时期，就开始学习爬行、说话、识字、数数。这些学习行为对于儿童来说，并不比上学以后的功课轻松多少。但是，孩子们在这个时期，对于学习新的知识依旧乐此不疲。

我曾经在一个课程中询问在座的中学生："认为学习是一种快乐的请举手！"20多个学生里面，只有一个人举起了手，其余的学生，都认为学习是很痛苦和麻烦的一件事情。

那么，是什么原因，让孩子们在上学后失去了学习的快乐呢？要知道，仅仅在100多年前，穷人家的孩子还买不起书、上不起学，还要偷偷地站在富人家学堂的窗户下面偷偷地学习。

我又问了孩子们一个问题："你们为什么要学习？"

结果，大部分孩子的答案是为了父母，少部分孩子的答案是为了将来有一个好的工作、收入，只有一个孩子回答，为了自己。

这个世界的任何事情一旦成了任务，就会令人失去兴趣，没有一件事情例外。我们的祖先学习，并非是为了他们的父母。牛顿研究万有引力，也并非是为了让自己有更高的收入，一切都源于我们潜意识最深处的本能。

而我们的家长、老师，则成功地用自己的教育方式，把孩子天生就有的对学习的兴趣变成了枯燥乏味的任务。

甚至有的孩子告诉我，他的老师告诉他们，学习本来就是很痛苦的事情。这个老师或许在小的时候，也是在父母的逼迫下学习的。一个不喜欢学习的老师，又如何能够教会他的学生喜欢学习？

我也遇到过一些学习优秀的学生，在他们眼里，学习真的是一件很快乐的事情。解答每一道难题，就像对付游戏里的一个怪兽一样，每一次成功，都会带来极大的快乐。

而当孩子们没有办法从学习中获得成就感、找到快乐的时候，他们就只好从网络游戏中获得快乐。因为在那个网络的世界里，他们不需要向父母汇报自己又有什么战果，失败了也无须受到父母什么惩罚。

当孩子对学习失去兴趣，又没有办法抗拒父母的要求时，潜意识在这个时候就出来帮助他们了，他们用生病的方法让父母妥协。这样，他们就可以名正言顺地在家里玩网络游戏了。

潜意识的力量真的很强大，为了帮助孩子们和父母对抗，它会让孩子生出各种各样的怪病，如发烧、呕吐、哮喘、头痛、腹泻等。

当孩子出现屡治不好的疾病时，父母们就要注意了，可能是孩子的潜意识在提醒你，你的教育方法出现问题了。

我们做家长的真的该好好地反思一下，为什么要让孩子学习了。

家长朋友们，你喜欢学习吗？

怎样喜欢上一门学科？
利用心理因素提高成绩

　　孩子的学习成绩，是每个家长都比较看重的事情。当孩子的某科学习成绩出现问题的时候，很多人都认为是孩子学习不够努力或者学习不够认真造成的。所以，许多家长会督促孩子多用点时间看书、做题，或者给孩子请个家教，试图让孩子通过高强度的学习、做题来提高成绩。

　　然而，这样做的效果却并不明显，甚至还会因为剥夺了孩子的玩耍时间，令孩子生出厌学的情绪。

　　那么该如何提高孩子的学习成绩呢？其实心理因素对于孩子成绩的影响是非常巨大的。孩子对学习的兴趣与态度发生改变，对于成绩的提高有着事半功倍的效果。

　　初中男生小斌马上就要参加中考了，他的理想是考上当地最好的高中——市一中。不过，他的最好成绩距离当地最好的高中还差十分左右。他在学校里的成绩属于中上等，数学、物理、化学成绩都很好，成绩在班里一般都是前几名，只是语文成绩不是特别好，在班里只能算是中等。

　　小斌的母亲把他带到我的工作室，希望我可以用催眠的方法帮助他把语文成绩提高15分左右，那样就可以考上市一中了。

我对小斌说："你数理化成绩都很好，那么至少可以证明一件事情——你很聪明。既然你很聪明，那么一定可以把语文学好。而你语文学不好，肯定是有什么原因的。你能告诉我，你的语文成绩为什么不好吗？"

小斌告诉我："我从小就对大自然的东西感兴趣，喜欢思考有关大自然的事情。我喜欢数学、物理、化学这些学科，因为它们能让我更好地理解这个世界。但语文就没什么用，太枯燥无味了。尤其是作文，一点意思都没有。所以每回考试，满分50分的作文，我也就只能拿35分左右。"

我笑了，说道："我也喜欢数理化，我小时候也和你一样特别喜欢看有关宇宙、星空、黑洞之类的书。我一直到上大学，都对语文不感兴趣，觉得反正字已经认识了，何必在那里咬文嚼字呢，太累了。还是数理化好，没有一个公式是需要死记硬背的，都是可以推导出来的。"

小斌很是赞同地点头："是这样的。"

我继续说："不过，后来，我上了大学才发现我错得太离谱了。其实，语文和数理化一样有趣。"

小斌有点诧异地看着我："怎么可能呢？"

"好吧，我来和你聊聊这个话题。"我盯着小斌说道，"我知道你喜欢数理化，因为它们的公式都是通过推理推出来的。所以，数学家、物理学家、化学家喜欢公式，因为公式是他们之间互相沟通的语言，每个公式背后都隐藏着某种有关大自然的道理。这些公式是美丽的，透过这些公式，你可以看到美丽的大自然，看到鲜花为什么盛开，百鸟为什么歌唱，知道为什么会有闪电，为什么会有冬雪。"

小斌不断地点头称是。

"但是，美丽的大自然也需要我们有一双善于发现的眼睛去欣赏，一个智慧的头脑去思考。如果没有人类去欣赏，再美丽的大自然也没什么价值。在这个时候，我们就需要用一种能够把美丽的大自然以及我们的思考内容记录下来的方式，这就是文学。所以，文学是人类灵魂之间交流的一种语言，我们通过文字，可以穿越时空，进行灵魂层面的交流。语文这门课，就是让你学会读懂其他灵魂的钥匙。"

小斌呆住了，这是他从来没有想到过的事情。

"你来北京了，我想你也在北京看到了很多美丽的建筑、美丽的风景。那些建筑是以物理、化学的原理为基础建造起来的。当我们看到那些美丽的建筑时，会忍不住想把那种感受写出来。"我继续和小斌说，"你知道，北京在古代叫幽州，有个诗人叫陈子昂，他随军打仗的时候，来到幽州，登上一座楼，写了首《登幽州台歌》。"

"这首诗我知道，我还背过。'前不见古人，后不见来者。念天地之悠悠，独怆然而涕下。'"小斌抢着把这首诗背了下来。

"对啊，多美的诗啊。念着这首诗，就给人一种穿越时空的感觉。像故宫、天坛这样的美，一砖一瓦之中，就蕴含了古人的数理化智慧。但每一篇文章则是我们用文字作砖块，用语言作钢筋，把它们连接在一起，让建筑可以穿越时空，把那种美传递下去。那是一种永恒的美，比任何一个建筑都要永恒，可以存在几万年、几十万年，只需用爱去追随，慢慢地，把每一个毫不相干的字连在一起。所以，数理化是一种语言，语文又是另外一种语言，都是把我们和这个大自然连接在一起的语言。"

"今天，我才发现语文原来也这么有意思啊。"小斌连连称是。他之前从来没有想到过，原来语文和数理化竟然是同一回事。

我看时机成熟了，就引导小斌进入催眠状态。

"你可以慢慢去回忆，你所喜欢的那些文章，不管是中文、英文，还是古文。我知道你喜欢阅读，当你阅读的时候，你会发现你不再孤单；当你阅读的时候，你是在穿越时空，与这个世界上的另外一个人相遇。"

"可能是几千年前的某个人，也可能是几十年前的某个人。那个人，可能就在你身边，也可能在很遥远、很遥远的地方，与你相隔千山万水，文字让你能跨越时空，让你们的灵魂在此相遇。你听着他默默地诉说，用一个个文字，讲述着自己的故事，讲述着自己的情感，讲述着自己的爱与恨，悲伤与快乐。"

"有些故事会打动你的心，让你落泪；有些故事会唤醒你记忆最深处的快乐和悲伤。当你在听这些故事时，你似乎穿越时空，看到那个灵魂正在经历，正在思索，这是你们两个人的世界。这个世界只剩下优美的文字，美丽的风景，动人的故事，以及那种思念、希望、痛苦或是悲伤的情感。"

"所有这些文字，就像让你有机会重新体验那个人的人生一样。你生活了一辈子，亦或只活了十几年，文字却带你经历了很多轮回，某一世，你在汉朝；某一世，你在宋朝；某一世，你在明朝。你的生命似乎很短，只有短短十几年的光阴；你的生命又似乎很漫长，几千年，几万年，已经经历过风风雨雨，潮起潮落。"

"感谢那些为我们留下优美文字的人。如今，也需要你用你手中的笔，记录下一些文字。或许几年以后的某个下午，或者是几十年、几百年、几万年以后，会有个灵魂穿越时空，通过文字与你进行灵魂的交流。你不孤单，永远都不会孤单，我们透过时空，透过这语言和文字，让我们的心连在一起。你的喜怒哀乐、爱恨情仇，也能让别人感受得到。就在你的字里行间，你的每一个字，每一句话，每一篇文章，都像一幅优美的风景画，都像一首打动人心的歌曲。文字也可以像数理化公式那样，把美传递过去。"

当小斌醒来之后，满脸喜悦。他告诉我，他从来没有像现在这样，对文字有一种莫名亲切的感觉。

　　一个月后，小斌的妈妈给我打来电话，不断地向我道谢，说小斌的语文成绩在班里提高到了第二名，远远超出了他考上市一中的要求。

　　几年前，我还接过用催眠的方法帮助一个高中女生提升英语成绩的案子。那个女孩有很严重的学习障碍，试了很多方法，都没能解决问题。她的父亲听朋友说催眠或许有用，就带着女儿来到了我的工作室求助。

　　他女儿的名字叫小洁，今年16岁，是高中一年级的学生。她的爸爸告诉我，小洁很聪明，只不过特别偏科："小洁的数理化成绩都是全校第一、第二名，语文成绩也是中上等，只不过英语成绩实在是太差了，每次考试从来没有上过30分。"

　　我有些诧异地看了小洁一眼。小洁不好意思地冲我点点头，表明她父亲说的是真的。

　　我很好奇地问小洁，为何偏科得如此厉害，英语这么差。小洁很郁闷地对我说："可能我和别人不太一样吧，我看每个字母都是有颜色的，但问题是一共有26个英文字母，可是总共却只有赤、橙、黄、绿、青、蓝、紫七种颜色啊。所以，我每回看到英语书就很痛苦，因为根本分不清楚每个单词是什么意思。"

　　小洁的父亲在一边叹着气，看着我说道："我从来没听说谁还有这种毛病，字母怎么可能带颜色呢？我带着孩子去医院看了，医生也弄不明白，做了脑神经的检查，也没有什么问题。我们一家都愁死了。我老婆的一个朋友把你推荐给我们，说你或许能帮助我。所以就大老远地来北京找你来了。"

　　我笑了笑，表示理解。然后转头看着小洁："你看文字有颜色吗？还有，你数学那么好，那单个阿拉伯数字带颜色吗？那可是有十个数字啊。"

小洁很郁闷地摇摇头，"我也不知道怎么回事，看数字没问题。就是看英文字母的时候，是通过颜色来分辨每个字母的。"

虽然我不知道她的大脑是如何做到的，但是我知道小洁被困住了。我把小洁催眠之后，对她说："我知道你看字母的时候，发现每个字母都有颜色。但是，你是否注意到其实颜色并不仅仅是七种？"

我对她说："如果仔细观察的话，你会发现，在春天刚刚到来的时候，刚从泥土发芽的小草是嫩绿的，似乎叶子里面的水都要渗了出来。而河边柳树发出的新叶，那种绿是有点发黄的。随着天气变得越来越温暖，那柳叶的颜色开始慢慢地变得越来越绿，每一片都会让你感受到无限地生命力。等到了夏天，你会发现柳叶的颜色变得越来越深，绿得有些发黑。"

"如果你有机会在春天去花园里看鲜花，你会发现红色竟然也有许多种：有玫瑰的血红，有月季花的粉红，还有黑牡丹的紫红。"

"我不知道究竟有多少种红色，有多少种绿色、黄色。但是我知道，如果你观察得足够仔细的话，你甚至会发现你根本没有办法找到两片颜色完全一样的叶子，根本没办法找到两瓣颜色完全一样的花瓣。甚至同一片叶子、花瓣，即使在一天不同的时间里，颜色都会有或多或少的差别。"

"你就像一个刚刚闯入美丽花园的小姑娘，你的眼前有数不清的花朵，它们有着成千上万种颜色。这里还飞舞着许多美丽的蝴蝶，当你看到它们那令人惊诧的颜色时，你会发现，你之前对颜色的认识实在是太少了。这世界的颜色是如此丰富，以至于我们根本难以数清楚到底有多少种颜色。"

"所以，当你再次看到英语书本的时候，你会发现原来每个字母都有着自己独特的颜色。或许玫瑰红代表着字母A，或许嫩绿色代表着字母B，反正我知道，对你来说，每个单词都像是由好几种不同颜色的字母组成的鲜花、树叶和小草。所以，当你看到一篇英语课文的时候，你的头脑中出现的不仅仅是美丽的故事，甚至还会让你看到一个小小的花园。当你看到一部厚厚的英文小说时，或许在你的头脑中，会出现一座原始森林。"

我注意到，小洁的脸上发出光来，一种幸福且自信的微笑出现在她的脸上。

然后，我把小洁唤醒。小洁告诉我，刚才在我引导的时候，她的眼前出现了许许多多她之前从来没有见到过的颜色，非常美丽，还回到了自己上学时拿起英语课本的场景。在那个场景里面，她的英语课本再也不是之前那种只有七种颜色的单调的课本，而真的是每篇课文都是一个美丽的花园。

我到书架上找到一本英文小说，拿给小洁看。小洁接过去，慢慢地翻看。然后很惊喜地对我说："李老师，你刚才对我说的竟然成真的了！我打开之后，真的发现这本书就像一个美丽的大森林，里面有各种颜色的植物、动物。更神奇的是，一个字母在不同的单词中，颜色竟然还是不一样的。所以，每一个单词都有着独特的形状、色彩，实在是太美丽了，特别好区别，也特别好记。"

小洁的父亲感到有点不可思议，但是看到小洁那兴高采烈的样子，也就半信半疑地接受了。

他们回到家之后不到一个月，我就接到小洁父亲给我打来的电话。他先是对我表示了极度的感谢，之后告诉我，小洁在刚刚过去的期中考试中，英语竟然第一次考试及格，更令他惊讶的是，英语成绩获得了他觉得不可思议的95分，满分是100分。

在这个案例中，我发现这个女孩英语成绩之所以不佳，与她对每个字母的感知与普通人不一样有关。在她的感知里，每个字母都有着一种颜色。然而，她却因为只有七种颜色而无法分清26个字母。

在进行咨询的时候，我不仅接纳了她关于每个字母都有颜色的感知，而且还帮助她扩展了颜色的种类。这样，由于颜色变得不再是七种，她对字母的感知甚至比普通人还要敏感。然后，我利用她的这个优势，让她把每个单词都变成一朵花或一片叶子，这样她学习英语的时候，甚至可以拥有超出平常人的优势。

许多人对催眠有种误解，认为催眠无所不能，只需要把一个人送入某种昏昏沉沉的所谓催眠的状态，然后暗示对方醒来以后就具有某种之前他所没有的能力，这样当这个人醒来的时候，就已经真的拥有了这种能力。

这是两例真实的案例，进行催眠后达到的效果远远超出我的想象。我们的潜意识究竟还有多少未知在等待着我们进行探索与发现呢？

许多人对于催眠提高成绩有种误解，认为是把一个人引导到催眠状态之后，暗示他的成绩正在提高。似乎这样做之后，访客醒来后，成绩就自然而然地提高了。

其实催眠师不能给访客增加任何他之前所没有的能力，如果哪个催眠师宣称自己可以增加访客的某种能力，或许可以称这个催眠师为巫师，而这样的方法则如同巫术。一个催眠师真正应当做的，是与访客一起探索，发现访客根本没有意识到的自己所拥有的能力，从而帮助他将这种能力扩展到其他的领域。

因此，对于一个完整的催眠治疗来说，引导催眠只是开始。如何发现访客潜意识的内在优势并加以利用，才是真正的催眠疗愈。

突然不能走路的女孩

别忽略孩子的心理健康

有一条新闻说，一个学校的学生突然出现大面积的食物中毒症状，如呕吐、腹泻等。孩子们被送到医院后，经检查发现没有任何问题。后来，专家们发现，这起事件属于群体性癔症。

癔症又叫歇斯底里，是神经官能症的一种常见病，是心理刺激或不良暗示引起的一类神经心理障碍。多数突然发病，出现感觉运动障碍和植物神经功能紊乱，或短暂的心理异常，比如出现突然失明、不会说话，还有些是突然不能走路等症状。

一般情况下，患上癔症的人属于比较容易受到暗示的人群。在进行咨询的时候，催眠是一种比较有效的方法。

一个女孩坐在轮椅上，被她的妈妈推着来到我的工作室。这位妈妈很焦虑地对我说："李老师，我们家孩子突然之间站不住了，也没有办法走路。我们到大医院做了检查，都说孩子没有什么毛病。我听说催眠可以让我们家孩子站起来，所以希望你能帮助我。孩子还小，如果不能走路了，这一辈子就毁了。"

　　我让女孩妈妈和我的助理一起把女孩从轮椅上搀起来，让女孩试着走两步。女孩的两条腿就像软软的面条一样，一点劲也用不上。女孩坐在沙发上的时候，也必须扶着才能不向两边倒下。

　　我很奇怪，问妈妈孩子是从什么时候开始出现这个问题的。妈妈说，女孩的名字叫小红，今年15岁，在学校里上初三，从小学到初中成绩一直都非常优秀，保持在学校前几名。

　　但是，在刚刚过去的期中考试里，小红却出现了失误，成绩掉到了学校的50多名。小红拿着成绩单回到家的时候，很伤心地哭了。

　　小红的妈妈安慰她，告诉她没关系，偶尔一次失误不算什么。小红当天情绪稳定了些，吃过晚饭，写会儿作业就睡觉了，似乎什么事情都没有发生。

　　第二天早晨起来以后，小红如往常一样洗漱、吃早饭，然后背着书包去上学。在临走的时候，平时照顾女儿很周到的母亲半开玩笑地对孩子说："今天你怎么走路不太对劲啊？腿是不是不舒服了？"

　　小红本来并没有什么感觉，但母亲这么一问，小红开始留意了，并感觉自己膝盖似乎真的有些不舒服。不过，她依旧坚持着去上学了。在学校里，小红发现自己的腿越来越无力，下午放学的时候，小红是一瘸一拐回到家的。小红的父母见到小红走路的姿势，吓了一跳，问小红发生了什么事情，小红说自己也不知道怎么了。小红的父母觉得或许睡一觉就好了，就安排小红早点睡觉。

　　第二天早上，小红的母亲喊她起床上学。小红已经没有力气坐起来了，她整个人完全瘫软地躺在床上，甚至连翻身都没有力气。

　　小红的父母非常担心，赶紧带着孩子去医院做检查。然而医院经过详细检查，并没有发现任何躯体性问题。小红的父母又带着孩子到了最好的医院进行检查，依旧没有发现任何问题。

这家医院里有个医生对小红的父母说，孩子或许是心理出现了问题，建议找个心理咨询师做个心理咨询。小红的父母带着孩子找了几个咨询师，然而依旧没有什么效果。后来，一个咨询师推荐她来找我，说我或许能用催眠的方法帮助到她。

我听了小红母亲的介绍之后，感觉小红的问题应当属于一种叫做"癔症"的心理疾病。患有这种疾病的人，一般都高度易受暗示。于是，我给小红做了敏感度测试，发现确实如此，她能够快速进入深度的催眠状态。

于是，我将小红催眠到很深的状态之后，询问她："你是否担心你的腿好不了呢？"

小红回答我道："我不担心。我最担心的我的学习成绩，我担心我下次考试还考不好。"

我明白了，小红是因为担心自己考不好而出现的躯体问题。当然，这并非意味着她在装病，是她的潜意识试图帮助她：如果走不了路，当然就可以不用参加考试，也不会出现考试失败的问题了。

我问她："那你能站立起来吗？"

小红告诉我："我能站立起来，但是我不想。我现在坐在轮椅上也挺好的。"

我劝了一会儿，发现小红的潜意识很固执，就是不肯让她站起来，于是只好把小红唤醒。小红醒来之后，对刚才我和她的对话没有丝毫印象。或许小红的潜意识并没有准备好让她知道自己其实并不想站立起来。

我和清醒之后的小红聊了许多事情，得知小红从小到大好胜心都很强，学习成绩一直很好，在班里也一直是学习委员，很受老师喜欢。

小红告诉我，这次考试成绩出来之后，她一下子就崩溃了。因为，这似乎是她人生第一次重大的失败，她无法面对这样的失败。

我告诉她，或许这次考试失败是件好事情。我给她讲了许多名人经历过失败，然后最终成功的故事。我对她说："失败会让一个人的心理素质变得更强大。一个从来不曾失败的人，很难承受未来生活的压力。"

接下来的日子，我和小红聊了许多关于人生中的失败、成功，生命的意义、价值等话题。

这天，在咨询的时候，我又一次给小红做了催眠。这次引导，没有让小红进入很深的催眠状态。然后，我引导小红道："时间过得很快，你慢慢地长大。你上了高中、大学。大学毕业后，你找到了一份自己喜欢的工作，也遇到了一个你爱的男孩，你们结婚生子。时间慢慢地到了你70岁的时候，回顾这一生，你所经历过的事情，有许多的成功，也有许多的失败。但是，无论你遇到什么样的坎坷、痛苦，你都坚持下来了，没有任何困难能够困住你。"

小红在催眠状态中，表情像个七八十岁的老人，饱经风霜。

我搬了一张椅子放在她的面前，对她说："现在，那个15岁的小红遇到了一些问题，她不知道该怎么去面对。这个小姑娘就坐在你对面的这张椅子上，我知道你有非常丰富的人生经历，请你帮助她一下，和她说些话吧。"

小红抬起头，似乎是看了一下对面的那张空椅子。然后对我说："我看到15岁的我坐在对面的椅子上，她有些恐惧、紧张。这是她生命中第一次失败，所以她有点不知所措。没关系，我来帮助她。"

小红对着空椅子说道："小红，我知道你很害怕，因为你从来没有失败过，你害怕自己下次考试会考得更糟。没关系的，这次失败只是一场磨炼，会让你变得更加强大。我今年都70岁了，经历过许许多多的成功与失败。这次失败让我学会了许多东西，我也从此不再害怕失败……"

小红对着空椅子讲了许多话，像一个过来人一样耐心地劝说着年少的自己。

过了一会儿，小红转过头对我说："那个15岁的我已经没那么焦虑了，她已经开始笑了。"

于是，我打了个响指，引导小红变成15岁的自己。然后让她倾听那个70岁的自己对自己讲的话。

小红静静地听了一会儿，眼睛里流出了泪水。她告诉我："李老师，那个70岁的我抱着现在的我，安慰我呢。我现在不再那么害怕了。"

我把小红唤醒之后，发现这回小红竟然可以直起自己的腰，不像之前，只能瘫坐在沙发上。小红感到非常兴奋，把妈妈喊进咨询室，让妈妈看到自己可以靠自己的力量坐起来了。

小红的妈妈非常开心。

第二天，小红的妈妈推着小红继续来到我的工作室。我看到小红腰挺得笔直，坐在轮椅上。见到我就很开心地和我打招呼。

我问小红能不能站起来，小红摇摇头说自己不知道。

我就和小红的妈妈一起扶着小红站起来，这一次明显感觉到小红的腿和腰都有力量了，并不需要很大的力气就可以扶着小红不跌倒。但是，一旦松手，小红的身体马上就又向后倒下。我和小红的妈妈赶紧扶住小红，不让她摔倒。

看来，她的潜意识还是没有做好准备。

我想试试小红能不能靠拐杖独自站立，但一时又找不到拐杖，就只好拿一个拖把交给小红，让她试着依靠这根"拐杖"站立。

小红接过这根独特的"拐杖"，然后用手拄着。我们慢慢地松开扶着小红的手，发现小红竟然可以稳稳地站在那里。小红、小红妈妈和我的助理都很开心地欢呼起来。

我让小红试着拄着"拐杖"行走。小红慢慢地挪出了第一步、第二步。她很开心地笑了，说自己再也不需要那个轮椅了。

我问小红，可不可以试着离开"拐杖"，让自己像之前那样自由地行走。小红摇摇头告诉我她害怕自己摔倒。

我想知道小红的潜意识这次是否做好了准备，于是再次把小红送到催眠状态。

我对小红说："现在，在你潜意识的世界里，有一个司令部。那个司令不想让你快乐地行走。现在你告诉我，你能看到什么？"

小红告诉我说："司令部是一个很大的屋子，司令就坐在一张很大的椅子上，有很多卫兵把守着司令部，不让外人进来。"

我说道："我就在司令部的门口，能让我进来吗？"

小红说："司令点头，说可以让你进来。"

我对小红说："尊敬的司令官，你是否愿意让小红站起来呢？"

小红说："司令官说不行，现在这样靠拐杖行走也挺好。"

我问道："为什么不让小红正常地行走啊？这样多麻烦，没法上学，也不能和同学们一起玩耍。"

小红说："司令官说，不行就是不行！他让卫兵把你轰出了司令部。"

我有点意外，突然灵机一动，对小红说："现在我变成了孙悟空，法力无边，这些卫兵根本拦不住我，我变成一个小苍蝇飞了进来。然后，我现在就坐在司令官的对面，他的卫兵拿我根本没办法。"

小红叹了口气说道："司令官很生气，又很害怕。他害怕你打他。"

我说道："我不会打他，我只是想知道他为什么还不肯让你恢复。"

小红说："司令官说，我现在功课已经耽误了两个多月了，如果现在恢复健康，就要去上学。现在上学的话，我的成绩肯定会更糟。"

我说："如果你现在还不好，你耽误的功课会更多。其实，如果你好了，可以让你妈妈找个老师帮你把你落下的功课补上。你很聪明，很快就能追上的。"

小红呆了一会儿，告诉我："司令官觉得你说得确实有道理，时间拖得越久，功课落得越多。司令官答应让我很快恢复健康，让你不要着急，大概还需要半个月的时间。"

我把小红唤醒之前，让她忘记刚才这段催眠过程。等小红醒来的时候，就好像刚刚睡醒一样。

小红和妈妈拄着"拐杖"回去了。

接下来的两天，小红虽然走路还是需要那根"拐杖"，但是她明显走得越来越快。半个月以后，她果真可以不用拐杖走路了。

我常常会碰到因为各种原因无法去上学的孩子。这些孩子在出问题之前，甚至往往是同学眼中的学霸、老师眼中的好学生，他们似乎都有个共同的特征：完美主义！

比如，有一个高中女生，学习成绩在全校前几名，是老师眼中标准的好学生。然而，这个女生突然崩溃，再也不肯上学，说要一辈子待在家里，不学习，也不工作，当一个只吃不干活的"米虫"，放弃了所有对未来的期望。

原因却是，她为了完成老师布置的作业，每天晚上要趁同宿舍的同学睡觉以后，搬着凳子偷偷地跑到厕所里写作业，每天要到凌晨三四点才能去睡觉。时间长了，她在白天就没有精神听老师讲课了，慢慢成绩就拉下来了。她接受不了这样的结果，就干脆完全放弃自己，不再去学校里上课，待在家里玩游戏。

我问她："你是一个好学生，如果连你都写不完作业，别人岂不是更无法完成了？那别人是怎么办的呢？"

她告诉我说，其他的同学会抄作业，或者干脆写不完被老师骂。

我问他为什么不和其他同学一样也抄作业，或者能写多少写多少。

她很诧异地看着我："那怎么可以？完不成作业可不是好学生啊！"

原来，在她小时候，父母对她管教很严，希望她将来有出息，做一个好学生。父母对好学生的定义就是听父母的话，听老师的话，认真完成老师的作业，不惹事！

从小到大，她努力地做一个好孩子、好学生，非常听话、认真，以至于不知道从什么时候开始，她有了完美主义的倾向，什么事情都要做到极致、完美，否则的话宁可不做。

她丢掉了生命中最重要的能力——独立思考的能力！她做所有的事情，只是为了成为父母、老师眼中的好孩子、好学生，而不是思考自己为什么要这么做。

所以，对她来说，学习谈不上有什么乐趣。努力学习只不过是为了讨好父母和老师而已。当发现自己无论如何努力都没办法完成老师或家长的要求，再也没办法成为老师、家长眼中的好学生时，她突然发现自己所有的努力都失去了意义，这也是她放弃上学的重要原因。

很多家长在教育孩子的时候，往往只注意孩子学习成绩，却忽略了孩子的心理健康。在这些家长的眼里，听话的孩子、学习好的孩子就是好孩子。可是，孩子却在这种教育模式中迷失了自我，丧失了独立思考的能力。

催眠小技巧
拥抱内心的小孩

我们每个人的内心都有一个受伤的小孩，他是我们潜意识里一段受伤的记忆或是情绪。如果这段记忆或情绪无法得到安抚，我们的成长、性格将会受到他的影响。有些时候，我们情绪突然莫名其妙地失控，就是因为内心小孩在发出呼唤，希望我们能够听到他的声音。

在这里，我教大家一个方法，拥抱你内心的小孩。

步骤1

找个安静、舒适的环境坐好，闭上你的眼睛。

步骤2

深呼吸十次，然后从头到脚依次放松你的身体。

步骤3

在内心对你的潜意识说："感谢你这些年来一直帮助我，在我最困难的时候给我力量，给我支持。现在，我已经做好准备去探索我记忆最深处的那些创伤，那些没有被安抚的创伤与情绪。请你帮助我，找到我的内心小孩，让我和他拥抱！"

步骤4

想象在你面前有一个很大的电视，你手里有一个遥控器。按下遥控器的开关，电视机慢慢地打开，电视里会出现一些熟悉的场景或画面。

步骤5

想象你慢慢地走进电视机里，你会看到一个小孩，那是童年的你。看一看他多大了，是什么表情？是否刚刚发生了什么事情，让这个小孩感到恐惧、委屈、愤怒？

步骤6

慢慢地走近那个小孩，安抚他，告诉他不要害怕，一切都会过去；告诉他他已经慢慢长大了，不用再担心那些可怕的事情。

步骤7

如果小孩感到孤独，你可以拥抱他一会儿，并陪他玩耍一会儿，直到你看到小孩开心地笑了。

步骤8

告诉小孩你会永远陪伴着他，在他孤独、恐惧的时候，你随时都可以陪他，给他安慰。

步骤9

和小孩再次拥抱、告别。看着小孩慢慢地消失。

步骤10

想象你从电视机中慢慢地走出来，回到你所坐的椅子上。按下遥控器的按钮，把电视机关掉。

步骤11

深呼吸，慢慢地醒来。

这个冥想你可以经常做，一般情况下，你会看到内心的小孩在慢慢长大。当小孩长到和你的年龄差不多一样的时候，就证明你已经完全长大了。你会发现，你的性格、情绪都会有很好的改善。

扫码收听
催眠音频

4

识别疾病的密码

疾病是令人厌恶的，因为它不仅会给人带来难以忍受的痛苦与无助，甚至还可能会带来死亡。因此，人类对于疾病的态度，从来都是深恶痛绝的。没有人会喜欢疾病，也没有人会愿意生病。但是，如果我告诉你，有些疾病是我们潜意识的选择，你会怎么想？

一个12岁的男孩，每次走到学校的大门口就会呕吐。他并没有任何生理的疾病，只是因为父母的争吵，让他产生厌学的情绪。

一个因老公出轨而陷入抑郁的女士，一直都有自杀的倾向。然而，她知道自己如果自杀，会令父母的后半生都无法走出痛苦。她很希望自己能够患上癌症，这样就可以用给父母带来最轻的伤害的方式离开这个世界。结果，她终于患上了胃癌。

一个老太太因为孤独以及过度的压抑，患上了严重的牛皮癣。

……

我们的潜意识一直在试图保护着我们：当我们过度疲劳的时候，它会让我们得个感冒、发烧之类的小病，让我们休息一下；当我们孤单了，它会让我们得个哮喘之类的病，获得家人的关注；当我们的情绪无法释放时，它就会用牛皮癣之类的皮肤病，提醒我们该注意减压了。

早在20世纪初的时候，心理学家、精神分析的创始人弗洛伊德先生就已经发现了这个问题。他发现，当我们遇到压力而产生焦虑、恐惧等情绪的时候，我们的潜意识会采取一种较为低级的防御机制——躯体化，即通过生理性的疾病来向我们提出警示。然而，当时的人们并没有意识到这个问题的严重性。

一直到1978年的时候，科学家们才意识到心理问题对身体的重要影响。当时，在研究大量发生的心脑血管、恶性肿瘤等严重疾病时，他们发现这些疾病竟然与不同的心理状态有紧密的关系。于是，芝加哥大学医学教授恩格尔提出了人类医学进入了"社会—心理—生物医学"阶段，并提出了"心身疾病"的概念。从这时起，人类才开始正式进入了新的领域——心身医学的阶段。

然而，大多数人在得了病之后，便选择用药物去治疗，而忽略了疾病背后积极的意义。他们不知道，我们的潜意识在有些时候会通过生病的方式来帮助我们，给予我们提示。当我们一遍又一遍地忽略这些暗示之后，一些本来很简单的疾病，到最后就会发展成严重的疾病。

我们的潜意识是如此的神奇，它会以各种各样的方式帮助我们。虽然有些时候，它采用的某种帮助形式是如此痛苦，甚至有严重如肿瘤、心脑血管病等疾病。但是当我们透过疾病的表象，去探索问题的实质时，我们却总是会发现，在这痛苦的背后，隐藏着潜意识的良苦用心。

多年心身疗愈的经验让我认识到，我们人类的生命是如此的充满智慧，甚至连疾病都有着积极的意义。我经常会思考，疾病是什么？似乎在我们的体内，有着某种远远超出我们想象的智慧，通过各种方式，让我们去成长，去改变。

然而，许多年来，我们忽略了自己内在的智慧，只是用我们的头脑去处理一些表面的问题，以至于我们最后面对严重的心身问题时却束手无策。尤其是科技高度发达的今天，我们越来越忽略了这种智慧。当病人发烧时，我们选择用退烧药快速解决问题；当病人头痛时，一粒止痛片似乎就可以搞定。我们不断地忽略身体向我们发出的信号，无视疾病背后积极的意义，结果必然是最终受到生命的惩罚。

生命是智慧的，但是这种智慧需要我们进行解读才能发现其巧妙。一个优秀咨询师的使命便在于此：发现并识别疾病的密码，学会与潜意识进行交流与沟通，利用潜意识的智慧，让我们拥有健康的身体与心理，实现幸福的生活。

脖子疼的背后

被唤醒的潜意识

我们的生命从出生那一天起,就要经历种种磨难与痛苦。有些痛苦是当时的我们所无法承受的,只好把它埋在很深很深的潜意识当中。

这种伤就像一粒种子,在黑暗的潜意识里静静地隐藏着,不知道在什么时候会生根发芽。它埋在我们很深的潜意识里,令我们误以为它已经被彻底遗忘。只是,偶尔当我们午夜梦回的时候,会突然想起那伤痕竟然从不曾被我们遗忘。

种子的生命力无比强大,无论把它压抑得多深,它终究会在某一个时刻生根、发芽。只是当它被唤醒的时候,结出的果却很难被我们认出。

有一次,我在讲授催眠治疗技能的课程时,一位40多岁的侯先生在课间休息时向我求助,说自己从前一年起,脖子一直很难受,总感觉脖子有东西勒着的痛感。他最初以为脖子长了什么肿瘤,去医院做了各种检查之后,也没发现什么问题。

脖子时时的痛感让他很难受,他四处求助,却始终没有什么效果。后来,他听朋友说或许是心理问题,于是抱着试试看的态度找到我,希望我能够帮助他摆脱痛苦。

我很乐意帮助他，也很乐意在课程上向学员们展示现场的催眠疗愈过程。于是，我征得了他的同意，在课堂中为他进行现场治疗。

学员们听说我要做一个现场的催眠疗愈，都非常感兴趣。他们围成一个圈，我搬了两把椅子放在中间，我和侯先生一人坐在一张椅子上。

我很喜欢当着很多人的面为某一个人进行现场治疗，因为当许多人盯着一个人的时候，他本身就会处于一种高度集中的状态，几乎不用进行任何引导，就可以快速进入催眠状态。

我坐在他的侧面，盯着他的眼睛，对他说："我知道你的脖子有很难忍受的疼痛感，或许这是你的某些心理问题造成的，可能是几年前发生的事情，也可能是你小时候的一些经历。我不知道是什么原因，你的意识也不知道，但是我相信你的潜意识知道。我们一起试着让你的潜意识帮助我们，好不好？"

他点了点头。要知道，几十双眼睛盯着一个人的时候，他的大脑是没有时间去想各种各样的杂念的。

我继续对他说："我知道你脖子疼得很难受，一定是某些原因诱发了你内心深处的创伤。在你脖子出现疼痛之前，你经历过什么事情吗？发生了什么事情，比如某件事、某个人？还是之前你不曾遇到过的事情？"

他想了想，对我说："在脖子疼之前，我去看了一个演出。讲的是玄奘西行求法的经历。就在看过那次演出之后的第二天早上，我的脖子就开始疼了。"

我点了点头。或许，他的脖子疼真的与此有关。我问他："你现在就闭上眼睛，去回忆那个演出，看看是哪一段表演让你印象深刻？"

他闭上了眼睛，眼球轻微地转动，似乎在重温当时的场景。过了一会儿，他告诉我："玄奘在沙漠里，一个人，非常孤独。这个时候，出现了很多妖魔鬼怪，他们围着玄奘，恐吓他，玄奘闭着眼睛在念心经。"

当一个人在专注地进行回忆的时候，其实已经进入了一种浅催眠状态。我问他："我知道，这个场景会唤醒你之前的某些记忆。一会儿你的头脑中会出现一些之前的场景，就是这些场景，让你的脖子开始变得很痛。"之后，我就静静地等待。

他似乎进入了某种沉思之中，过了一会儿，他对我说："我看到小时候，奶奶在给我讲故事。说人如果上吊死了之后，就会变成吊死鬼，舌头吐得长长的，很可怕。我知道了，我脖子疼的地方就是上吊的时候绳子缠着的部位。"

我们在小时候或许都会听过鬼故事，但是这些鬼故事在我们长大之后却不一定会对我们造成创伤。一定还有其他原因。于是我问他道："吊死鬼对你有这么大的影响，一定还有别的事情发生。让你的潜意识帮助你，继续进行探索。"

过了一会儿，他开始哭了起来，像个很小的孩子。我没有追问，只是依旧静静地等待。当稍微平静些之后，他一边流泪一边说："我小的时候，有一次妈妈和爸爸吵架。妈妈很生气，就到我们家后面的一个柴房里去上吊。正好我去那个柴房拿东西，吓坏了，赶紧跑出去喊大人过来救我妈妈。还好发现得比较及时，我妈妈被抢救了回来。"

我知道，这是他的一个没有被处理的童年创伤，只不过一直被压抑在他的潜意识里，等待合适的机会。

我对他说："你现在就是那个小男孩。你告诉我，你是什么感觉？"

此时，他的表情和说话的声音都变得像一个四五岁的小男孩，有些恐惧的样子。他说道："大人们都慌慌张张地抬着我妈妈去医院了。没人管我，我一个人在家，好害怕。我害怕我妈妈死掉，害怕妈妈变成一个吊死鬼。"他一边说，一边像一个四五岁的小孩子一样抽泣起来。

我找来一把椅子，放在他面前，然后对他说："现在，你面前的这把椅子上坐着40年后的你自己。你听听他想和你说些什么。"

侯先生变得安静了些，似乎不再那么恐惧了。他对我说："他抱着我，把我抱在怀里，安慰我。他告诉我，不要害怕，我的妈妈不会死的，会一直陪着我长大。他还告诉我，如果以后我有什么困难了，他都会过来帮助我。"

他慢慢地平静了下来。

我们生命中总会有些情绪，那些被压抑在潜意识深处的情绪需要被释放出来。如果不去处理，就会对我们产生影响，对我们的情绪或身体产生这样或那样的影响。

侯先生在小时候遇到妈妈上吊的事情之后，大人忙着去抢救妈妈，却忽略了这个受到惊吓的小孩子，在事情过去之后，也忘记和孩子去谈一谈，孩子只好把这件事情压抑到潜意识最深处的地方。

所以，我还需要帮助他处理这种被压抑的情绪。

于是，我告诉催眠状态的侯先生："现在，那个40多岁的你慢慢地离开了。你对面这张椅子上出现了你的妈妈。你是一个四五岁的小男孩，你很慌张，因为妈妈刚刚上吊，你很害怕失去妈妈。现在，妈妈就坐在你对面，你有什么想对妈妈说的吗？"

他很委屈地对着椅子说道："妈妈，我害怕。你再也不要这样做了，好吗？我离不开你！"

然后，他停了下来，似乎在听对面的妈妈在和自己说话。

我问他妈妈讲了什么。

他告诉我说："妈妈在向我道歉，说再也不做这样的傻事了。她只是一时没想开，她舍不得离开我。妈妈把我抱在怀里，安慰我。"

过了一会儿，他的脸上露出了笑容，就如同一个在妈妈怀抱里的小孩。

到这个时候，我知道他潜意识里面被压抑的情绪已经被处理完了。

当我把他唤醒之后，他变得很放松。他告诉我，自己脖子处那种疼痛的感觉已经完全消失了。他感觉非常舒适，内心也少有的平静。

一年之后，我们在另外一个培训课程上相遇。我问他脖子的问题复发过没有，他说再也不曾疼痛过。

所有的情绪，最终都需要被看到，最终也都需要被释放。

我们要么以倾诉的方式释放情绪，要么以歇斯底里发泄的方式释放，或者过上一段时间，患上某种神经症。如果我们将这些情绪压抑在心底，有一天或许它将以躯体症状的方式释放。

那些被我们压抑在内心深处的情绪，有些可能会在我们心里隐藏很久，以至于我们都忘记了它的存在。但是，如果它不被看到，不被倾听，哪怕过上数十年，也终将有一天会对我们的身体产生影响。

这个故事里的侯先生，当他还是个小孩子的时候，他看到了对于一个小孩子来说非常可怕的事情——母亲上吊了。

要知道，对于一个孩子来说，父母是天底下最重要的人。而他竟然看到自己最重要的亲人上吊自杀，无疑相当于世界末日。

那时，他的内心充满了恐惧、孤独、不解。然而，大人们都忙着去救母亲，没有人注意到他，他被成人忽略了。

母亲的生命是重要的，他知道自己不能因为内心的情绪而影响大人们对母亲的抢救，把自己最恐惧的情绪压在了内心最深处。只是，在事情过去之后，大人们似乎把所有的一切都忘记了，没人再和他谈论母亲自杀的事情，他也似乎把这件事情忘记了。

然而，忘记了的事情，并不代表它并不存在。埋藏得再深，终有一天也会再次从记忆最深处被唤醒。疗愈，就是帮助患者看到自己的创伤，倾听患者的记忆，帮助他释放出那被压抑的情绪。

一个有抑郁症的男孩在我这里咨询时，有一次告诉我，自己前一天吃饭的时候，心脏很痛。我知道，在之前他也有心痛的问题，严重的时候甚至会晕倒在学校里。他的父母带着他到许多大医院做了检查，都没有发现任何生理性的问题。他也是因此被诊断为抑郁症，并向我求助的。

我让他闭上眼睛，放松身体，进入宁静的状态，然后对他说："这世界上，没有任何一件事情是没有原因的。我知道，一定是某件事情引起了你的心痛。或许你的意识并不知道是什么原因，但是我知道你的潜意识会把答案告诉我。你的头脑中慢慢会出现一些画面，正是这些画面里的事情，让你觉得心脏痛。"

他告诉我，他看到了一个画面，是自己在饭馆吃晚饭的时候，旁边有个母亲带着孩子一起吃饭。孩子犯了一点小小的错误，孩子的母亲在一边用很大的声音训斥那个孩子。

我知道，一定是这样的场景刺激到了他，唤醒了他内心深处的创伤。于是，我对他说："这个妈妈骂自己孩子的场景，一定唤醒了你潜意识深处的某些创伤，正是这些被压抑的创伤令你心痛。"

男孩开始流出眼泪，他告诉我，看到自己小时候犯了一点错，就被母亲痛斥的场景；还看到自己没有写完作业，想在奶奶家多待一会儿，母亲不肯，拖着他的双脚，把他从屋子里拖出门外的场景。

我知道，男孩吃饭的时候，看到旁边那个母亲训斥自己孩子的场景，唤醒了自己内心深处埋藏了许久的伤痛，那种被训斥的恐惧、无助，在十几年以后，化作了"心痛"的症状，困扰着他。

此时，坐在我对面的男孩，仿佛就是那个正被妈妈训斥的小孩，恐惧、无助。我搬来一张椅子，告诉他，他的妈妈正坐在那张椅子上。男孩有些恐惧，仿佛看到那个凶恶的妈妈正坐在对面。

我对男孩说，你的妈妈已经改变了，现在也知道自己那样对你是错了，她在向你道歉呢。男孩慢慢地放松下来，脸上的恐惧慢慢地消失。

几次咨询之后，男孩心痛的症状再也不曾出现。

我遇到过许多类似的案例：当我们在小时候遇到了一些超出我们承受能力的创伤，而这些创伤却被父母家人忽略或冷落的时候，我们的潜意识为了保护我们，只好将这些创伤压抑下来，埋藏在很深的地方，以至于我们自己都忘记了它的存在。

然而，**这些被压抑的创伤需要被看到，需要被接纳**。如果一直不曾被看到，不被接纳，它终有一天将以另外一种形式出现，或者让我们患上某种心理疾病，或者让我们的身体出现某些问题。

因此，在成长的过程中，我们需要来自父母的爱，需要友情。爱像阳光一样，可以驱散黑暗，可以让我们拥有力量，令我们有勇气去直面自己内心深处的那些伤。当这些伤被看到的时候，它就会像冰块一样，在阳光下慢慢地融化。

挽救家庭的胃癌

寻找释放压力的渠道 ⏳

　　几年前，我曾经在一家肿瘤医院为癌症手术后处于康复期的患者做过心理辅导。我发现这些患者有个共同的性格特征：压抑。他们把自己在生活、工作中受到的不公、挫折都压抑在内心深处。

　　或许，在他们患癌之前，就早已经有了抑郁，只不过他们对心理问题并不重视。时间久了，抑郁的情绪就慢慢地影响到了身体，令他们患上恶性肿瘤。

　　一位30多岁的妇女患有重度的抑郁症，向我求助。在此之前，她用了各种药物都不解决问题，失眠越来越严重，身体也越来越差。

　　"我的人生已经了无乐趣。"她说，"我与我先生是大学同学，在结婚之前，我们两人感情非常好，所有的同学、同事都羡慕我们。五年前，我们结婚了，也一直非常幸福。有了孩子之后，我们的婚姻更加稳定。但是，去年我先生认识了一个女人，不知道怎么被她迷上了。现在，家也不回，我打电话也不接。回到家里，就黑着脸，我问他为什么不回家，他就和我吵架。现在，他已经和我分开睡觉，我如果进到他的屋子，他就会把我推出来。我觉得活着好没意思，要不是为了儿子，我真的想死了算了。如果我能得癌症死了就好了。我很想死，但是我不能自杀，因为我的儿子和父母都会伤心死的。"

我告诉她："癌症是可以被我们想出来的。抑郁症虽然痛苦，但是不会要你的命，但癌症可是会真的要了你的命。"

她说："我真的很痛苦。我宁愿得癌症，得一些肉体上很严重的病，也不愿意让自己得抑郁症。我可能是上辈子做错了什么事情，所以这辈子让我承受如此多的痛苦。在你之前，我已经看了很多心理医生，都没有用。我来到你这里，只是想看一看我上辈子到底做了什么，让我承受这样大的痛苦。如果真的是我欠他的，我也就认命了。"

"好吧，如你所愿，我就试试看。"我并没有对她进行过多的劝说。此时的她，并没有做好让自己康复的准备。她就像一个受伤的十岁小姑娘，在受着抑郁症的保护。抑郁症之后，她开始看了许多身心疗愈的书籍，甚至开始信仰佛教。这一切，都是她在进行自我拯救。

我让她进入催眠状态，并引导她去看自己的"前世"。她突然开始哭泣，我告诉她："什么都不用做，只是让你的潜意识去做该做的事情，无论是在催眠状态，还是清醒状态。"

醒来之后，她依旧沉浸在刚才的悲伤之中。

我知道，她此行并非在于治疗抑郁，勉强并无益处。我只是在唤醒她之前，对她说："让你的潜意识继续守护你，它是比你我都要更加聪明、智慧的存在。你要信任你的潜意识！"

她在临出门的时候，跟我说，自己还会再来找我，因为她知道我是个好人。

我也知道她一定会再来找我。

一个月之后，她再次约我。当她来到我的工作室时，明显变得更加憔悴。原来，她刚刚从医院拿到诊断结果——早期胃癌！

我甚至没有安慰她。我知道任何安慰都是苍白的，只是对她说："你的潜意识在帮助你！你现在知道该怎么办了！"

她很惊讶地看着我："我以为你会吃惊呢。"

"怎么会呢，你那么想死，你的潜意识当然要成全你。不过，塞翁失马，焉知非福。或许，坏事也会变成好事呢。虽然我不知道会有什么事情发生，但是我知道你已经在改变了。因为，你的潜意识依旧在保护着你。"我对她说。

她叹了口气，点了点头："是的，我发现我并不想死。我知道我以前错了许多，现在我决定了，在你这里进行心理治疗，找个好中医治我的胃癌。既然我能自己把癌症想出来，就一定能把癌症给想走。李老师，你说得对，我需要改变。或许，这场病真的是一件好事呢。"

第二天，我接到她的电话，说晚上她的老公知道了她检查发现癌症的事情，一下子崩溃了：一个一米八的大男人，坐在地上号啕大哭，在卫生间穿着衣服用冷水冲自己。那是三月份的北京，天气还很冷，水依然如冰一样冻人。最后两人抱在一起痛哭。

人们总是在自己失去曾经拥有的东西以后才学会去珍惜，却忘记了珍惜自己当下所拥有的。突如其来的癌症，比任何家庭和婚姻治疗师都有威力。两个人的婚姻奇迹般地恢复，老公从此痛改前非，两人关系比结婚之前还要亲密，一直到现在仍是如此。

她的癌症来得快，去得也快。国庆节的前一天，她突然打来电话，兴奋地告诉我："癌细胞已经完全消失了！"

我在电话里告诉她："恭喜！要感谢你的潜意识，因为它从来就没有放弃你！"

四年过去了，她依然过着幸福的生活，抑郁症和癌症不过是生命中一个过客，悄悄地来，悄悄地走。她的潜意识用一场癌症挽救了她的家庭，也治好了她的抑郁症。

我常常给我的学生讲这个故事。有个学生听了之后，说"第一次发现，癌症原来这么可爱"。不过，真正可爱的，应该是我们的潜意识。

我曾经在北京一家肿瘤医院为处于康复期的癌症患者做过心理辅导。有个老太太对我说："李老师，我是个好人，不是说好人有好报吗？我怎么会得癌症呢？我一辈子没有害过人啊！"

我对她说："你是个好人，可是你对谁都好，唯独对自己不好，对不对？"

老太太听过这句话后，一声叹息，对我说："确实如此。我在家里任劳任怨，别人对我多么不好，我都不会抱怨一句，我把所有的委屈都憋在心里了。"

有种性格，就是"C型性格"，指那种情绪受压抑的抑郁性格，表现为害怕竞争，逆来顺受，有气往肚子里咽，爱生闷气。而根据研究，恰恰是这种性格的人特别容易患上癌症。

一个不会爱自己的人，很容易因为做错一点小事就对自己进行攻击、指责。然而，他们却没有一个释放压力的渠道。这些压力在体内积累，让他们长期处于一种紧张的状态。长期的紧张，必然会造成血液流动不畅，身体也自然而然会生出病来。

我曾经在为癌症病人进行心理辅导的课程上，打过这么一个比方：

　　你的身体是一个国家，你的大脑就像是这个国家的皇帝，各个器官就像各司其职的大臣，而身体的每个细胞则是一个个老百姓。

　　如果皇帝爱护自己的百姓，每天都很开心、很快乐，大臣和老百姓自然安居乐业，这个人也就能活得很健康。如果皇帝天天横征暴敛，就会有些老百姓受不了压迫而反抗，这个人就开始生病了。老百姓造反后，如果这个皇帝还不思悔改，最后就只好一命呜呼了。

　　在《黄帝内经·灵兰秘典》中，黄帝的老师岐伯说："心者，君主之官也，神明出焉。……故主明则下安，以此养生则寿，殁世不殆，以为天下则大昌。主不明则十二官危，使道闭塞而不通，形乃大伤，以此养生则殃。以为天下者，其宗大危，戒之戒之。"

　　所以，当我们患上一些久治不愈的疾病时，就需要反思自己，是否是因为我们的情绪和心态影响到了我们的身体。我也相信，随着人类医学的发展，心理学在医学中的地位会越来越重要。

把牛皮癣倒进垃圾桶里吧

用疾病释放的压力和烦恼

　　牛皮癣、类风湿之类的疑难杂症，都属于自身免疫性疾病，我们免疫系统的功能本来应该抵抗外来的细菌、病毒，但是却出了问题，攻击我们自己的身体了。

　　不良的情绪是引起免疫系统功能紊乱的重要原因。我们的大脑是宇宙中最精密、复杂的结构，它控制着我们身体的内分泌物质的生产。因此，当我们因为生活中的不快产生了不良情绪之后，我们的内分泌系统便会受到影响，令我们患上一些奇怪的疾病。

　　一位曾经在我这里参加过培训的学员张女士问我："李老师，我参加过你的课程，相信我们的身体会受到情绪的影响。我现在遇到一个问题，需要向你求助：我的母亲患上了很严重的牛皮癣，我看到她很难受的样子，想帮助她，却无从下手，不知道你是否能够帮助我。"

　　在此之前，我从没有接触过这样的案例。我也想尝试一下，于是对她说："那试试看吧。"

　　张女士告诉我，老太太今年75岁了，患上牛皮癣已经有三四个月的时间。老太太以前有脚气，前些日子张女士为老人家找了一个名医，在脚上涂了一种药后，脚气很快就消失了。但是，没多久，老太太身上却开始出现许多银屑。去医院检查，确诊为牛皮癣，又称银屑病。

于是，张女士带着母亲又去找那个名医。那个名医又开了些治疗牛皮癣的药。这回药涂在老人家身上之后，效果并不像之前那样明显，银屑不但没有消失，反而变得更加严重，甚至身体上一些地方还出现了水泡。

张女士认为一定是某种情绪影响到了老太太，只靠药物是解决不了问题的，因此向我求助。

老人家来的时候，我先看了看她牛皮癣的情况，有点触目惊心。皮肤有很多地方都已经出了水泡，尤其是胳膊和大腿，脚上也出现了裂纹。我没想到牛皮癣会这么严重，不禁暗暗吃惊。我记得初中有个同学也有牛皮癣，只是觉得长了一些皮屑，也没有这么严重。

不过，在此之前，我一直担心老人家年龄太大，会有些固执，或者不好沟通。现在看来，我倒有些多虑了。老太太的性格倒也风趣，对于自己的疾病也并不像张女士那样紧张。

老太太告诉我，她生病之后，就加入了一个牛皮癣的病友群。群里病友们总结出一个经验，就是患有脚气的人没有牛皮癣，而有牛皮癣的人则不得脚气。他们认为，这种病是在排除体内的毒气。这毒气如果不从脚上排出来，也不从身体其他部位排出来的话，可能就会在内脏里积累，最终还可能会变成肿瘤。

这倒是一个令我感兴趣的结论，与我之前关于不良情绪总需要找个出口释放出来的结论有着异曲同工之妙。

在与老太太的沟通中，我渐渐地了解到老太太的生活状况。她今年已经75岁，老伴在十几年前就已经去世了。她有两个女儿，一个儿子，孩子们倒也孝顺。本来家里住在农村的平房里，还有邻居可以聊天。但是后来平房都拆掉了，改成了楼房，以前的邻居都住得远了，平时也没有人聊天。

她平时都自己住，偶尔会到两个女儿那里住上一段时间。儿子家住得离她比较近，经常会到她家里吃饭。

我很好奇儿子为什么不在家里和他的妻子、孩子一起吃饭，老太太告诉我："我的孙女现在出国上大学了，他们经济压力很大；我儿媳妇打了两份工，一般都在单位食堂里吃饭，所以儿子就跑到我这儿吃饭了。"

我问她："那在你做饭的时候，你儿子给你帮忙不？"

老太太听我这么一问，就带着气回答："他给我帮忙？根本不可能。不跟我抱怨就谢天谢地了。每回我做饭的时候，他在旁边总是说我火开大了、窗户没打开、油烟大了之类，挑剔得没完没了。我做好饭后，他就更气人了，不是嫌我做饭咸了，就是嫌我炒菜太老了，没营养。"

老人家一边说一边哭了起来。

我问她："那您为什么不直接告诉他，别这么抱怨呢？他都快50岁了，还跟个小孩子一样不懂事！"

老太太一边抹眼泪，一边说道："唉，是我在他小时候宠的吧。他一直都是这样子，我也习惯了。"

我明白了，原来她有很多情绪没有办法释放。这些情绪在她身体里积累，就变成了牛皮癣。我需要帮助她释放这些情绪。

我对老太太说："以前他还小，不懂事就算了。现在，他都是孩子的爹了，还不懂事，就说不过去了。你今年都75岁了，按理说已经到了该他们侍候你的年龄了。这么着，我给你出个主意，下回你做好饭之后，他再给你抱怨，你就把饭都倒垃圾桶里，看他还敢不敢再和你抱怨？"

老太太有点吃惊地看着我。在此之前，她从来没有想到过要这么对自己的宝贝儿子，她也确实没有想过其实自己都已经75岁了，儿子也都已经将近50岁了，她已经不能再像之前那样照顾儿子了。

她犹豫了好久，答应了我。

两个星期之后，老太太再来找我。我见了她之后，第一句话就问："我要求你做的事情你做了没有？"

她哈哈大笑，说我这一招真管用，儿子当时吓坏了，因为他从来没见过老妈竟然可以这么凶。打那之后，自己做饭的时候他再也不抱怨了，也不敢再说饭菜做咸了、淡了、老了、生了之类的话。

我故意很详细地询问她儿子的反应。老太太也很得意地把当时的情况仔仔细细地讲给我听。她积攒了这么多年的情绪终于在我这里得到了完全的释放。

我对老太太的做法表示了极度的赞同，并交待老人家没事的时候找些事情做。她的女儿张女士告诉我，老太太喜欢写毛笔字，我就让她每天练上一个小时的毛笔字。

老太太满心喜悦地答应了。临走之时，她的表情和上次压抑的表情完全不一样。

等两个星期过后，老太太一个人来到我这里，拿出许多写有毛笔字的纸给我看，得意地向我炫耀。我挑了几张，说要留下来给我的朋友看。老太太非常得意，告诉我她又找了个老年大学上，每天忙得不可开交。

我问她身体上的那些银屑少了些没有，她有点不好意思地告诉我这几天没怎么注意，似乎她已经忘记身上令她烦恼的银屑和流出的脓水了。

我让她把袖子和裤腿拉起来给我看，令我惊讶的是，之前困扰她的银屑已经完全消失，而那些之前流脓的伤口也已经结痂了。

后来，她的女儿张女士告诉我，老太太身上的牛皮癣完全消失了，而且再也不曾复发过。

也许你不知道，皮肤是我们身体最大的器官。**牛皮癣或脚气都是我们身体一些负面情绪释放的通道，我们的压力、烦恼，会被皮肤以某种疾病的方式释放出来。**

但是，皮肤是无辜的，我们在生活、学习中的压力，需要有个正常的释放渠道，而不是以某种疾病的方式把这些压力释放出来。

所以，如果有条件的话，定期看看心理咨询师或许会令我们的身体少出些问题。如果没有条件的话，就多出去和朋友聊聊天，因为亲人、朋友之间的亲密关系，其实是最好的心理疗愈手段。当你在和亲人、朋友聊天的时候，压力和烦恼会在相互的倾诉中，消失得无影无踪。

神奇的经络真的存在吗？

用催眠证明中医的智慧

在中医的理论里，经络和阳气是无法用当前的科学手段加以证明的，因此，关于中医的科学性有许多争论。

不过，在我催眠疗愈的经验里，确实发现有人在催眠状态下能观察到自己的经络，如果按照中医的经络引导，也会对访客的身体产生明显的影响。或许有一天，催眠可以证明中医理论中的经络、气血是真实存在的呢。

小玲是个32岁的姑娘，身体很差，动不动就感冒、发烧，做什么事情都没有劲，而且每天晚上睡不着觉，手脚冰凉，每次月经来的时候，都痛不欲生。之前她也看过中医，中医说气血不足，经络不通。她吃了许多药，却没什么太大的效果。

她是一个非常适合催眠的访客，不一会儿就可以进到很深的催眠状态，于是我教会了她如何进行自我催眠，自此失眠不再是她的问题。

这些并不是我讲这个故事的重点。重点是后来发生了很神奇的事情。

在向我进行咨询的同时，她还找到了北京一个非常有名的中医。有一次，她告诉我，那个有名的中医刚刚摸完她的脉，说她的某条经络不通。当时的我有着非常强的好奇心，于是就找来一张中医的经络图，找到那条经络，让小玲记住这个经络上哪个穴位在哪里，怎么走之类的。

然后，我将她催眠。催眠之后，我问她："你现在能感觉到那条不通的经络吗？"

她告诉我说："可以。那条经络就像一条发着光的线，在不通的那个地方，光很暗。"

于是，我让她想象自己躺在大草原上，呼吸着新鲜的空气，让阳光照在她的身上，而阳光的能量会慢慢地变成她体内的"阳气"。大概半个小时左右，我让这些她刚刚吸入体内的阳气流动到那条不通的经络那里。

我对她说："让这些阳气慢慢地流经你经络不通的地方，你的经络就像一条橡皮水管，而阳气在里面流动。阳气足了，就会把经络慢慢地疏通开，如同水流经过管子，把水管顶开一样。"

过了一会儿，她告诉我，刚才经络不通的那个地方，发的光亮了起来。

我感到非常好奇，把她唤醒之后，详细询问她整个过程是什么感觉。她告诉我，催眠之后，她可以很神奇地看到自己的身体，里面有很多发光的小管子，那些就是经络，有些地方不通的话，那个地方的光就会暗许多。而刚才在催眠的时候，阳光进入身体的感觉非常舒服，醒来之后她感觉浑身充满了力量。

第二天，我接到她的电话。她在电话里非常兴奋地告诉我，她刚刚从中医那里出来。那个中医摸完自己的脉后，非常惊讶，说那条经络怎么突然通了。按照他开的方子，怎么着也得两个月之后才能通啊。

我也非常惊讶。本来只是一次好奇的尝试，却收到了意想不到的效果。

一周后，小玲再次来到我的工作室。她告诉我，那个中医大夫听说是用催眠帮助她疏通经络之后，感到非常神奇，向她详细询问了整个催眠过程，比如如何补阳气，如何疏通经络等。

小玲说："徐大夫对催眠非常感兴趣，觉得用这种方法疏通经络、补充阳气真是太神奇了。他这回把完脉之后，说我有另外一条经络不通，想请你帮助我把这条经络用催眠的方法通一下。"

我当然非常乐意进行尝试。于是，我找到了经络图，按照图上的经络、穴位，依旧用上次的那个方法，帮助她补充阳气、疏通经络。

效果依旧很明显，那位中医大夫说那条经络也通了。

我始终不知道那位中医是如何能够摸着病人的脉搏，判断哪条经络是通的，哪条经络是不通的。我也曾很好奇地试着摸摸脉，却什么都感觉不出来，只能摸到心跳的快慢。看来真是隔行如山啊！

就这样一来一回，我和那个中医大夫很默契地一起帮小玲疏通经络。他帮小玲把脉，然后告诉我需要疏通哪里的经络，我就用催眠的方法帮助小玲"通经络，补阳气"。

大概用了两个月的时间，小玲的身体就发生了非常大的变化。她的手脚再也不像之前那样冰凉，月经也不痛了。更神奇的是，她的身体也比之前健康许多，不再像之前那样容易生病了。

用那个中医的话说就是："气血足了，身体自然就健康了！"

曾经有个老太太在咨询的时候，对我说自己的眼睛最近一直不舒服，下眼袋浮肿，想让我催眠给她看看是怎么回事。出于好奇，我就把她催眠，让她看看身体哪些地方不舒服。我唤醒她之后，她用手在身体上比划出一条线，从眼睛到胸部，一直到小腿，说是这条线不舒服。我觉得很奇怪，也没有太在意。

后来和一个同事聊起来的时候，我把老太太比划的这条线说给她听。这个同事正好学过一些中医，她对我说："这不是足阳明胃经么？"

我赶紧找到经络图，让我很震撼的是，这个老太太所比划的路线正好是足阳明胃经。而且据中医所讲，"下眼睑走胃经，眼袋的位置是胃经的承泣穴和四白穴所在。体液代谢功能出现衰退，胃机能变差，是承泣穴和四白穴阻塞造成的"。

这件事情令我开始思考一个问题：经络究竟是什么？

李时珍在《奇经八脉考》中说："内景遂道，惟返观者能照察之。"或许，催眠就是一种反观内照的方法。或许，有一天，催眠能够帮助我们更好地了解中医。

还有一次，有位30来岁的女士因患有抑郁症，来找我进行心理咨询。她告诉我说，她有严重的宫寒，所以很难怀孕。

我把这位女士催眠之后，引导她："我知道你小时候是在农村长大的，在你的记忆里有很多美好的回忆。到了春暖花开的季节，美丽的小鸟就要为自己小宝宝的来临做准备了。它们需要找到一根结实的树杈安家，因为在那里，新出生的小宝宝会很安全，不容易受到伤害。"

"然后，小鸟会衔来树枝，耐心地编织出一个巢。先用长的、粗的树枝做支撑，再用短的、细的树枝把长树枝连接起来。然后，小鸟会从河边衔来泥土、干草，把这些树枝都给粘起来，小鸟宝宝们的宫殿就建成了。太阳照在这个宫殿上，慢慢地温暖它，让泥土变得越来越干，越来越温暖。到最后，小鸟宝宝结实、温暖的家就建成了……"

她醒来之后，告诉我她的下腹部非常温暖，感觉自己的子宫和卵巢都变得好热。

这里，我用了艾瑞克森一直喜欢用的暗喻的方法。我并没有直接地告诉对方子宫和卵巢需要变热，因为她的意识是无法接收这个信息的。我只是不断地强调小鸟宝宝的宫殿，阳光的温暖，她的潜意识便接收到了这个信息，转换成自身的子宫、卵巢需要变得温暖，为未来的小生命提供一个安全、舒适的家。

我经常会去一些地方讲课，然后把这个故事讲给大家听。有意思的是，当我问大家谁的腹部感觉到热了，大概有一半以上的女孩子会举起手，说自己的下腹部变得很温暖。

或许，中医里的那些药，就是给我们的潜意识吃的呢？或许，我们还需要再用上很长的一段时间，才能够理解中医，才能够理解中医的智慧。

无法张开的右手
不要担心没有发生的事情

有没有这样的体验：你睡了整整一个晚上，第二天早上起来的时候，依然感觉很累？甚至有些人在睡了一晚上之后，却好像干了一晚上体力活一样，浑身腰酸背痛；还有些人，总是感觉自己肩膀酸痛，所以常常会去找个按摩师帮忙疏通一下经络。

这是因为，我们很多人并不会放松！我们以为自己躺下来睡觉就是放松了，其实并非如此。我们潜意识中的不安全感会令我们即使在睡觉的时候也一直肌肉紧张，无法放松。因此，当我们清晨醒来的时候，发现身体并没有得到放松与休息。

放松并不容易，只有当我们的潜意识感觉到完全安全的时候，我们才能真正放松下来。

小军是一个帅小伙，不过在读大学期间，因脑溢血突然发作被送进医院。经过医院紧急手术抢救，他脱离了危险。手术之后，小军的右半边身体偏瘫，只好办了休学手续，卧病在床。

小军的意志力非常顽强，经过一段时间的康复，可以慢慢下床，靠自已站立行走了。在我第一次见到他的时候，他走路时如果不仔细观察，完全看不出左右有点不平衡。

不过，有件事情令小军非常苦恼：他的右半边身体大部分已经恢复了健康，但他的右手一直有个问题困扰着他，就是当他站立或行走的时候，他的右手会握成拳头，无法打开。

医院经过各种检查之后，确认控制右手的神经并没有出问题。而且，当他坐着或躺着的时候，右手是可以自由地握起或张开的。

他很苦恼，也非常迫切希望自己可以让右手快速地恢复。他用尽了各种方法，都没有效果。后来，听朋友说催眠或许可以帮到他，所以专程来到北京向我求助。

我和小军谈了一会儿，发现他因为右手的事情非常焦虑，根本无法静心，因此此时并不适合进行催眠。

我让他从椅子上站了起来，然后让他试着张开右手。他无论如何都做不到。我试着用手帮他打开右手，没想到他的右手竟然握得很紧，我需要用很大的力气才能打开。我的手一离开，他的右手就再次不由自主地握成拳头了。

我有一种感觉，他是在担心自己会摔倒。小军的潜意识一直在试图保护自己，让自己的身体时时刻刻保持紧张，这样就可以在摔倒时防止自己受伤了。

于是，我让小军后背靠在墙上，紧紧地贴着墙站着。然后，让他试着把右手张开。神奇的事情发生了，他竟然可以慢慢地把右手伸展开来。过了一会儿，便可以轻松地张开右手。

确实有点出乎我的意料。我认为小军贴着墙站着时是可以把右手张开来的，但是大概需要费些工夫，没想到他竟然如此之快地就把右手张开了。

我对小军说："看来，你真的是害怕摔倒啊，所以身体一直紧张着，为可能的摔倒做准备。"

小军非常迷惑，他一直认为自己根本不害怕摔倒。因为自己为了能够站立起来，在康复期间，不知道跌倒过多少回了。

我让他还是靠在墙边站着，不过身体不要和墙贴着。这一次，他依旧可以让自己站着张开右手。

于是我告诉他，向前走一点，和墙保持一个指头的缝隙，这样即使摔倒了，也依旧可以向后倒，就不会受伤了。然后让他张开右手。

他再次成功。

我让他一点一点地向前移动，每次只需要向前挪动一个指头的距离。他很兴奋，因为每次都可以站着把右手张开。

不知不觉间，他已经站到了屋子的中间。

于是，我提醒他看一看自己的位置，他才惊觉不知道从什么时候，自己竟然已经离墙如此之远，以至于如果自己摔倒，后面是根本没有任何东西可以依靠的。

他很激动，发现困扰自己许久的问题，竟然就这么不知不觉地消失了。

自此以后，他都可以站着伸展双手，也可以一边走一边伸展双手了。

小军之所以无法让自己在站立时松开右手，是因为他的潜意识里一直有着很强的不安全感。当他靠在墙边时，他的潜意识会认为如果倒下的话，有墙在支撑着自己，没关系，所以才敢让自己的右手放松。

当他闭着眼睛一点点向前挪时，哪怕他已经站在屋子中间，也并没有意识到自己离墙有多远，依然认为自己如果摔倒，还是可以靠着墙支撑自己，安全感依旧在，所以还是可以让自己在站立的时候放松自己的右手。

我们都有个习惯，会为尚未发生的事情担忧、恐惧。甚至当我们遇到问题的时候，我们还没有开始解决，就先预想到了失败的后果，并开始为此做出准备。而恰恰是这种为失败所做的准备，令我们失败。我想起催眠大师艾瑞克森讲过的一个故事：

战争期间，我曾在底特律的军营中工作。某日，当我走向军营时，看见一位一条腿装着义肢的老兵，神情不安地望着面前一片光滑如镜的冰面，裹足不前，因为他知道自己八成会摔个四脚朝天。

"这冰非常平滑，"我告诉他，"请先留在原地，暂时别轻举妄动。我这就过来教你如何走过这片光滑的冰面。"

他眼见我跛脚而行，知道我的话必定属于经验之谈。他看着我若无其事地走过光滑如镜的冰地，忍不住开口询问："你是怎么办到的？"

我回答："我不会告诉你，但我会亲自指导你该怎么做。现在，请你闭上双眼。"我遂让他转身，陪伴他来回走过毫无冰面覆盖的人行道。我领他来来回回地踱步，逐步缩短来回行走的距离，直到他显出一脸大惑不解的神情。最后，我终于领他安然走过了那片冰面地带。

我告诉他："请睁开双眼。"

他简直不敢相信眼前的景象："那片冰面到哪儿去了？"

我回答："在你身后。"

他惊讶万分："我是怎么走过来的？"

我解释："现在，你可以获知这其中的道理了。你就像走在水泥地上一般，轻松越过了那片冰面。当你试图走在冰上时，多半会不由自主地绷紧肌肉——像是随时准备摔跤似的。你早已预设后果，果真就会摔个四脚朝天。如果你毫不迟疑地将重量置于双脚，且老是提心吊胆地绷紧全身肌肉，这将是导致摔跤的真正原因。"

我们许多人都如同这个老兵一样，当我们站在雪地里或冰面上的时候，都会万分紧张，做出防止自己摔倒的姿势。事实上，恰恰是这种姿势使我们更加容易摔跤。有些人在重要考试前，也会因为过度紧张，担心自己会考不好，正是这种担心和紧张令他发挥失常。

所以，我常常会对周围的人讲："一定要活在当下！"为未来尚未发生的事情担心，只会令我们更加紧张、焦虑。

消失的癌痛 ⧗
用正面情绪缓解疼痛

　　疼痛是什么？为什么同样的伤口，有些人似乎没感觉，有些人却痛得要死要活？

　　我们都害怕疼痛的感觉，甚至希望如果没有痛觉就好了，但是，疼痛却是我们能够生存的一项重要本能。如果没有疼痛的感觉，我们就不会逃避危险，躲避伤害。有些小孩子因为生下来身体没有痛觉，手被火烧焦了都不知道躲开。所以，**疼痛其实是我们自我保护的一种手段，并不是来让我们疼死，来要我们命的。**

　　事实上，我们能够感受到的感觉除了疼痛之外，还有恐惧、焦虑、绝望等情绪，正是这些情绪加重了我们对痛苦的感受。催眠镇痛可以通过帮助患者降低负面情绪，有效地减轻他们对疼痛的感受。

　　一位患有晚期乳腺癌的女士，因为疼痛难忍，打电话向我求助。鉴于她已经处于癌症晚期，不能离开医院，应她的好友的请求，我带着助理来到医院里看望患者。她的好友说在电视上看到过我，可以用催眠帮助人摆脱疼痛，希望我能够给她催眠，让她少一些痛苦。

这位女士见我们到来之后，非常激动，挣扎着从床上坐起来。我能感受到她面对痛苦与疾病时那种无助的心态。

她说自己这一生都是在和疾病抗争。由于从小体弱多病，大部分时间都是在医院里度过的，以至于她的父母常常会不耐烦。她告诉我们，有一次自己生病后腿疼，妈妈对她说："你就看不得我们过上好日子。"甚至，她的母亲有时会因为她喊痛而把她打一顿。

当她在回忆小时候生病妈妈打她的经历时，不觉间已经泪流满面："这么多年，我心里一直憋着一股劲，告诉自己一定要让身体好起来，不要被家人瞧不起。我想证明给我的父母看，我不是一个没用的人，我不会永远让他们被我拖累。可是就在我工作刚刚有起色，对未来充满希望的时候，突然就检查出了癌症。"

此时，我不禁暗自一声叹息。我注意到，我的助理已经开始用纸巾擦拭自己的眼泪。不过，她的确很坚强！我见过许许多多的癌症病人，大多数都有家人的陪伴，而唯独这位女士只是在一个好友的陪伴下，在医院里静养，数着自己已经不多的日子。

她告诉我现在胸部很疼，用镇定剂已经没有什么效果了。

我点点头，告诉她："不用担心，疼痛是我们的本能，不过是来提醒我们身体出现了状况而已。既然是我们的本能，肯定不是来要我们的命的。你要学会做你身体各种感觉的主人，而不是它们的奴隶。"

她点了点头，可表情还有点迷惑。

我知道她不太明白这句话的意思，笑了笑，问她小时候最开心的事情是什么。

她想了想，对我说："我小时候一直体弱多病，也没什么特别的运动，就是喜欢跳舞。我似乎有跳舞的天赋，最喜欢当着大家的面跳舞。因为那个时候，我就不再是一个病秧子，而是一个充满活力的小姑娘。"

我点了点头，让她闭上眼睛。

"你只用闭上你的眼睛，不用让自己进入什么样的催眠状态。我知道你喜欢跳舞，那么你可以让自己回到小的时候，在一个你记忆最深刻的场景中跳舞。可能是美丽的花园，那里有很多人在看着你，注视着你，看着你在那里尽兴地跳着你最喜欢的舞蹈。"

"你穿着你最喜欢的衣服，在那个美丽的地方，不停地舞着、旋转着，所有人都在注视着你。你在阳光下舞着，在田野中舞着，在春风中舞着，美丽的小鸟围绕着你唱歌，在你的周围满是鲜花，大人们都很喜欢你，因为你的舞蹈是那么美丽。大家围着你，为你鼓掌、欢呼。我知道，这是你的梦想，是你最盼望的事情。你尽情地享受这种快乐、喜悦。"

她的脸上出现了笑容，就像十多岁的小姑娘一样。此时，我已经开始暗示她专注在跳舞的快乐之中，忽略掉身体的不适。

"你继续快乐地跳着舞。要知道，要把一段舞跳好并不容易。你需要一边听着音乐，跟随着音乐的节奏伸展你的胳膊、你的腿，这样你才能舞出优美的舞姿；你还要注意身体的平衡，这样才能不致摔倒在地；尤其是当你跳起来的时候，你必须让自己忘记周围的一切……"

我说到这里的时候，她的表情变得非常专注，闭着眼，似乎自己真的正在专注地跳着自己最喜欢的舞蹈。

"当你专注地跳舞的时候，你忘记了花园里的微风、鲜花，甚至忘记了旁人的眼光，忘记了你的身体，你只是一个在专注地跳舞的小姑娘；所有其他的事情都与你无关，你是一个爱跳舞的美丽的小姑娘，在那里尽情地跳着、舞着，像美丽的蝴蝶、快乐的小鸟一样……"

她的身体慢慢地放松了下来，不再像之前那样痛苦地蜷缩在床上，脸上的表情也慢慢变得平静安详。这时候，她已经变得相当专注。当一个人很专注的时候，身体的痛苦会在不知不觉间被忽略掉。

如果要帮助一个人减轻痛苦，你不能告诉他疼痛不存在，因为当你说到他的疼痛会减轻的时候，其实你是在提醒他：注意，你的疼痛在那里，他的注意力就马上转移到疼痛上面，而且并没有减轻，这时候他对你的信任将会消失。当他的注意力被转移走的时候，自然就忘记了疼痛的存在。

"你是一个美丽的小姑娘，你在舞台上快乐地跳着。观众们在欣赏着你美丽的舞蹈，没有人知道你为了练好这美丽的舞蹈付出了多少努力，流了多少汗水，受了多少伤。你也不需要让他们知道，你只需要把你最美丽的舞蹈献给大家，给大家带来快乐和喜悦。而观众们的掌声，就是对你最大的奖赏！"

不知道你有没有过这样的经历：你做饭的时候，不小心切破了手，却没有感觉到疼，一直到看到之后才觉得疼？疼痛是一种很复杂的反应，恐惧、焦虑、委屈等会加重疼痛的感觉，而意义感、使命感则会大大降低疼痛的感觉。所以，在这里，我不断地暗示她，这一切都是有意义、有价值的。

当她醒来后，说的第一句话就是："我的脑海中有一位小姑娘在跳舞，疼痛完全消失了，现在我好像也不那么疼了。"言语中满是惊喜。

我点点头说："这就对了，让小姑娘一直跳下去，专注地跳下去，不要被外界的其他东西干扰。无论你是醒着，还是睡着，无论你在干什么，你都可以让这个小姑娘在那里跳舞。你陪着她去发现生活中美好的东西，好好地享受你生命里的每一分每一秒。"

在这之后，她就不再需要麻醉药来缓解疼痛了。偶尔的疼痛也不像之前那么强烈，当她感觉到疼痛的时候，就会让自己心里的那个小姑娘在舞台上跳起舞来。

不同的人对疼痛的承受能力是不一样的。我曾见过，有些五大三粗的汉子，打架的时候不要命，可是打针的时候却怕得要死。

有一种奇怪的病，叫幻肢痛。患者被截肢之后，会感觉到被截掉的部位仍然存在，并会感觉到被截掉的肢体的末端有难以忍受的疼痛，各种药物对此病症都束手无策。

疼痛是一种很复杂的感觉，不仅仅包括痛觉，还包括委屈、恐惧、愤怒等复杂的情绪。如果帮助患者解除了委屈、恐惧、愤怒等情绪之后，疼痛感就会大大降低。

我曾接到过一个淋巴癌患者，在术后由于身体虚弱，患上了严重的带状疱疹，疼痛难忍，以至于彻夜无法入睡。为了缓解疼痛，她尝试了各种止痛药，但都没有什么效果。听到病友介绍我以后，她就找到我，希望我能帮助她不再疼痛。

我问她相不相信催眠能让她的疼痛消失。她很坦率地讲自己根本不相信。身体上那么严重的疱疹，怎么可能会不疼呢？她只不过是实在没有办法了，才来找我，死马当活马医罢了。

我问了她一个问题，假如把她放在一个笼子里，笼子里还有一只非常凶猛的狗，正冲着她张着嘴咆哮，那会儿她最重要的感觉是什么？

"害怕。如果是那种情况，我在那个时候唯一的念头就是赶紧逃跑。"她很肯定地回答。

我继续问她在那个时候是否还会注意到身体的疼痛。她摇头道，那么紧张的情况不会注意到疼痛的。我告诉她，是这样的。我听说，战场上的士兵，很多身体受了重伤却根本不知道，直到战斗结束后，才发现原来自己的肠子都流出来了，一下子疼晕了过去。

我用了半个小时，和她讲那些人们受了伤以后却感觉不到疼痛的故事。到最后，我们达成共识，人是可以控制自己的疼痛的。在这个过程中，她不断地点头，意味着她的潜意识已经开始接手对疼痛进行控制。接下来，我讲了半个小时关于人的潜意识是如何控制疼痛的故事。

一个小时过去了，我突然问她已经有多久没有注意到自己的疼痛了。她很惊奇地发现，自己已经好久没有疼痛的感觉了。她的潜意识已经在不知不觉间接管了她对痛苦的感受。疱疹依旧在那里，很可怕的样子，但是疼痛却不知道在什么时候消失了。到现在已经有一年多过去了，这位患者一直过得很幸福，疼痛再也没有困扰过她。

催眠小技巧
降低高血压的冥想

步骤1

准备一首优美的、带有大自然声音（如鸟声、虫鸣、河流的水声等）的音乐，比如班德瑞的音乐，循环播放。

步骤2

找个安静、舒服的地方躺下来，让自己的身体以最舒适地姿势躺好。做十个深呼吸，然后，从头到脚放松自己的身体。

步骤3

当身体完全放松以后，听着带有大自然声音的音乐，想象自己躺在美丽的大自然中。身体周围开满了五颜六色的鲜花，小鸟在树林的枝头快乐地歌唱，蓝蓝的天空，飘着几朵白云，温暖的阳光照耀着自己的身体，有一条小河从身边流过。

在想象的过程中，想象得越是清晰、效果越真切越好。

步骤4

想象自己躺在柔软的草地上，呼吸着大自然新鲜的空气，感受着阳光的温暖。当你吸气的时候，吸入的是新鲜的氧气；当你呼气的时候，把内心深处所有的烦恼、压力都统统呼出体外，让那些烦恼随着风消散得无影无踪。

步骤5

当阳光照在身上的时候，感受阳光在温暖自己的身体，想象阳光照在自己身体上那种温暖、放松的感觉。

步骤6

想象阳光的能量进入身体，化成一种红色的能量，温暖自己的肝脏，刺激肝脏分泌出一种物质，帮助我们分解血管壁上的脂肪，这些脂肪在被分解之后会释放出热量，让我们的身体变得很温暖。

每天保持该冥想半个小时左右，可以帮助我们有效地降低血压。

扫码收听
催眠音频

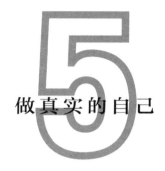

做真实的自己

无论你承认与否，这世界上的每一个人，都时时刻刻地处于某种催眠状态，要么被自己催眠，要么被他人催眠。

　　在童话故事《丑小鸭》里，丑小鸭从小就被鸭妈妈和周围的小伙伴所催眠：只有鸭子那样的身材才是美的，个子很大是极丑的，所以丑小鸭努力让自己成为一只鸭子。当他意识到自己永远无法像兄弟姐妹一样漂亮时，他绝望、痛苦到了极点。直到有一天，他低下头，看到水里自己的影子，发现自己其实并不是鸭子，而是白天鹅时，才发现自己原来是如此美丽。

　　所以，我常常会对我的访客说："你来到我这里，并不是需要我帮你解除什么痛苦。事实上，我所能做的，只是让你意识到，其实你并不是丑陋的丑小鸭，而是一只美丽的白天鹅。"

　　我们之所以不知道自己是美丽的白天鹅，是因为我们在小的时候被人催眠了。在我们很小的时候，我们不断被人灌输什么是美的、什么是丑的、什么是好的、什么是坏的、什么是幸福、什么是痛苦之类的观念。而对我们影响最大的就是我们的父母，因为他们是我们最初的催眠师。

　　若一个人从小就一直被父母指责、攻击，他会一直处在自卑的催眠状态。无论取得什么样的成就，他依然认为自己所有的成功都是意外，自己终将失败。

　　若一个人从小处于不安定、父母争吵的环境中，他会如同一只没有壳的蜗牛，处在一种缺乏安全感的催眠状态。当他长大以后，他会害怕改变，宁愿让自己待在熟悉却不舒服的环境中，也不肯让自己改变。因为对他来说，熟悉的东西才会让他有安全感。

若一个人从小一直被父母过分地宠爱，他会处在一种自己是宇宙中心的催眠状态。当他长大之后，做任何事情根本不会考虑别人的感受；他人对他的评价无论多么中肯，都会被他视为攻击。

……

遗憾的是，并不是每个人都能意识到自己身处某种催眠状态。大多数人都认为自己是清醒的，不受他人所影响。他们如同机器人一样，每天重复地做着相同的事情；他们并不会思考"为什么活着"这个问题，因为像周围的人一样，上学、工作、吃饭、睡觉、结婚、生子，直到最后老死，似乎就是活着的意义。

只有很少的一部分人会发现，其实清醒是一件很困难甚至很痛苦的事情。2000多年前，楚国大夫屈原叹道："举世皆浊我独清，众人皆醉我独醒。"一个人清醒的滋味很痛苦，所以他选择了投江。

我发现，许多抑郁症患者常常会思考"生命的价值"或者是"活着的意义"之类的话题。而他们周围的人则会耻笑他们这样的行为，认为这是一件很无聊的事情，有时间思考这些问题，不如去做点什么事情，或者是看个肥皂剧。

那些耻笑他们思考"生命的价值"很无聊的人，大概就如同从小就被周围的人教导"别去想那些没用的事情，要好好学习，长大了找个好工作，娶个漂亮媳妇"的人，他们陷入这样的催眠状态，所以认为思考"意义""价值"之类的事情很浪费时间。

而那些思考"意义""价值"之类问题的人，也会认为自己在做着一件很羞耻的事情，他们质疑自己为什么不能像其他人一样轻松、快乐地生活。他们没有意识到，其实自己并不是一只丑陋的小鸭子，而是美丽的白天鹅。

因此，对于抑郁症之类的患者，他们需要的并不是来自别人的同情，而是一片平静的水面，这样当他们低下头时，就可以发现自己其实是美丽的天鹅。

一个没有自我、惯于贬低自己的人，是不可能真正接纳自己的。他们活在他人的目光里，以别人的眼光来评判自己。在他们看来，磨难是一件极其可怕的事情，自己之所以会摊上如此不公平的痛苦，一定是因为自己很差，而其他的人都能够一帆风顺、诸事如意。

当我面对他们的时候，我能做的很简单，就是把他们从自我催眠中唤醒，给一面镜子让他们认识到真实的自己。所以，心理疗愈的过程，即是一项重建自我的过程。

很多人讨厌心理疾病，认为心理疾病为自己带来了痛苦，所以他们和疾病对抗，用尽各种办法试图消除心理疾病。殊不知，心理疾病是一种很神奇的存在，你越是对抗，它就越是强大。事实上，恰恰是对抗加重了心理疾病的痛苦。

人类的心理是如此奇妙，你越是不想让他想什么，他就偏偏要想什么。比如我让你千万不要想一只穿着红色旱冰鞋的大象，你头脑中就会出现一只挥之不去的正穿着红色旱冰鞋的滑稽的大象。

心理疗愈并不是要和症状去对抗。事实上，那些令我们痛苦的症状，是我们的潜意识试图保护我们的一种方式。

我常常会让访客去看毛毛虫化茧成蝶的视频，告诉他们：其实你就是那只将要蜕去那层厚厚的茧，长出美丽翅膀的蝴蝶。你如今所经历的一切，都是为了让你变得更强大。

毛毛虫在成为蝴蝶之前，需要经历一个痛苦的过程。它需要用一个茧把自己裹起来，当它准备好了之后，便咬破那层茧，化作美丽的蝴蝶。

那困住美丽蝴蝶的茧，既不是什么邪恶的诅咒，也不是什么可怕的魔鬼。这层看似带来无限痛苦的茧是在蝴蝶生命最脆弱的时候，为它提供了一种非常重要的保护方式。如果没有这层茧，这只蝴蝶是无法从毛毛虫变成美丽的蝴蝶的。

心理问题又何尝不是如此呢？其实每个人的行为背后都有着内在的原因。心理症状看似不可理喻，事实上却恰恰是潜意识在我们从小到大的成长过程中形成的最好的思维模式和行为模式，以这种模式保护着我们，让我们得以长大成人。只不过，随着年龄的增长，这种旧的思维模式、行为模式已经无法适应新的环境了。

在这个时候，需要我们丢弃那层厚厚的、僵化的防御模式，更换上一套新的思维模式和行为模式。当然，这种改变需要勇气和力量，需要承受巨大的痛苦和磨难。

因此，我们常常可以看到，许多人宁可让自己停留在并不舒服的环境中，也不肯让自己改变，哪怕只需做出一点改变就可以让他们获得巨大的收益。因为对他们来说，未知要比不舒适可怕得多。

但是，我们别无选择！困在茧中，毛毛虫将会死去；一个困在旧的思维模式、行为模式中抗拒改变的人，也将会承受更大的痛苦！

催眠疗愈是一种唤醒，是帮助一个迷失自我的人、一个陷入不断进行自我贬低的自我催眠中的人，发现自己、认识自己的过程。因此，催眠疗愈是一种意识转换方式，将访客从自我贬低的意识状态转换到发现自己、了解自己的状态。

因此，我会和访客讨论关于生命的价值、活着的意义之类的话题。老子说过"知人者智，自知者明"，当我们意识到自己来到这个世界是负有使命的时候，面对痛苦，我们会认为那是一种磨炼，是"天将降大任于斯人也"，而非惩罚。

我会和访客谈论生与死，因为死是另一种生。正是因为生命是有限的，我们才会珍惜自己有限的生命。

我会教会他们学会不加评判地觉察，当心烦意乱的时候，觉察到并不是我们的念头让我们痛苦，而试图控制念头的想法令我们痛苦。

所谓的智慧，是能够跳出问题，换个角度看问题。当我们为一件事情痛苦不堪的时候，我们可以从他人的角度再看这件事情；我们可以穿越时空，用90岁老人智慧的眼光来看自己。

做你自己，不要再做他人眼里的你，才是人生最大的智慧！

不合群的男孩

我们需要寻找生命的价值

我有一个体会，似乎聪明的人更容易得抑郁症。

有许多人经常会思考一些诸如自己从哪里来、死了之后到哪里去、活着的意义又是什么之类的问题。当他们和父母或朋友谈论这个话题时，别人给他们的回答一般都是："没事不要想这些没用的问题，你的病就是胡思乱想得来的！"

所以，这一类人会感觉非常孤独。他们不知道和谁去交流这样的话题，他们发现自己和周围的人似乎不那么一样，因此会感觉到自卑。

时间久了，有些人会把自己封闭起来，不爱说话，也不爱和其他人交流，就成了他人眼里的抑郁症患者。

一个23岁的小伙子，自17岁起患上了重度抑郁症，经过多年的痛苦折磨，终于下定决心来到我的工作室求助。

第一次见面的时候，他告诉我，自己初中毕业以后，没考上高中，每天就在思考很多问题，比如活着的意义是什么、自己的未来在哪里。而他的同学或周围的朋友们，如果没有考上高中，就都找个工作去打工。如今很多同学也都已经娶妻生子了。

他向我哀叹，自己已经23岁了，却一事无成，什么都做不了，没有任何工作，每天在家里待着，玩手机或者睡觉。他的父母非常着急，眼看着邻居和自己一样大的都已经抱上孙子了，自己家的儿子还待在家里什么都不做，就不停地给儿子找机会相亲。然而，几次相亲都没有成功，因为小伙子根本对此不感兴趣，他一直觉得这样的生活太没意思。

我想起一个故事，讲给他听。一个男孩子在放羊，一个路人问他，为什么放羊，男孩子说要挣钱。挣钱以后干啥？娶媳妇。娶媳妇干啥？生娃！生娃干啥？放羊！

看来，他是那个不肯过这样日子的人，于是每天把自己弄得很累，睡觉也总是做噩梦，做什么事情都没精神。不爱和小伙伴们一起打游戏，也不肯和他们站在路边，冲着路过的美女吹口哨。只是每天待在家里，满脑子都是"人活着是为了什么"之类的念头。他的父母不理解他，说他每天都是没事找事。

于是，他在这种孤独又痛苦的日子里忍受了六年。

当他提出要到北京看心理咨询师的时候，当农民的父亲竟然出乎意料地同意了，而且还对他说，不用担心钱，只要病好了，钱都是小事。在这里，我看到了父爱的伟大，因为这笔咨询费对一个农村家庭来说或许是一笔巨款。

作为一个心理治疗师，能够发现来访者内在强大的自我疗愈力量是最为重要的，就如我平时总爱提到的一句话："在绝望中寻找希望，在黑暗中寻找光明！"

在他第一次走进我工作室的时候，我便对他讲："其实，你一点也不比你的那些同学和小伙伴们差，因为这世界上不是每个人都能够有机会去思考人生。思考人生与使命，是一件很奢侈的事情，而如今，这世界上，大概只有不到10%的人才会有机会去思考人生，思考生命的意义。在思考问题的时候很痛苦，但是一旦你从中走出来，你会发现你的生命要远远比你想象中精彩。你的那些同学、伙伴就像刚才我讲的故事里的那个放羊的男孩一样，这样的人生，恐怕不是你想要的吧？"

或许，在他的家乡，并没有人能够倾听他的声音，也不会有人能理解他的这种痛苦。每次当他和别人诉说自己的这些想法时，都会被人嘲笑，怎么会有这种不切实际的想法呢？

我完全能够理解这个小伙子的痛苦。因为孤独是一种无法忍受的痛苦，而有思想的人痛苦会加倍。

他对我说："昨天晚上我回去之后，想了很多。突然之间，我似乎看开了很多事情，我觉得事情并不像自己以前想得那么坏，也不是那么消极。因为，那些所谓的坏事，往往会推着我往好的方向发展。"

"当我突然从以前那种困境中走出来的时候，我发现自己一下子轻松了，就好像一下卸下了压在我身上、心灵上的很重很重的包袱。如今的我，变得非常轻松，精神也非常好。"

"这些将我困了六七年的困境，以前我很难走出来。而现在，当我走出来之后，我发现其实这些逆境一直是在帮助我积累力量，让我生存下来，而在之前我却没有发现。可能，我需要的，就是这些困难的磨炼。"

"以前的我，总是会思前想后，不断地去判断某件事情的对与错，而现在我想明白了，其实这世界上有很多事情不能用对与错来评判。"

"以前，我总是在逃避，现在，我明白，那是拒绝成长。因为那时候，我没有深入地去思考问题。在以前，我只是看问题的表面，而现在，我会从更深层次去看自己。现在我发现那些消极的东西其实有很大的意义，如果没有那些问题和困难，我是不可能成长的。"

"在北京的这一个星期，你和我的谈话帮我打开了心结。我突然发现，其实我初中毕业之后，我所思考的那些关于人生意义的问题，并不是那么无聊，事实上它们确实是非常有意义的。我感觉，人生的路上，就是需要这些痛苦来磨炼。"

"以前我似乎把自己困住了，但那并不是在伤害自己，而是在保护自己。虽然这么多年，我什么都做不了，好像把时间都浪费了，但是这几年却让我明白了许多人生的意义，感觉我自己也提升了不少，这一切让我真正明白了很多东西，这是上天赐给我最好的礼物！"

"我知道我需要的是什么了。我喜欢玩车，以前觉得自己追求的是车，现在我发现即使有车，也不一定能真正高兴起来。我真正需要的不是物质方面的东西，而是精神与心灵上的醒悟，内心的觉醒，这比什么都重要！我当年之所以陷入这一切，就是因为我的内心深处有个声音一直告诉我，我要追求的是挣多少钱，盖多大的房子，娶个什么样的老婆。真的感谢我生命中遇到的那些困难，让我明白了自己这些问题。"

最初当他来到我工作室的时候，按照我的经验，如此长时间的抑郁，恐怕至少需要一个月的时间或许才能有所改变。没想到，仅仅一个星期的时间，他便发生了很大的变化，整个人就像变了一个人一样。他对我说："李老师，我昨天下午回去之后，一下子就想通了！想通了之后，发现自己全身都非常轻松，以前把我困住的那些东西似乎瞬间都消失了。我现在好像浑身都充满了能量，我希望我能尽快回去开始我的新生活！"

李白有首《将进酒》，诗中有一句："古来圣贤皆寂寞，唯有饮者留其名。"聪明的人、想得多的人常常会感到寂寞，因为他所思考的问题很难在生活中有人可以一起去聊。

比如，"我是谁""我为什么要活着""活着有什么意义和价值"之类的问题，光是想想就会觉得头大。这些问题人类思考了几千年了，我们依旧没有一个标准答案。

我接待过一个抑郁症的访客，他常常会思考这类问题。他的母亲听到他在思考这些问题之后，感到非常不可思议，对他说："没事想这些东西干什么？真是吃饱了撑的。"

可是，如果不知道自己生命的价值为何，不知道活着的意义是什么，我们将何以支撑这苦难重重、不尽如人意的世界？而这种找不到人诉说的感受，是何等孤独！所以，陈子昂在诗中写道："前不见古人，后不见来者，念天地之悠悠，独怆然而涕下。"

很多人对患抑郁症的人有偏见，认为他们矫情，认为他们就是想多了，而正是这种偏见，令他们倍感孤独与无助。

他们觉得自己是如此与众不同，责备自己为什么不能少想点，为什么不能像别人一样，好好地活着，像自己身边的朋友那样娶妻生子。

没有人理解他们，连他们自己都不理解自己。有人告诉我："我特别羡慕我身边的人，每天什么都不想，吃吃喝喝多快乐啊。"

我则回答："猪也是这样过日子的，每天吃了睡，睡了吃。你并没有错，你只不过想做一个人，一个有思想的人，而不是想做一头猪罢了。"

他对我说："那我为什么要这么痛苦？"

我回答道："你应该知道猪的结局是什么。等到有一天，看到杀猪刀的时候，一切都晚了。你现在的痛苦只不过是为了让你清醒，等有一天你想明白以后，你会比那些不肯思考的人都幸福。"

我对他说："你应该感到幸运，要知道并不是每个人都能思考这个问题，也并不是每个人都有资格得抑郁症的。要知道，在纳粹的集中营中，人们每天想的都是如何活下去，如何找到吃的，根本没人会去思考为什么活着，也没人敢得抑郁症！"

马斯洛的需求层次理论中讲了，我们从低到高有五种需求：生理需求、安全需求、社交需求、尊重需求以及自我实现需求。一般情况下，只有低级需求得到满足之后，才会产生更高层次的需求。

寻找生命的价值、活着的意义是一件很痛苦的事情，你不得不经历痛苦、无助、孤独以及绝望，可是，只有当你经历了这些痛苦之后，有一天，你才会如同毛毛虫一样破茧而出，化蛹成蝶。

治疗抑郁症的量子理论

找到自己的生路

在现代科学诞生之前，人类的世界观由哲学和宗教所主导。所有宗教与大部分的哲学思想都认为，我们的生命是有价值与意义的，不同流派的区别仅仅在于生命的价值与意义的不同。

随着人类的进步，我们走入了科学的时代。科学的发展令一些人产生了困惑，既然一切都是物质的，人死了之后万事皆空，那我们活着还有什么意义？如果生命没有意义，我们为什么要如此辛苦？为什么要承受生命中的那些痛苦？

一些人因此患上了抑郁症，因为他们认为自己的人生终将如肥皂泡一样破灭。

然而科学进步的意义在于，它令我们的生活变得更美好。当科学发展给人类带来困惑的时候，也正是科学家们去思考、探索的时候。或许有一天，科学终将证明，生命是有意义、有价值的！

两个60来岁的老人带着30多岁的儿子小马从南方的一个城市来到北京，向我求助。他们的儿子认为活着没有意义，已经试图自杀了三次。只不过运气比较好，都被及时发现，所以才没有自杀成功。

两个白发苍苍的老人愁容满面，担心儿子哪天再次自杀。当他们小心翼翼地看儿子的时候，满眼全是哀求的神色。可是，儿子却是一副满不在乎的表情，面带微笑，很平静地和我握手，似乎这一切都与自己无关。

老母亲未开口就已泣不成声。他们老两口就这么一个儿子，从小捧在手里怕掉了，含在嘴里怕化了。等小马上了大学之后，老人家觉得总算可以轻松一下，享受天伦之乐了。谁知道，小马在大四的时候突然说觉得人生没有意义，活着太痛苦，不如去死。

从此，老两口每日里就提心吊胆地过日子。小马有过两次自杀行为。为了阻止小马自杀，老两口帮儿子找了个媳妇，可是，小马却在婚后试图再次自杀。如今小马也生了儿子，却依旧念叨着人生没有意义。做爹妈的哪儿放心得下，于是就带着小马四处寻求帮助。

小伙子告诉我，他在上高中的时候，就一直在思考自己从哪里来，到哪里去，还有活着有什么意义的问题，总觉得自己如果不把这件事情想明白，那这一辈子岂不是白过了。后来上了大学，有了更多自由的时间，他就泡在图书馆里看了很多哲学、宗教之类的书籍。

后来，终于有一天，他认为自己想明白了。他是这么和我说的："我看过很多宗教和哲学的书，最后我认为这个世界是物质的，意识不过是物质的产物。如果离开了物质，意识也就不存在了。所以，我不怕死，人死如灯灭。死了之后，就什么都消失了，一切都与我无关了。"

"连老婆和孩子也都不在乎了吗？"我问到。

"人既然都已经死了，人死如灯灭，当然所有的一切都与我无关了。"他很轻松地回答，嘴角甚至还带着淡淡的笑意。

"那你有没有想过，如果你死了，你的父母、老婆孩子都会很痛苦的？"我问他。

"当然想过。不过，我死了，对我来说一切东西都不存在了，那么他们的痛苦都不存在了，也就没有任何意义了！"他很无所谓的样子。

"好吧，"我一时无语，"那你能告诉我你为什么想自杀吗？"

"因为活着没有意义！我用了这么久的时间去思考活着有什么意义，也看了很多宗教、哲学的书之后，我发现活着是没意义的，而且死亡也没那么可怕，不过就是什么都不存在了而已，有什么可怕的呢？恰恰相反，活着才是痛苦的事情，无意义地活着，却有各种痛苦和烦恼。不错，人生是有许多快乐，比如吃、喝、玩、乐等，但人生不如意十之八九，那么，十分之一的快乐不足以让我去忍受那剩下的百分之九十的痛苦。所以，我觉得死是一种解脱，不用再去受罪了。"他讲述着自己的观点。

似乎很有道理的样子。他的父母很无奈地说，儿子看的书比自己多，他们无论如何没法和他说明白为什么要活着。而他们活了几十年了，也从来没有考虑过这个奇怪的问题。活着有什么不好？为什么要考虑这个让人头脑发晕的问题？

谈到父母，小马不屑一顾："我爸妈他们这一辈子糊糊涂涂地过，根本不知道自己为什么要活着，甚至连思考这个问题都不敢。你看他们一直在辛苦地工作，结婚生子，活着好像就是为了传宗接代。我才不想这辈子过着和他们一样的生活，太可怕了。那和猪狗有什么不同？"

关于死亡，他是这么说的："医生说我有抑郁症，或许吧。不过，对于死，我一点也不害怕。抑郁的时候会很难受，我特别喜欢那种难受的感觉，尤其是难受到极点的时候，我反而感觉特别舒服，因为我觉得我离死亡更近了，终于可以解脱了。你知道吗，我自杀的时候，很平静，一点也不恐惧，反而有一种喜悦。只是可惜，几次都被我爸妈发现，送到医院救回来了。"

一般人很难理解他的这种感受，越难受却越觉得舒服，这两个看似矛盾的东西却有着某种因果关系。但是，这种感觉却是一种刺激，促使他追求那种极端的快感。

我知道，我必须把他的这个死亡与快乐的链条打断。他很聪明，而且已经有了偏执的观念，用任何哲学与宗教理论试图去说服他都将是徒劳的。唯一的方法，就是他信任的科学理论。

我和他讲："你说的确实有道理。其实，从两三岁开始，我也一直在思考活着的意义。不过，这个问题确实很难找到答案。刚才你告诉我，你相信唯物主义，就是说，你相信我们现在的科学理论是吗？

"是的，那些宗教、哲学都没有办法证明，只有科学是可以证明的，所以，我只相信科学，其他的宗教、哲学都是封建迷信。所以，你不要用那些哲学和宗教思想来劝服我。我也见过其他的治疗师，他们看的书还没我多呢，我把他们都驳得哑口无言。"他很认真地说。

"那你对现代的科学理论了解有多少？"我问道，"比如量子理论？"

"只了解一些，现在物理学的基础好像就是建立在量子理论之上的。"小马有些疑惑，迷茫地看着我，"不过，这和我来到这里的目的有什么关系吗？"

我没有理会他的问题，继续说道："你知不知道，在量子理论中有些很有意思的理论。比如，波粒二象性、测不准原理、薛定谔的猫等。"

他点点头："当然知道。在量子理论中，物质既有波的性质，又有粒子的性质。真的很神奇，我也特别喜欢看这方面的知识。"

既然如此，那就好办了。我继续问他："你知道薛定谔的猫的故事吧。那是一个实验：把一个猫放在一个密闭的黑盒子里，在盒子里有一些放射性的物质。如果放射性的物质发生衰变，就会有一个装置使锤子砸碎毒药瓶，把猫毒死；如果没有衰变，猫就能活下来。"

"嗯，听说过。我是学文科的，不过对这些科学知识还是比较感兴趣的。比如，我喜欢看霍金的《时间简史》之类的科学书籍，只不过我看不太懂罢了。那个实验里，说猫在黑盒子里的时候处在一种什么量子态中，既不是活的，也不是死的状态。大概是这个意思吧。"他回答道。

"没错。有趣的是，当我们人类打开这个盒子的时候发生的事情：我们会发现这只猫处于要么生，要么死的状态。似乎是我们人类决定了猫的生死。"我继续讲道，"不过，有的科学家认为，当我们打开盒子的那一瞬间，我们所处的这个世界发生了分裂，分成两个世界，一个世界里，猫死了；另一个世界里，猫还活着。"

"对，我也听说过这个分析，好像是多重宇宙的概念。现在的科学太有意思了，我就相信科学家们对世界的解释。比各种宗教都要有根据多了！"他很兴奋地和我说道。

"既然你知道多重宇宙这个概念，那就好说了。你知道吗，其实自杀是否能够成功，也是一种概率事件。比如，拿手枪自杀，有99%的可能性自杀成功，但也有1%的可能发生子弹卡壳等原因，让自杀失败。你同意我的观点吗？"我问他道。

"当然。你看，我自杀了三次，就三次失败。有的人自杀一次，就成功了。我曾经加入过一个QQ自杀群，里面的人有讲自杀经验的，很多人一次就成功了。"小马点点头。

"好吧，我也听说过似乎有这种自杀群。你看你自杀失败，证明了一件事情——自杀不一定能成功。"我继续说。

"嗯嗯，这也是我最近没有自杀的原因，因为我还没想好怎么死呢。我父母还以为是我担心他们伤心呢，其实和他们无关。"小马很淡然地谈到了父母。

"关于自杀是否成功，其实有一种科学的解释，从量子理论的角度去解释。你知道吗？"我盯着小马问他。

"不知道啊，你能给我讲讲吗？"谈到科学，小马永远是充满了兴趣。

"我曾经看过一本书，忘记是哪本书了。一个科学家是这么解释我们的生命的：当一个人拿起枪准备自杀的时候，他处于一种量子态中，因为下一秒他就有99%的可能死掉，1%可能继续生存。当他扣动扳机的一刹那，这个宇宙分裂，出现了两个宇宙，一个宇宙中这个人死掉了，他什么都不知道了。他的父母、亲戚好友会非常伤心。但是，对他而言，这个宇宙已经和他无关了。"

"但是，另外一个宇宙则不然，他的自杀没有成功，他可能会毫发无损，也可能是受了很重的伤，就是没有死掉。在这个宇宙中，他还活着。当然，他可以继续自杀。不过，每次自杀，宇宙都会继续分裂，每次都有会一个宇宙里的他还活着。也就是说，对于这个自杀的人来说，他的自杀永远也不可能成功。"我有点好奇地看着他，想看看他有什么反应，"拿你打个比方吧，或许从你第一次自杀开始，宇宙就已经分裂。已经有三个分裂的世界了，在那些分裂的世界中，你已经死掉了，不过那三个世界和你无关。现在的这个世界里，你是活着的，是你知道的那个世界。所以，从理论上可以这么说，无论你怎么自杀，你都会活着。但是，我不敢确定下一次你自杀的时候，那个你活着的世界里，是否会因为自杀而有什么伤残。"

很显然，他完全能够理解我的意思。突然之间，他不再像之前那样，对什么事情都是满不在乎的神色。他坐在那里，好像有点发呆。过了一会儿，他叹了一口气，用有些沙哑的嗓音对我说："我有点后悔来北京找你了！"

"来这之前，我对死亡有一种特殊的感觉，总觉得如果活不下去了，大不了去死好了。"他接着说道，"可是现在，你把我最后一条后路堵死了。死已经不能再成为我的终极选择，不再是最后的一个让我感觉到舒服的终点。我现在不知道该怎么办了……"他一脸茫然，眼神非常失落。

"既然死不了，你不如好好地活下去？要知道，在量子理论中有种观点，这个宇宙是什么样子，是由人选择出来的。没有人的宇宙，对我们而言没有任何意义。现在，我们所处的这个宇宙，是由我们自己选择的。当然，能够来到我这里，或许也是你自己的选择，我只是你所选择的那个宇宙里的一个人而已。所以，不是我把你的路堵住了，而是你自己把你的所谓的后路堵住了。因为，是你自己决定要选择另外一条路，好好地活着，寻找你自己生命的意义。"

到了这个时候，我无须告诉他该怎么办。当死亡这条路被堵死的时候，他自己自然会做出正确的选择。正如催眠大师米尔顿·艾瑞克森说的："人生而具有自我实现的倾向，如果移除了障碍，人自然会发展为成熟的、充分实现自我的个体，就像一颗橡树籽成长为一株橡树。"

"治疗师的任务是移除阻碍病人成长的障碍。没有必要去做所有的事情，没有必要灌输给病人成长的欲望，没有必要灌输给他们自我实现个体所具有的种种特点，例如好奇心、意志力、对生活的热情、关怀、忠诚等。咨询师要做的是确定障碍并且移除障碍，剩下的工作受到病人自身自我实现力量的推动，会自然而然地完成。"

是的，当他无路可走的时候，他内在的顽强的生命力会为他找出一条生路来。

第二天，他没有来到我这里。

第三天，他来我工作室向我告别。他说前一天他之所以没来，是到一个高校找一个老师请教一些工作上的问题。他发现，自己开始对自己的工作有兴趣了，所以想把工作做得更好。而且，他也相信自己能够成为这个行业里的优秀人物。他也认为，其实来到我这里真是一件很幸运的事情，否则，自己还会在无数次的自杀中轮回，那样实在太傻。

我向他表示祝贺。

后来，听小马的父母说，他回到家之后，就像变了一个人一样，以前那些抑郁的症状完全消失了，再也不提自杀的事情了。

我们都不曾死过，也不会有人死后告诉我们，死后的世界是什么样子，所以没有人知道死亡之后是否会有地狱或者天堂。

对于死，每个人都有自己的看法。有人害怕死亡，千方百计地寻找长生不老的良方。有人盼着死亡，因为他认为死亡是一种解脱，不用面对活着时的种种痛苦。

我更喜欢庄子讲的"方生方死，方死方生"。我们时时刻刻在死，又时时刻刻在生。每一秒我们的身体里都会有数百万的细胞死去，每一秒又会有数百万的细胞新生。我们并不是前一秒的我们，更不用说刚刚出生时不到十斤的我们与成人之后100多斤的我们有着多么大的区别。

死亡，并不是我们停止呼吸那一刹那的事情。事实上，从我们出生的那一刻起，我们便踏上了死亡的旅程。有些人死亡的过程很短，可能只有几天；而有些人死亡的过程很长，用了上百年的时间。

　　所以，了解死亡最好的方法，并不是去死，而是好好地活着，活在自己的每一天，每一秒，每一个当下，因为，生与死都在我们的每一个呼吸之间。

　　年轻的时候，不理解孔子讲的"未知生，焉知死"，那时以为孔子不敢和弟子们谈论死亡这个话题，或者以为他并不了解什么是死亡。随着年龄慢慢增长，经历慢慢增多，所谓"读万卷书、行万里路、阅人无数"之后，我突然有一天明白，孔子早就针对死亡给出了自己的答案："不知道生是什么，就不知道死亡是什么！"

　　好好地活着，才能知道什么是死。

从疯狂的女人到紫罗兰夫人

走出观念的监狱

在写这个的故事时，我一直很犹豫。因为这个故事里牵扯到太多个人的隐私。不过，她一直鼓励我，要我把她的故事写出来，说一定可以帮助到更多的人。

我还是在犹豫。因为，她在自己恢复了健康之后，常常特别热心地替我的许多访客答疑，帮助他们建立信心。我的大部分粉丝也都认识她了，甚至很多人亲密地喊她"甜甜姐"。

如果把她的故事讲出来，许多人都会知道她家庭的隐私。我几经犹豫，依旧还是不想把这个故事写出来。

后来，在我们的一次集体催眠的课程上，甜甜拉着她的老公站在我们的课堂中央，讲述了自己的故事，讲述了自己的痛苦，自己成长的心路历程。她当着大家的面，对我说："李老师，你一定要把我的故事写到书里，因为我的故事能够帮助到那些正面临痛苦的人。我要做中国的紫罗兰夫人！"

至此，我才下定决心，把这个动人的故事讲出来。

我第一次见到甜甜的时候，不禁大吃一惊：一个40多岁的女人，却穿着非常艳丽的衣服，涂着夸张鲜艳的口红。

那口红有多夸张呢？后来我常常笑着对我的助理们说："就像刚刚吃过小孩子的妖怪，满嘴鲜血一样的血盆大口。"

甜甜见了我后，第一句话就是："李老师，我已经疯了十几年了。看过很多医生了。本来我觉得自己好不了，一辈子可能就这样疯下去了。后来，我有一个朋友推荐我来找你，我觉得不过又是一个骗子罢了。不过，我从去年开始就一直在看你写的文章，听你在网上讲的课，觉得你讲得还好，都很有道理，不太像骗子。所以，我专门来找你，看看你是不是真的能把我的病治好。"

我对她说："如果你真心想好，没有什么好不了的。记住，你的病不是别人能治好的，只有你自己才是自己最好的医生。"

她却很无奈地对我说："我这双相情感障碍已经得了十好几年了，我努力地想让自己好起来，却根本没有任何用。所以，我不相信我自己能给自己治好病。"

我回道："你之前之所以没好，并不是因为你没办法为自己进行自我疗愈，而是你没有找到正确的方法。"

她依旧半信半疑。

我让她闭上眼，跟随我的引导放松、深呼吸。她很快进入到一种很深沉的催眠状态。我引导她在催眠状态中享受阳光、鲜花、白云、蓝天等美景。

等我把她唤醒之后，她一脸的惊喜。告诉我说，刚才那种感觉太舒服了。

我对她说："我刚才让你体验到了催眠。要知道，并不是每个人这一生都有机会体验到催眠是什么样的感觉的，可是进入到催眠状态却是我们每一个人的本能。我们拥有这样的能力，却未必有机会把能力发挥出来。就如同你有能力让自己恢复健康，却未必知道自己该如何做一样。"

她拼命地点头，满脸笑容，对我说："李老师，这回我相信你说的了。那我就把自己交给你了，我认为你就是那个能给我的命运带来改变的人。"

之后，她为我讲述了自己的经历。

甜甜在七岁的时候，被一个亲戚强奸了。可是当时她还很小，并不知道这是一件很可怕的事情，也就没有告诉家人。

后来，等她长到十几岁时，在老师讲到性知识的时候，突然意识到自己原来曾经经历过如此可怕的事情。她的世界一下子崩塌了，她不再是一个纯洁的处女了，她认为自己从此后再也不配嫁人了，这一辈子只配一个人孤独地老死。

后来，她高中毕业，上了班。看着周围的人谈起了恋爱，而自己却始终不敢。她害怕万一男朋友知道自己不再是处女之后，会毫不留情地抛弃她。

她长得很漂亮，有很多男孩子追求她，她却不敢答应。

后来，因为年龄实在太大了，正好也碰到了一个她喜欢的男孩子，她终于鼓起勇气答应了对方的求爱。但是，在谈恋爱的时候，她虽然很享受和男友在一起的幸福感，却又时时担心万一男友知道自己不是处女后的反应。

后来，两人到了谈婚论嫁的时候。她终于下定决心把自己曾经被强奸过的事情告诉男友。她对我说，如果男友知道后选择与自己分手，她就打算跳河自尽。

男友听完她的秘密之后，安慰她说没关系，对她说，他爱的是她的人，并不在乎她是不是一个处女。

　　她听完男友的回答之后，觉得自己心底的石头放下来了，自己终于不用孤独终老，不再是一个没人要的人了。

　　两人结婚后，很快就生了一个大女儿。在给全家带来快乐的同时，也给家里带来了一个小小的烦恼。因为她老公的家里认为只有生个男孩才能算传宗接代。

　　于是，甜甜很快又怀孕了。但遗憾的是，第二胎依旧是个女儿。因为政策原因，她不得不忍痛把二女儿送给别人抚养。

　　又过了两年，她怀上了第三胎。

　　就在她这次怀孕期间，她的老公突然患上了抑郁症。她把大女儿交给亲戚抚养，自己陪着老公到北京看病、抓药。

　　第三胎是个儿子，全家皆大欢喜。

　　老公的抑郁症也逐渐好了起来。

　　全家似乎开始准备过上幸福的日子了。

　　然而，在孩子三四个月大的时候，有一次甜甜在整理家里杂物的时候，发现了老公的病历被随意放在桌子上。她走过去，准备把病历收起来。

　　然而，无意中，她翻开了病历，看到了里面的记录。病历里面记录了她老公患上抑郁症的原因：原来在甜甜怀孕期间，她老公和一个女同事出轨了。他因为对自己出轨这件事情感到内疚，而陷入不能自拔的抑郁症。

　　甜甜告诉我，她在看到病历上的这些文字之后，一下子觉得天旋地转。她之前努力让自己做个好妈妈、好妻子，但如今，自己其实什么都不是，只是老公家人眼里的一个生育工具，一个帮助他们家传宗接代的生育工具。

　　她的老公虽然嘴上说自己不在乎她是不是处女，可是肯定还是在乎的，要不为什么会在自己怀孕期间和别的女人发生关系？

她不知道自己活着还有什么意思。如今已经给他们家生了个儿子，已经完成了传宗接代的使命，他们不再需要自己了。

甜甜自此发病，又哭又笑，一点小事情就会号啕大哭一场，一丁点小事也会让她哈哈大笑。用她女儿的话说，妈妈疯了。这之后的十几年时间，她时不时地就离开家，到处跑，手里有一点钱就疯狂地买东西。她的女儿和儿子几乎没有得到过她的爱，也没有得到过她的照顾，几乎都是姑姑帮着带大的。

经医院诊断，甜甜患上了双相情感障碍。

幸运的是，她的老公和家人并没有放弃她，一直在尽力帮助她进行各种治疗。而甜甜的父亲则非常伟大，把自己能给的钱都给了女儿。她的父亲是这么说的："咱女儿这么可怜，现在什么都干不了，也没什么喜欢的了。不就是花钱么，咱给她钱让她花。"

甜甜头脑里也没有什么钱的概念，在街上看到什么好的衣服，根本不管多少钱，就掏钱买。她买东西的时候，就像是世界末日来临了一样，往往是碰到喜欢的衣服，就买上很多件，甚至有许多衣服是一模一样的。

在这期间，她也碰到了几个好心的朋友，无怨无悔地给予过她帮助，令她没有陷入更深的痛苦之中。

然而，疾病却一直伴随了她十几年。天气好的时候，她的心情就无比明亮，走到哪里都哈哈大笑；天气不好的时候，她就莫名地悲伤，无缘无故就哭得一塌糊涂。每到春天，她就像个疯子一样，情绪高涨；到了秋天，她就感觉到了地狱，一切都很绝望。

她是在初春的时候来拜访我的，那时的北京四处都开着鲜花。所以，当她来到我工作室的时候，她常常会发出爽朗地哈哈大笑的声音。我的助理说那声音特别有魔力，让身边的人听了也会莫名其妙地快乐起来。她喜欢逛我们工作室附近的商场，三天两头就会买上一件或好几件艳丽的衣服。

不过，如果哪天阴天或者下雨的话，她的情绪就变得非常低落，对自己的未来感到无比的绝望，不断地谴责自己不是一个好女人，不是一个好妈妈，自己这一辈子大概就要这样疯下去了。

因为正好是春天，百花盛开的季节，我就问甜甜是否见过紫罗兰，如果见过紫罗兰，一定记得拍一张照片给我。

她很迷惘地摇摇头，她从来没见过紫罗兰，也不知道紫罗兰是什么样子的，更不知道我为什么要提到紫罗兰。于是，我打开手机，找出紫罗兰花的照片给她看。

她点点头，说这紫色的花真漂亮。

我给她讲了一个故事：

催眠大师艾瑞克森有一次要去美国中南部的一个小城去讲课，他的一个同事请艾瑞克森顺道看看自己的姑妈。那个同事说："我姑妈一个人住在一个老房子里，无亲无故，还有极度的抑郁症。我们想帮助她，却都没办法改变她。麻烦你去看看有没有办法帮助她改变。"

于是，艾瑞克森在讲课之余到同事的姑妈家探访。他发现老太太比他想象的更加孤单，一个人生活在黑暗的百年老屋内，四周找不到一丝生气。艾瑞克森对老太太说："我可以参观一下你的大房子吗？"

老太太带着艾瑞克森一间屋子一间屋子地转。在一间屋子的窗台上，他发现了几盆小小的非洲紫罗兰。老太太说："我平时没事做，就喜欢打理这几盆小东西，你看这一盆刚刚开花了。"

艾瑞克森对老太太说："太棒了，你的花这么美丽，一定会给很多人带来快乐的。我建议你多种些紫罗兰，当城里有谁家结婚、生孩子或者生日之类的喜事，你给他们送一盆花去，我想他们一定会特别高兴的。"

老太太真的听了艾瑞克森的话，种了许多非洲紫罗兰。为了种这些花，她不得不把窗帘都打开，本来不透光的黑暗的老屋子，变得明亮了起来。而老太太的生活也发生了巨大的改变，她从一个孤独而肮脏的老人家，变成了整个城里最受欢迎的人。当老太太去世的时候，当地报纸头条报道："痛失我们城里的非洲紫罗兰皇后"。整个城里的人都参加了老太太的葬礼，以报答她生前的慷慨。

当然，老太太的重度抑郁症早就不药而愈。

甜甜非常聪明，很快就明白了我的意思。她对我说："李老师，艾瑞克森治好那个老太太的原因，是让那个老太太找到了自己的价值。"

我回答道："对！评价一个人是否有价值，不是用这个人是不是处女，或者这个人为某个男人生了儿子、续了香火。要知道老母猪比你更能生，难道我们就得说老母猪比我们更有价值吗？"

甜甜笑了，摇了摇头。

我对甜甜说："看来，你真的得感谢你这场病。如果不是因为这场病，你就不会来到我这里寻求帮助，当然就不会有机会去思考活着的意义。你这一辈子大概都会纠结于自己已经不是一个处女的情结中。这样，你将会浪费掉你宝贵的生命，要知道人的一生是如此短暂，可能大多数人还没想明白自己为什么活着的时候，就已经死掉了。"

甜甜不断地点头。

我接着对甜甜讲："你为什么会生病？就因为你之前认为只有在结婚

时有一张完整的处女膜才叫有意义，你认为自己能给别人生孩子、养孩子才叫有价值。当这些都不再属于你的时候，你顿时觉得自己活着没意义了，所以你才会生病，所以你疯了。是你把你自己丢掉了，你来我这里的目的并不仅仅是治疗你的病，而是让你找到真正的自己，去做你自己。"

甜甜很聪明，很快就明白了我的意思。

第二天，我再见甜甜的时候，甜甜拿着一个纸杯，纸杯里有一株植物，开着几朵小小的紫色的花朵。

她很兴奋地对我说："李老师，你看，紫罗兰。我以前根本不认识紫罗兰，今天我终于知道什么是紫罗兰。今天我在小区碰到园丁在那里整理花花草草，就问他们有没有紫罗兰，她说有。我就跟她要了一株，我弄了点土，种在这个纸杯里。我要把这朵花养在宾馆里的窗台上。我要做中国的紫罗兰夫人！"

甜甜给我讲了这些年她自己的经历。她说她自己之所以能够支撑下来，全靠几个好朋友的帮助。

比如有一个老中医，虽然不懂心理，但却像一个心理治疗师一样，给她力量和安慰。在她最无助的时候，老中医总是来帮助她。不像别的医生来了就开药，这个老中医会陪她聊天，鼓励她走出去，告诉她肯定能够从痛苦中走出来的。

后来，那个老中医因病去世之后，她感觉自己的天像塌了一半一样。那个老中医信佛，所以每次她来北京的医院拿药的时候，都会跑到潭柘寺烧烧香，拜祭一下。

听完这个故事，我对甜甜讲，有一天，你这个紫罗兰夫人也要被很多人怀念的。她哈哈大笑，说自己一定要活上200岁，这样就可以多帮助一些人。

那些日子，正是北京春暖花开的时候，甜甜在治疗之余，喜欢到处去看看。每看到一朵紫色的花，就会拍下来，发给我说：李老师，我又看到一朵紫罗兰月季、紫罗兰牡丹……她的自我价值感在慢慢提升，人也在慢慢地发生变化。有一天，她突然告诉我："李老师，我好像和之前不一样了。"

我有点愕然地抬起头，看着她，也没看出她有什么变化。

她告诉我说："今天下雨了，要是在之前，如果碰到雨天，我的心情就会低落到极限，无缘无故地想哭，无缘无故地就觉得活着没意思了。可是，我今天一点也没受到天气的影响，心情还是非常好！"

有一次，我为了让甜甜能够理解人类是多么顽固，害怕改变，把电影《疯狂原始人》找出来给她看。里面有一家洞穴人，爸爸叫"瓜哥"。爸爸每天告诫自己的家人"永远不要不害怕"。

当灾难来临的时候，爸爸还依旧试图用老的方式保护他的全家，结果差点被爆发的火山给埋掉。好在最后，瓜哥改变了，拯救了全家人。

甜甜看完之后，对我说，"我感觉我的老公就是瓜哥。他害怕改变，从不去思考自己为什么活着。"

从那时起，甜甜就管自己的老公叫瓜哥了！

有一天，我觉得有必要和她谈论性的问题了。因为，小时候被性侵的经历对她的伤害非常大。

于是我问她："甜甜，我想问你，你为什么会觉得贞操非常重要？没有了贞操，女人就不值得活了？"

甜甜很诧异地看着我："难道不是吗？从小到大，大人们都是这样说的，说饿死事小，失节事大。古代烈女被男的碰了手，就用刀把手剁了呢。"

我笑了，对甜甜说道："你知道吗，据说在云南省现在还有个走婚族，男孩子和女孩子看上对方之后，女方就在晚上留好门，晚上男孩子就跑到女孩家，两人恩恩爱爱，第二天早上男孩就离开了。等女方生下孩子，也不知道父亲是谁。不过，他们也不在乎，因为孩子都是女方家里养的。他们好像就没在意过什么失节啊！"

甜甜说："我也听说过，觉得太难以想象了。"

"要知道，人类社会在最早其实根本没有什么贞操的观念的。云南那个民族是还停留在母系社会的习俗里。我们人类母系社会有好几万年的时间，都是像这样过的。那时候，人们根本没有什么贞操的观念。只是后来，随着生产力的发展，进入了父系社会，女人成了男人的私有物，才开始有了贞操的观念。"我对甜甜说，"男人为了保证女人能够生出自己的孩子，一方面用制度来约束女人，另一方面用道德观念去约束。但是，男人却可以娶好几个老婆，只要他有钱。"

甜甜若有所思。

我继续说道："你知道过去女人是要裹小脚的吗？如果不裹小脚，女孩是嫁不出去的。女人裹小脚，你小时候见过吗？"

甜甜点点头，对我说："我奶奶就裹了小脚。小时候我奶奶对我特别好，我还玩过她的小脚。"

"你想过没有，为什么过去女人要裹小脚呢？因为男人觉得这样女人就不容易往外面跑了，也就不容易出轨了。可是，你听过古代要求男人要有什么贞操吗？"我问甜甜。

甜甜听后，恍然大悟："对啊，怎么贞操都是要求女人，从来没有要求男人的。原来，我们从小到大都被别人骗了。"

"所以，你小时候虽然被人性侵了，但并不意味着你就该死；你是一个坏女人，也绝不意味着你比谁差些什么。实际上，一个人内心纯洁与否与她是否是处女无关。"我对甜甜说，"南宋的时候，有一个女将军梁红玉，她和丈夫韩世忠一起带领将士抗击金兵，最后为国捐躯。后世的人们为了纪念她，还专门给她建了祠堂。你知道吗，梁红玉可是妓女出身。"

甜甜非常吃惊，摇了摇头。她非常有智慧，思考了一番之后对我说："李老师，我明白了。我之前太傻，根本没有想过这些问题。只是听人说不是处女就是破鞋了，就没人要了。其实，那是把女人当作男人的附属品了。"

"所以，现在你仔细思考一下，对你来说什么才是最重要的？"我让甜甜进入催眠状态，让她在催眠状态下慢慢思考。

等把她唤醒之后，她很平静地对我说："李老师，我刚才想了许多。之前，我完全是活在别人的眼里，没有自己的思想，别人说什么，我都认为是对的。而经过这些日子向你咨询之后，我慢慢想明白了：我是一个独立的人，我是否有价值并不在于别人如何评价我，一个没有思想的人和死人也没什么差别；一个人是否纯洁，她的内心是更重要的。现在回想之前的我，觉得自己太傻了，根本没有认识到自己其实很珍贵，很重要。"

我点头称是。

甜甜接着说："今天和你谈完之后，我觉得我更有必要做一个紫罗兰夫人了。因为，像我一样没脑子的傻子太多了，我要帮助她们。就像我之前有病的时候，那些帮助我的人一样。"

甜甜的状态越来越好，到了快离开的时候了。我知道，一个人在康复之后，如果没什么事情做，天天待在家里的话，很可能就会继续之前的状态。所以，我有必要为她回家之后的事情做一些安排。

甜甜在生病之后，就辞去了之前的工作，后来在弟弟开的一个服装店里帮忙。甜甜的性格比较好，所以和店里的客户关系都不错。不过，由于服装店的定位有问题，一直处于亏损的状态，弟弟就想把这个店给关掉。

　　我知道，如果甜甜的弟弟把服装店关掉，甜甜回到家里可能就没有事情做了，很快又会觉得自己没有什么价值。于是，我建议甜甜把弟弟的服装店盘过来，自己经营。

　　提出这个建议的时候，我也冒了很大的风险。我内心一直在犹豫，如果甜甜也经营不下去了，这件事对她的打击是否会更大？

　　在结束咨询之后，甜甜回到了老家。她不太相信自己有能力经营好这个店，很是犹豫。她把我的建议和老公讲了。老公听说了之后，非常支持。老公或许是为了赎罪，或许是真的爱她，找到甜甜的弟弟去谈，又借了几十万元钱，把那个服装店盘了下来。

　　甜甜的老公对她说："只要对你好，我做什么都值得。你好了，全家就好了，孩子们就有妈妈了！既然李老师说要给你找些事做，我相信李老师。这个店你就去经营吧，不管赚钱还是赔钱，我都不会埋怨你。如果真赔了，我们就慢慢攒钱还！"

　　于是，甜甜回到家之后，就全力以赴地经营她的服装店去了。我经常会问问她生意怎么样，她告诉我还可以。我知道，肯定是不挣钱，只是她不想给我压力罢了。

　　不过，甜甜的状态却是越来越好。当身边的人有想不开的事情的时候，她就用从我这里学来的知识帮助她们。甚至，我的许多粉丝都知道了甜甜，有疑问的时候也会和甜甜联系。甜甜就像一个知心大姐一样帮助他们。

　　她的性格帮助了她，让她有了越来越多的好朋友，她服装店里的人气也开始慢慢地旺了起来。一年之后，她终于告诉我："李老师，我的服装店开始挣钱了。一天能挣好几千！"

我心里的石头终于放下了。作为一个咨询师，我知道，我做的这些已经超出了咨询师的职责，不过，我知道冒这个险是很有必要的。

不过，甜甜痊愈之后，感觉自己的老公很没有思想。经常会在微信里对我说："今天我和我家瓜哥又吵架了，他根本不理解我。"

有一次，她又和老公因为某件事情生气了。很生气地在微信里对我讲："我受不了我们家瓜哥了，他一点思想都没有。"

我在微信里狠狠地骂了她："你才是瓜姐呢，你老公是瓜姐夫。你病了这么多年，他一直陪伴你，没有怨言。你生病了，到我这里咨询要花钱，他就不顾别人反对，贷款给你看病。得知你想开个服装店，又借了几十万给你。你还说他是瓜，我看你才是最大的瓜呢。你说他不理解你，你不和他沟通，他怎么去理解你呢？"

她想了想，很不好意思地对我说："李老师，我错了。"

她慢慢地学会了和老公沟通，和两个孩子沟通。两个孩子在成长的过程中，已经习惯了一个天天往外面跑的生病的妈妈，对于妈妈的改变反倒很是不适应。

一年之后，我开了一期集体催眠疗愈的课程，甜甜带着瓜哥一起来参加了我的课程。在课程上，她把自己这些年的心路历程讲给大家听，令很多人感动得哭了起来。

也是在这次课程中，瓜哥鼓起勇气，单膝跪地再次向甜甜求婚，甜甜开心地又把自己嫁了一次。

哦，他们并没有离婚。但是，甜甜一直认为自己经过这场病之后，得到了重生，所以需要让这个重生的自己再有一场婚礼。

甜甜和瓜哥，还有他们的孩子，现在过着很幸福的生活。

　　我很小的时候，生活在农村的一个厂子里，每天的吃住行都在这个厂子里的家属区。那时，我觉得我生活的那个地方很大。每天上学，从家走到学校竟然需要15分钟。那时候偶尔因为迟到被老师批评时，我心里就会埋怨学校离家太远了。

　　上初中的时候，我随着父母搬到了一个中等的城市。我被这个城市惊呆了，这里有公园，有九层高的楼，有很大的百货商店，里面人山人海。坐在公交车上，从城市的这头到那头竟然要用一个多小时的时间。

　　再后来，我长大了，由于工作的原因，去过世界很多地方。我发现这个世界很小，坐飞机不落地的话一天就可以绕地球一圈。

　　这个世界并没有改变，改变的是我自己。我知道，我的心有多大，世界就有多大。

　　然而，很多人却没有学会改变，他们的世界永远停留在自己很小的时候。就像我小时候常听父母讲的，有些人一辈子都不曾离开过自己住的那个村子。他们的世界，只有一个村子那么大。

　　我曾经接待过一个16岁的女孩，她患有双相情感障碍。她的家境很好，父母经常带着她到世界各地旅游。有一天，她很自豪地对我说："我从来不住五星级以下的酒店！"

　　我笑了，对她说："那五星级酒店就是你的监狱，因为有些没有五星级酒店的地方你就去不了啦，你可能就没办法欣赏西藏的蓝天、白云，没办法欣赏美丽的内蒙古大草原。这世界会有太多的地方，你去不了了。"

　　她很聪明，很快就明白了我的意思。她知道，她被自己的各种观念限制住了。自此，她开始发生改变。

　　在最后一次咨询的时候，我问了她一个问题："你有没有想过自己为什么会得病呢？"

她回答道："观念问题！之前的我，给自己设了许多限制，把自己困住了。现在的我，终于能够走出自己给自己设的监狱。"

我们每个人在成长的过程中，都会不知不觉地学习一些知识，积累一些经验，形成一些价值观、道德观。在开始的时候，这些知识、经验、价值观对我们的成长有着很大的帮助，然而，随着年龄的成长、时代的变化，这些观念、经验也需要根据环境、时代的变化而改变。**当一个人的观念、经验不肯随着环境、时代变化而改变的时候，他就会遇到问题**。当他试图用老的方法去解决问题的时候，会发现几乎不可能。于是，他就很容易让自己陷入悲观、无助、绝望的情绪当中。

比如，甜甜认为贞操是自己生命中最重要的东西，如果失去了它，自己活着就没有任何价值和意义了，所以，她的前半生都活在自卑和绝望的情绪当中。

当她的老公有了第三者时，她崩溃了，因为她认为老公之所以娶自己，只是把她当作家族的生育工具。而自己已经生过两个孩子，对于这个家庭来说已经没有任何价值了。

那么，在咨询中我所能做的，就是帮助甜甜走出自己设的那个"监狱"，让她能够用新的眼光去看世界，去看自己。

当她从自己的"监狱"里走出来的时候，她知道自己活着是很有意义的，自己并不仅仅是哪个人的生育机器。她可以靠自己的能力赚钱，可以用自己的经验帮助到他人，还可以做孩子的好妈妈、丈夫的好太太。

她的道德观念也发生了改变，不再认为幼时被性侵是自己的错，也不再认为老公的出轨是因为自己不是处女。她知道无须再因为别人的错误来伤害自己。

当她的三观发生改变的时候，疾病自然而然就消失得无影无踪了。

永不消失的恐惧 ⧗
与本能共存

　　我们人类的头脑非常复杂，常常会有各种各样的念头。有些时候，会有两个完全相反的念头在互相冲突、打架，一个念头要做某事，另一个念头却要求自己不能去做。这两个互相冲突的念头，可能毫无意义，甚至违背自己的意愿，不断地反复，影响到我们的生活与工作，这就是强迫症。

　　强迫症患者会体验到互相冲突的念头，尽管极力去抵抗，却根本无法控制自己的行为或思想。两种念头的冲突会令患者感到巨大的焦虑和痛苦，他们的注意力全集中在试图努力压制自己的念头上，却会发现越是用力，反抗的力量就越强大。

　　智慧的解决方法就是：**顺其自然，学会与恐惧共存。**

　　前些日子，一个患有强迫症的来访者找到我。一个月以前，老板交代了一件事情让他处理，他很完美地处理好了。然而，晚上准备睡觉的时候，他脑子里突然出现一个念头：自己是否把老板交代的事情处理完了？于是，他把这件事情的处理经过回忆了一遍，确认自己已经妥善处理。觉得自己终于可以踏实地睡觉了。不料，过了一会儿，他脑子里突然又蹦出了这个念头，自己到底有没有处理好老板交代的事情？这个晚上，他被这个念头折磨到失眠，一晚上都在想这件事情，翻来覆去地想，以至于彻底不眠。

从那天起，他开始陷入各种琐碎的念头之中。比如信用卡到底还没有、家里的煤气是否关好、闹钟定好没有，等等。不论是白天还是黑夜，他的脑子里不停地出现这种琐碎的念头，然后不停地解决这种无谓的疑问，到后来，不得不依靠安眠药才能入睡。去医院检查后，确诊为强迫症。

他听朋友说，催眠治疗强迫症的效果比较好，于是就找到我，希望我能够帮他解决。在和他聊天的过程中，他的思维不断地被各种念头打断。正说着话，他的脸色突然一变，告诉我"信用卡还了没有"的那个念头又出现了，他需要解决一下再和我说话。解决完了，他又开始和我聊天。过了一会儿，他突然又打断谈话，说"家里电卡还有没有钱"的念头又蹦了出来，需要解决一下。

他为此痛苦，甚至流泪。他担心自己严重的失眠会影响到身体健康，更担心自己承受不了压力会死掉。还担心自己如果死了，孩子怎么办，父母怎么办。

我告诉他："这些念头再来的时候，不要管它，就让它待到那里。"

他问我："那我担心这些念头不解决的话，我会一直担心下去。"

"那你就担心下去好了。你试试看，这种担心是否能一直持续下去。"我回答道。

过了一会儿，他神色紧张地告诉我，那个"信用卡到底还没还"的念头又出现了，问我是否现在赶紧解决它。我说不用，我们接着聊天，看这个念头留在这里会有什么影响。于是，他心不在焉地和我聊天。

过了五分钟左右，他喘了口气，告诉我："那个念头好像不那么可怕了。为什么？"

我告诉他："心理学上说，你越怕什么，就越来什么；越不让你做什么，你就越想做什么。比如，现在你不要想一只红色的大象，你的大脑里是会想什么？"

"红色的大象！"他回答道。

"没错，你的问题就是害怕出现这些念头。越怕，这些念头就越容易出现。等什么时候你不怕的时候，这些念头就不会来了。"我解释道。

"嗯，"他点头，突然又神色紧张地告诉我，"现在又出现了一个新的念头，我家的大门出门时是不是拔了钥匙，我现在得赶紧想一想，解决一下。"

我搬了另外一张椅子，放在他的右边。告诉他："在你右边有一张椅子，现在你坐在右边这张椅子上，尽情地去想，你担心的事情。"

他站起来，走到右边那张椅子坐了下去，在那里闭着眼睛不断地想自己家大门上的钥匙是否拔掉了，过了好一会儿，才睁开眼。

我让他再坐回右边的椅子上，让他体验什么都不想的放松的感觉。然后，告诉他："现在，你想象对面那张椅子上坐着另外一个你，他坐在那里不断地在想着各种自己担心发生的事情。而这张椅子上的你则静静地坐着和我聊天，甚至可以看着那张椅子上那个正在不断纠结于各种问题的自己。"

过了一会儿，他终于喘了口气，说那个念头淡了许多。

"这种恐惧的心理，你不用怕它，越怕越来。你是可以和这种恐惧感共存的。"我告诉他。

"这怎么可能呢？一直有个念头不解决，我会很紧张。一旦开始紧张，我就睡不着觉。如果我睡不着觉，我会死掉的。我死掉了，我的父母、儿子该怎么办？"他着急地说。

"你知道吗，野生的小动物时时刻刻都有可能会被它的天敌发现，吃掉。他们的状态比你现在的处境危险吧？"我问道。

"是的。比如小耗子、小鱼什么的，随时会被其他大点的动物吃掉。"他回答道。

"但是，它们并不会崩溃。它们也会在该睡觉的时候睡觉，该玩的时候玩。对不对？"我继续追问道。

"对的。"

"那你也是这样。当这些念头出现的时候，你不去处理，过一会儿它就淡了。你失眠不是因为这些念头，而是因为你在努力思考，试图去解决这些念头，而这个时候你的大脑会变得越来越清醒，所以，你才会失眠。"

于是，我让他进入催眠，让他在催眠状态下学会如何与这种恐惧的感觉和平共处，而不是去惧怕它们。当天晚上，他的睡眠比平时多了一个小时。两个星期下来，他的强迫思维就完全消失了，因为他不再害怕头脑中出现那些念头，而是学会了顺其自然！

恐惧，是所有生命最原始的本能。如果没有恐惧这一本能，任何生命都无法在自然环境中生存下来。即使强壮如非洲大草原的雄狮，亦保持着恐惧的本能，它们必须时时刻刻警惕着，以保护自己的幼狮不受外来的侵犯。

人类，这种地球上最高级的生命，依旧保留有恐惧这一种原始的本能。我们对雷电，对蛇、蜘蛛等动物都有着天生的恐惧感。而且，由于人类是一种高度进化的社会性动物，人类与普通的动物相比又增加了一些独特的恐惧感，比如，对孤独的恐惧、对社交的恐惧、对失败的恐惧等。

当恐惧伴随着我们的生命成长时，我们就需要学会与恐惧共存，把恐惧化作我们成长的动力。然而，并不是每个人都能很好地处理恐惧感，若处理不好，就会产生各种各样的问题。

曾经有一个来访者，患有很严重的幽闭空间恐惧症，不敢处在一个封闭的空间里。她告诉我，害怕进到那样的地方，看到门被锁上。虽然知道自己不会有任何问题，但是内心的恐惧会让她有种要晕倒的感觉。所以，她不敢坐公交车，不敢坐地铁，有时候实在不得不出行的时候，也只好选择步行。

我将她引入很深的催眠状态之后，让她的恐惧感出现，她明明知道自己待在一个开放的空间中，却会有紧张、难受、喘不过气的感觉。之后我暗示她的这些感觉都完全消失，并让她在催眠状态中，感觉处于一个又黑又暗的空间里，却没有任何恐惧、紧张的感觉。

我将她唤醒，告诉她睁开眼之后，会看到这间屋子即使开着门、窗户，她依然会有恐惧、紧张、喘不过气的感觉。她睁开眼后发现果真如此，我告诉她："你发现了吧，那些让你难受的感觉并不是幽闭的空间给你造成的吧？"她点点头。

之后我把她带到一个很小、很暗的房间。先是开着门，然后，让她睁着眼看着门慢慢地关上，当门完全关上的时候，我问她是什么感觉，她告诉我，没任何恐惧了。因为，她发现那些感觉都是自己吓自己吓出来的，与空间无关。

生活在真实空间之外

从绝望中寻找希望 ⧗

你永远无法想象人类的精神世界究竟有多么复杂。理解一个人心灵的痛苦，对于普通人来说几乎是无法完成的事情，而一个心理治疗师优秀与否，便在于是否能够理解来访者的痛苦。当这种痛苦被治疗师理解并关注的时候，给予来访者的内心的支持是难以想象的。

精神分裂很可怕，因为一旦一个家庭中有一个人患上了精神分裂，整个家族都犹如陷入世界末日之中，最痛苦的莫过于你还是患者的父母或亲人！但是，精神分裂的人却少有痛苦，因为他们活在自己的世界里，对痛苦的体验反倒不是那么强烈。

抑郁症、强迫症很可怕，因为它几乎无时无刻不在折磨着患者，让他们失眠、无力，身体莫名地疼痛，甚至会让他们因绝望而自杀。

但是，还有一种更可怕的精神疾病——"人格解体"，其痛苦程度远远超过所有已知的心理疾病。

男孩小安找到我，说自己很痛苦。他有一种奇怪的感觉，觉得自己和这个世界中间像隔着一层玻璃一样。

他告诉我："我看起来和别人没什么不同，能够像正常人一样上学、吃饭、做事，然而，我自己却对所有这一切都没有任何感觉。我所做的任何事情，都是装出来给别人看的，假装去哭、假装去笑。而我就像一具没有灵魂的肉体，生活在一个和真实的世界隔离开的空间里。"

我知道，这种症状的名字叫"人格解体"。我曾经遇到过好几个有类似症状的案例，有的人是在一场感冒后出现的，有的人是因为患上抑郁症之后出现的，还有的人是在经历了一场重大的变故后出现的。

这种病很痛苦，因为患者看起来似乎一切都很好，甚至有的人学习成绩、工作能力都很强，但是却有一种极度孤独与无助的感觉。他们像僵尸一样麻木地生活着，渴望爱与恨、渴望真实，然而却没有办法做到。曾经有一个病人对我说："我现在最想做的事情，就是躺在妈妈怀里大哭一场。"

小安的内心充满了焦虑，这些年他尝试过各种方法，去医院看过医生、吃过药、找过心理咨询师，都没有办法解决。所以，他对自己是否能找回之前的真实感几乎没有信心。

我把助理李阳叫了过来，当着小安的面把李阳引导到很深的催眠状态，然后引导李阳："现在，有一个你看不到的东西，一个类似玻璃罩子的东西，把你和这个世界隔离开了。而且你的情感也被抽走了，睁开眼睛，告诉我，你是什么感觉？"

李阳对我们说："我感觉看东西有些模糊，好像有点变形，但又说不出来哪里不一样。"

我摸了一下他，问他是什么感觉。

李阳告诉我说："知道应该是你摸了我的身体。但是，那感觉就好像是你在摸别人的身体一样，与我无关。"

　　我问他还有什么感觉，李阳告诉我们说："我感觉和你们不在一个空间，一切都很陌生，甚至觉得一切都像是假的；我的情绪好像被一个打气筒一样的东西抽走了，有点喘不过来气；特别孤独的感觉，觉得这世界上所有的人都和我无关。对了，就好像是在玩游戏，外面的世界是游戏里的场景，我在这个游戏的世界里是一个角色，真正的我好像在操纵着我这个角色，让我和你说话。"

　　小安惊呆了，告诉我说和他自己的感觉一模一样，甚至有些感觉他没法说出来，都被李阳说了出来。

　　我问李阳："你感觉难受吗？"

　　李阳摇摇头说道："一点也不难受，反而觉得挺好玩的。因为我知道是李老师你给我催眠出来的感觉，一会儿你把我唤醒，这种感觉就会消失。反正这种体验挺有意思的。"

　　小安摇摇头，对我说："我真的很痛苦。"

　　我对小安说："那是因为你陷在这种感觉里出不来。"

　　我给小安做了个催眠引导，发现他很容易进入催眠状态，于是就把他引导入很深的催眠状态。然后让他能感觉到那个套住他的玻璃壳子。

　　小安告诉我道："我能感觉到它，它好像是一团气体，紧紧地裹着我。"

　　我让小安站起来，换到另外一张椅子坐，把这团气体留在他刚才坐的椅子之上，然后让他睁开眼睛。

　　小安睁眼之后，极度兴奋。"太棒了，我的真实感觉竟然这么快就回来了。我现在看东西没有那种隔着玻璃在看的感觉了，而且能感觉到高兴的情绪了。现在觉得，之前真的就好像是在做梦一样。"

　　第二天，小安有些郁闷地来到我的工作室。他告诉我："昨天，你给我做催眠让我找到真实感以后，我以为我已经好了，可是我离开后不到一个小时，那种不真实的感觉就又回来了。"

我笑着对他说："你有过一个小时的真实感，就会有两个小时的真实感，然后就会有一天、一个月、一辈子的真实感。你应该高兴才是！"

小安想了想，发现确实如此，情绪才不那么焦虑了。他问我："昨天你给我做催眠，明明已经把那层壳去掉了，为什么又回来了呢？"

我笑着对小安说："其实，那层壳是你的潜意识为了保护你才制造出来的。或许是你在成长、生活的过程中，遇到了一些你无法或不敢面对的事情，如果你的潜意识不帮助你，或许你会崩溃，会出现更严重的问题。"

小安点点头，承认确实如此："我小时候，父母关系不太好，总是吵架。爸爸不怎么管我，我妈妈把大部分时间和精力都用在我身上，不过她对我要求很严，我考好了也不表扬我，说都是应该的；如果我考得不好，就会说我没出息。"

小安还告诉我，因为比较自卑，性格也比较内向，所以他不太会和别人打交道，从小到大没有什么朋友。虽然学习成绩还算可以，但是他总觉得活着似乎也没什么太大的意义。

我告诉小安："所以，或许你真的要感谢你的人格解体，它就是你的一个朋友，保护你、帮助你。如果没有它，或许你真的要崩溃了，至少你会患上比这更严重的病，比如重度抑郁之类。"

小安点头表示同意。

我让小安在椅子上坐着，闭上眼睛，再次将他引导到催眠状态，然后在他面前摆了张椅子，告诉他，那张椅子上坐着的是他那个透明的壳。

我问小安："你告诉我，你看到了什么？"

他告诉我："我看到，我对面的椅子上坐着另外一个我，不过是透明的，比我的身体要大一点，正好可以把我罩住。这会儿，我感觉没那么难受了，真实感也回来了。"

我问他："现在，你的那个透明的壳就在你面前，你看到它是什么感觉？讨厌它吗？"

小安对我说："有些不舒服，它折腾了我这么多年，让我这几年过得非常痛苦。很想让它赶紧离开我。"

我对小安说："那你问问它，为什么这么多年一直在折腾你？给你带来那么多痛苦？"

小安静止了一会儿，似乎在听椅子上的壳对自己说话，然后他告诉我："壳说它是我的朋友，是我的一部分，它来这里的目的并不是为了让我痛苦，而是为了保护我。它告诉我，我很不自信，很害怕受到伤害，也没有朋友。所以，它才会出现。如果我恢复自信了，它就会离开。"

我告诉小安，其实即使那个壳还在，他也可以过得很舒服。我开始引导催眠状态中的小安："现在让那个壳离开椅子，回到你的身体上。你知道，那是你的朋友，它只是试图去帮助你的。"

小安在开始的时候皱了下眉头，随着我的引导，小安眉头慢慢地舒展开来，表情变得轻松起来。

我让小安睁开眼睛，然后告诉我是什么感觉。

他用很奇怪的眼神看着周围，还伸出手摸了摸自己的胳膊，摸了摸身边的沙发，迟疑了一会儿之后对我说："真的很奇怪，我现在虽然感觉和之前一样，看一切都是不真实的，感觉这身体不是我的，但是，我之前那种难受的感觉却消失了，不再像之前那样恐惧、痛苦。怎么会这样？"

我笑了，对他说："很正常啊，记不记得我上次把李阳催眠之后，让他感受和你同样的感觉，他却不难受？之前你有不真实感的时候很痛苦，是因为你对它感到害怕。如果你不害怕了，当然也就不痛苦了。"

小安一脸不可思议的表情。

我让小安闭上眼睛，继续对他进行催眠引导："现在你的壳离开了你，你已经可以感受到真实的世界，不过，之前那种痛苦却还是留你的身体里。"

然后我让小安睁开眼睛。小安皱着眉头，一副很痛苦的表情。他很难受、无力地对我说："我现在能感受到真实的世界，可是却无比的难受，突然有种活着很没意思的感觉。"

我点点头，让小安闭上眼睛，让那令他痛苦的感受慢慢消失，然后将其唤醒。等他完全醒来之后，对他说："你现在明白了吧，那个壳并不是来折腾你的？"

小安点了点头。

我告诉小安，他现在需要做的就是慢慢提升自己的自信心，等他的自信心慢慢提升了，那种不真实的感觉就会慢慢消失。小安对此已经没有任何疑问了。

接下来的日子，我和小安谈了许多，关于生命的意义、价值、信念等。随着小安的自信心慢慢恢复，他不真实的感觉越来越少，最后，等他不需要再进行咨询的时候，他的人格解体症状已经完全消失了。

后来，小安一直与我保持着联系。他告诉我，他发现自己比周围很多朋友活得都开心，因为他的朋友不知道拥有真实的感觉有多好。而他，多年失去真实感觉的体验，令他无比珍惜现在每一个真实的日子。

或许，你是第一次听到"人格解体"这个名词。听听患者们的心声吧："自从发病以来，我不但情绪不高，有自卑、自责的念头，对前途感到无望，还有一个症状也让我难以忍受，就是自己与别人及外界事物间总有一种难以打破的隔膜感，比如我看日出、看花，都如在梦里，与人交往时也有一种似真若梦的感觉。我真怀疑自己是不是还活着。"

他们是世界上最孤独的一群人，不会哭，不会笑，不会爱，不会恨。但是，你却看不出他们和普通人有什么不同。因为，他们做出的一切都是"装"出来的，仅仅是为了不让自己的亲人担心。他们会为了讨好他人，为了生活，做出一个平常人所能做出的所有事情，因为许多病人的家人根本不知道自己的孩子、妻子患上了这种极度痛苦的疾病。

当发现自己有一天似乎突然进入了另外一个世界，看任何东西和人都有种恍若隔世的感觉时，他们最初会去求助。但是，极少有人理解他，甚至极少有心理医生能够知道他们究竟是怎么了。有些人会被诊断为抑郁症，有些人会被诊断为焦虑症。但是，他们的痛苦却无法得到解决。许多人是在求助很多年之后，才知道原来自己患上了"人格解体"！

一个人在黑暗中无助地探索，是一种非常孤独与无助的感受。几乎没有人能够理解他们，他们就像"僵尸"一样，麻木地生活着，工作着。他们甚至不能自杀，因为他们必须得为自己的亲人活着。当一个人活在一个不真实的世界里，与所有的人和事物都有一层东西隔着时，那会是一种很恐惧、很孤独的事情。他们渴望爱或恨，渴望生命里那种真真切切的感觉，渴望来自亲人的温暖。然而，他们却没有办法做到这些。

我在中科院心理所读博士的时候，有一个老师曾经讲过自己的一段亲身经历。2008年汶川地震时，这位老师被派到汶川进行心理援助。当他终于从汶川回到北京之后，看到北京街头那繁华的景象，突然觉得很陌生，产生出一种恍若隔世的感觉。这种感觉，一直持续了三天才慢慢消失。

事实上，人格解体障碍所体验到的与真实世界隔着一层东西的感觉并非罕见。几乎每个人都曾经有过这种感觉，只不过大多数人体验到这种感觉的时间非常短暂，还没有来得及认识到这是一种问题，这种感觉已经消失了。

我记得自己也曾经有过这种经历，那是我在读大学的时候，和同学一起去爬华山。从华山回来的火车上，由于一路疲劳，没有足够的休息，我突然有一种感觉，好像看到的人都很不真实，听到的声音也很遥远，甚至会有灵魂出窍的感觉。当时，我并没有感到害怕，而是觉得能从另外一个角度看世界是一件很有意思的事情。后来睡了一觉之后，这种感觉便消失了，我感觉到很是遗憾，常常想让自己再次体验这种感觉，却求之不得。

有意思的是，通过催眠也能创造出这种解离的状态。当进入比较深的催眠状态的时候，许多人会发现自己有和平时不一样的体验。他们可以在空间俯视自己的身体，或者以别人的角度来看自己。在催眠状态，人们可以没有原因地哭泣，也可以对任何东西都视若无睹。虽然他们知道自己看到的东西并不真实，但是却不会感觉到害怕。因为在催眠的时候，他们知道自己这些状态是被催眠师引导出来的，并没有什么危害。

一般情况下，人们会在出现重大刺激事件，或者身体极度疲乏与虚弱的时候出现这种恍若隔世的感觉。而只有当这种感觉莫名其妙地出现、持续且逐渐加重，并伴随着诸如抑郁、焦虑等痛苦的体验时，才会引起恐惧与绝望。而那种持续几个月甚至几十年的与世隔绝的体验，则是极度的痛苦。

我曾经接待过三个有人格解体障碍的来访者。一个来访者是在15岁一场高烧之后出现的这种症状；另一个是在流产之后出现的这个问题；而最近的一个来访者，则是在经历过腰部手术之后一个月，参加完一个要好的同事的追悼会后出现的这种问题。

人格解体的病人虽然会出现很多知觉与情绪的障碍，但他们的内心却又是极度清醒的。他们具有高度的自我认知能力，会在心里不断地强调自己看到的、感觉到的东西并不真实，因为想努力让那种真实的感觉以及之前那种熟悉的感觉再次回来。

但是，越是努力，失败所造成的挫折感越强。当失败的次数达到一定程度之后，病人便会产生恐慌与绝望。他们或许会四处求医，或许会从各种地方寻找治疗方法，但一次又一次的失败令他们渐渐绝望。因此他们的痛苦缘于对未来的恐惧、绝望，以及亲人的不理解。而这种绝望与焦虑会加重自己的病情，让他们产生更多负面的感觉。

许多痛苦事实上并非来自疾病本身，而是来自于因为疾病而产生的绝望与恐惧。对于一个治疗师来说，帮助每一个来访者从绝望中寻找希望、从黑暗中发现光明，是最基本的责任。

如果，有一天，你的一个朋友告诉你他有这种感觉的时候，请告诉他，他并不孤单，你将与他一起度过这艰难的岁月。

从电影里看到的心灵成长

找出自己的价值

在《少有人走的路》这本书中，第一句话就是"人生苦难重重，这是个伟大的真理，是世界上最伟大的真理之一"。然而，是什么样的力量能够支撑我们走过这苦难重重的人生？

发现人生的意义，找到自己生命的价值。只有当我们发现每个人来到这个世界上都有着自己的使命的时候，才会觉得自己所承受的苦难都是值得的；只有当我们发现自己的存在会对这个世界有着影响、每个人都有自己的价值的时候，我们才会有自信、自尊和自爱。

阿萍是一个学校的老师，最近三个月出现了严重的失眠、食欲不振、身体莫名疼痛等症状。先是去医院进行体验，没有发现任何问题，医生推荐她去看看心理科。在那里，阿萍被诊断为重度抑郁症。阿萍在朋友的推荐下关注了我的微信公众号，认为我能够帮助到她。于是，她从南方的一个城市专程来到北京向我求助。

阿萍告诉我，她有一个很强势的妈妈，经常会和爸爸吵架，她的爸爸大概也因此经常不回家。所以，阿萍的爸爸在家里几乎没有什么存在感。

在上高中的时候，阿萍喜欢美术，但是，母亲却不让她报考美术类院校，逼着她上了师范。

在读大学的时候，她开始谈恋爱，两人谈了五年。但是妈妈却对阿萍的男友非常不满，因为男友长相不合妈妈的心意，又穷，也不是公务员，所以，阿萍的妈妈逼着阿萍和男友分手。

后来，阿萍的妈妈给阿萍找了个符合自己要求的男朋友小华：个子高、长相英俊、国有企业工作、收入高。阿萍在妈妈的逼迫下和对方结了婚。

然而，与小华的婚礼就是痛苦的开始。小华控制欲非常强，还非常喜欢喝酒，经常喝到半夜一两点钟。小华甚至还要求阿萍与自己一起出去和他的朋友喝酒。有一次，她太累了，不肯出去。没想到小华把阿萍痛殴一顿。事后，小华向阿萍磕头道歉，表示他以后再也不会动手了，自己之所以动手，都是因为太爱对方了。但那一切都是谎言，从那时起，小华稍有不如意，就会痛打阿萍。

阿萍向父母表示自己忍受不了了，想离婚，阿萍的母亲却坚决反对。阿萍的母亲说，小华条件那么好，阿萍和小华在一起根本就是在高攀人家，老公打老婆很正常，等生了孩子就好了。

最近一次家暴，是在和阿萍结婚第三个月的时候。那天晚上，小华出去喝酒，阿萍因为工作一天很累，就睡着了。小华半夜两点喝酒回来后，没带钥匙，就在外面敲门。阿萍因为太累没有听到。小华的脾气就上来了，开始踹门，把阿萍惊醒。阿萍赶紧起来给小华开门，但已经迟了。小华抓起阿萍的头发，把她拖到客厅里，又是扇耳光，又是用脚踹。

小华一边打，一边骂阿萍竟然敢和自己生气，还敢不给自己开门，让阿萍跪下认错。阿萍告诉我，那一刻她觉得自己要被打死了，她给小华跪下认错，说以后再也不敢了。

小华打累了，加上也喝多了酒，就去睡觉了。

阿萍趁小华熟睡之际，偷偷跑了出去。她知道自己不能回父母家里，因为母亲一定会劝自己回来，那么自己早晚有一天会被小华打死。所以，她灵机一动跑到了派出所。

派出所的警察看到阿萍身上的伤，吓了一跳，以为阿萍受到了哪个歹徒的伤害。当警察得知阿萍身上的伤是她老公打的时，都感到非常愤怒，又有些无奈，因为他们的权力是有限的，只能警告小华不能再动手。

阿萍这次是铁了心要和小华离婚，她对警察说，如果不和小华离婚，自己就死也不离开派出所了。民警通知阿萍的父母和小华来到派出所。阿萍的母亲劝她回去继续过日子，小华不肯离婚，当着大家的面向阿萍磕头认错。

阿萍觉得自己这回如果真的屈服了，一定会死在小华手里。她对小华说自己什么财产都不想要，只要离婚；如果不离婚，就不离开派出所半步。

在这期间，阿萍的母亲声泪俱下地劝阿萍回去："不要再闹了，回去以后我一定会骂小华。但是，像小华条件这么好的男人去哪里找啊！我当初就是瞎了眼才嫁给你爸爸，又没本事，又不能挣钱。况且，一个女人离过婚之后，已经不是处女了，再也没男人要了。"

阿萍表示，即使自己永远嫁不出去，也要和小华离婚。

阿萍在派出所里待了整整三天。三天之后，小华终于同意和阿萍离婚。阿萍没向对方要一分钱，对她来说，离开这个魔鬼，让自己不死在那个家里就是最幸运的事情了。

阿萍离婚后，她的妈妈又开始给她张罗相亲，不断地给阿萍介绍她自己认为符合条件的"高富帅"，而阿萍这回无论如何都不肯再听妈妈的意见了。

为了尽快离开妈妈，阿萍也急着把自己嫁出去。正好有个同事给她介绍了一个男朋友小刚，她就和对方见面了。第一次见面之后，双方感觉都不错，就继续谈了下去。小刚的性格非常阳光，大概与他的父母关系也很和谐有关。阿萍很喜欢这样的感觉，谈了不到半年的恋爱，阿萍就和小刚结婚了。

婚后，小刚才敢告诉阿萍，其实自己早就喜欢她了，只是当时知道她已经结婚了，只好一直暗恋着她。当得知阿萍离婚之后，喜出望外，赶紧托阿萍的同事牵线搭桥。

从与小刚结婚到现在，两人已经在一起生活了七年了。阿萍告诉我，这七年的时间里，她的这场婚姻明显分成两个阶段。

前面四年，因为孩子需要阿萍的妈妈帮忙照顾，所以阿萍一家就选择在离妈妈家很近的地方租房子。这期间，阿萍会经常和老公生气、吵架，孩子也经常生病。

第四年，阿萍的妈妈得了糖尿病，没有办法帮着看孩子了，所以阿萍就想和小刚搬回自己买的房子去住。但阿萍的妈妈却不肯，百般阻拦，说"如果你们搬回去住的话，你会被你老公打死的"。没办法，阿萍只好偷偷和老公搬回自己的家里。因为那里离妈妈的家比较远，她就给孩子找了个保姆，所以她的妈妈就没有办法介入她和老公的事情了。

阿萍发现了一个现象：自打搬回自己的家之后，自己和老公的关系越来越好，似乎从来没有吵过架，而女儿也很少生病了。

阿萍后来想明白了，原来是自己和母亲住在一起的时候，母亲经常会教自己如何对付男人、如何管好自己的男人等，还经常会告诉阿萍，老公有这样或那样的毛病，自己竟然不知不觉间被母亲洗了脑。

她还发现自己竟然和妈妈一样，喜欢控制自己的老公和女儿。发现了这个问题之后，阿萍离母亲就越来越远，她自己的小家庭也就越来越和谐了。但就在她以为自己可以拥有幸福人生的时候，一场突如其来的风波把阿萍弄得痛不欲生。

阿萍是个小学老师，工作非常认真，对自己的学生们非常好，孩子们也非常喜欢她。多年来，她屡次被评为学校的优秀老师。

然而，有一次她在上课的时候，班上有个学生很是调皮，不断地捣乱，也不肯听她的劝阻，搅得班上其他同学都无法上课。阿萍为了让这位学生安静下来，就拿教鞭轻轻地拍了那个学生的胳膊一下。

不料那个学生的妈妈却有些背景，得知后不依不饶。她屡次找到学校，要求学校领导给阿萍严重的处分，要求阿萍当着全班同学的面向自己的孩子道歉，学校必须扣发全年的绩效奖金、当年的考核不合格等。

阿萍感到非常委屈，宁可辞职也不愿意向那个家长屈服。学校校长亲自找到阿萍，对她说："学校领导都知道你很委屈，不过这个家长太难对付了。你就忍一忍，等过一段时间，学校再把扣你的给补偿回来。"

由于校长之前对自己很好，阿萍不想让校长太为难，当着全班同学的面给那个学生道了歉。那个学生的妈妈亲自跑到课堂上听阿萍道歉，认为阿萍的道歉不够真诚，必须按自己要求的内容念给大家听才行。阿萍忍着羞辱与愤怒，当着全班同学的面把那个学生的妈妈为她写的检查念了一遍。

那个学生的妈妈依旧没有放弃，她认为学校会包庇阿萍，不满足学校下达的处分文件，要求必须把处理情况报送到市教育局，直到在教育局看到学校给阿萍的处分通知才算罢休。当年的阿萍考核被学校评为不合格，绩效奖也被取消。

这件事情过去之后，学校为了照顾阿萍的情绪，就主动提出给她放几天假，散散心。放假没两天，阿萍就开始出现头痛、失眠、浑身乏力的症状。过了几个月之后，阿萍的问题越来越严重，出现高烧，整个人不能吃，不能喝，也不能动。医院也没有检查出来究竟是什么病。

学校里有个心理老师和阿萍聊了聊之后，认为阿萍患上了抑郁症。学校领导知道阿萍受了委屈，就给了阿萍几个月的假，让她休息一下，去做做心理治疗。

我告诉阿萍，我很为她的勇气感动。要知道，并不是所有的女人都有勇气与家暴对抗，甚至大多数女人还会屈服于家暴。另外，我还告诉她，根据我的经验，她迟早会得抑郁症的，难得的是，她竟然是在30多岁之后才得上抑郁症。我对她说："我相信，那个不讲理的学生家长比起家暴你的前夫、你那控制欲超强的妈妈来，恐怕还算不上什么，对不对？"

阿萍不好意思地点了点头，笑了。

我告诉阿萍："很多人都以为得抑郁症是一件很痛苦的事情，甚至还有很多人认为得抑郁症很丢人。其实，我从来不这么认为，我接触过许多抑郁症访客，发现他们都很聪明，而且都很有思想。要知道，并不是所有人都有资格得抑郁症的，当我们还吃不饱的时候，当我们安全还有问题的时候，我们是不可能有机会得抑郁症的。心理治疗并不像医院里给病人看病一样，哪里有什么问题就解决哪里的问题，心理治疗更像是一场有关人生的思考，让访客可以找到自己人生真正的使命与价值。"

这次治疗结束的时候，我给阿萍留了个作业，让她思考一下，为什么自己会在这个时间患上抑郁症。

第二天见到阿萍的时候，她对我说："在之前，我总觉得自己得抑郁症是一件很丢人的事情，大概是由于自己不够坚强、不够宽容，所以才得病。昨天和你谈了之后，我想了许多，觉得我得了抑郁症未必是一件坏事。"

她分析自己得病的原因："那个学生的妈妈是很过分，但是和我妈妈比起来，一定不如我妈妈带给我的伤害大，如果和我前夫比起来的话，就更不值一提了。昨天晚上给我老公打电话聊起孩子的时候，我突然想明白了一件事情。"

原来，阿萍的女儿在之前主要是阿萍在带，因为阿萍认为自己是个老师，懂得怎么教育孩子。女儿在上幼儿园的时候，她对孩子要求很严格，时时刻刻督促孩子的学习。

但是孩子一直都不太有安全感：怕黑，不太喜欢和陌生人打交道；孩子上学之后，学习成绩也不是很好；老师也不是很喜欢孩子，觉得孩子的性格太过调皮，总是带头和老师对着干。

阿萍生病了之后，没有精力照顾孩子，只好由孩子爸爸来照顾。本来她以为孩子的学习成绩会下降，老师会对孩子更加讨厌，没想到爸爸接手后，孩子的成绩却快速上升，和老师、同学的关系也大大改善。

阿萍说："我突然发现，原来在之前，我把所有的精神寄托都集中在孩子和工作上。在工作中得到了同事们的认可，孩子也被我教育得很乖，我一直引以为豪。但这回生病之后，我突然觉得自己几乎一点价值感都没有了。"

我很认可阿萍的分析，告诉她："我之所以要你感谢你的抑郁症，就是因为它将改变你的生活。在此之前，你根本没有自我，你所做的一切都是为了你的父母、为了你的老公、为了你的孩子，或者是为了得到同事的肯定。每天你做饭、带孩子、上班、下班，说难听点，这种生活与一头只知道吃、喝、拉、撒、睡的猪没有什么不同。"

我接着对阿萍说："这场抑郁症，或许就是一个让你改变的机会。其实改变是一件非常困难的事情，所以很多人都抗拒改变。他们害怕改变，因为改变会让他们感觉到不安全。所以，他们宁愿让自己忍受熟悉的痛苦，也不肯选择未知。你知道蝴蝶吗？我们都知道蝴蝶非常美丽，可是又有多少人知道蝴蝶曾经是丑陋的毛毛虫？又有多少人知道毛毛虫为了变成蝴蝶，需要承受多么巨大的痛苦？今天你回宾馆以后，在网上搜一些毛毛虫蜕变成蝴蝶的视频看看。明天我要听你看过之后的感想！"

第三天，阿萍准时到来。她昨天晚上在网上搜到了许多毛毛虫化茧成蝶的视频，看了许多遍，还在网上搜了蝴蝶在这个过程中的变化。"毛毛虫要经过四五次蜕皮之后，才开始为自己变成蝴蝶做准备。它首先要找到一个安全的地方躲起来，然后身体会分泌一种物质，把自己裹起来，逐渐形成蛹的形状，这大概需要一天的时间。更神奇的是，它的蛹看起来虽然是一动不动的，其实体内发生着非常大的改变，然后美丽的蝴蝶就破茧而出。"

她非常激动地讲道："最令人激动的，就是蝴蝶从蛹中出来的那一刻。蛹的背部会打开一个口子，一只湿漉漉的蝴蝶艰难地从蛹中爬出来，那一刻，它的翅膀看着黏黏的，根本不可能飞起来。可是，它的翅膀却在风中慢慢风干、张开，终于可以在空中自由地飞舞了！"

阿萍说："我看到蝴蝶从蛹中钻出来的时候，胸口突然疼了一下。后来发现，我每看一次，胸口就会疼一下。好像是我自己正在经历蜕皮的感觉。或许，此刻的我，就是那只美丽的蝴蝶，我所经历的抑郁症，就像是蝴蝶在蛹里脱胎换骨一样。而这一切痛苦，都是为了让我能够重新建设自我。"

我认同她的看法。告诉她："在之前，你只是活着，相当于一个没有灵魂的人。你所做的一切，都是为了讨好你的妈妈、为了你的老公、女儿、学校的领导与同事。你的痛苦，是因为你发现这个社会有很多不合理的地方，你想改变他们，想改变这个社会，但是你却发现你根本无能为力。你一下子发现，自己失去了价值，找不到生命的意义。"

在离开的时候，我推荐她看一部电影《肖申克的救赎》。这部电影在豆瓣上的评分一直高居榜首，讲的是主人公安迪因为妻子被杀而被错判终身监禁，用了20年的时间，挖了一条地道从监狱里逃出来的故事。

第四天，阿萍过来的时候很激动。我知道，她有许多话要说。

"李老师，昨天回去之后，我一直在思考你对我讲的话。我明白了，我这么多年的生活，其实就如同一具没有灵魂的行尸走肉一般。我觉得我得抑郁症的原因，原来并不在于我之前认为的妈妈、前夫、学生家长这些事情。其实最关键的问题在于，我的自我价值感非常低。"

阿萍是个非常善于思考的访客，她在每次疗愈结束之后，总是会用很长的时间去回顾我们之间的对话。也正是她的这种自我反思能力，令她的心灵得以快速成长。

"昨天下午我在宾馆里，反复思考你和我的对话，想累了就躺在床上睡着了，睡醒了就接着想，就像一个刚刚生下来的婴儿一样，一会睡一会醒，是那种半梦半醒的感觉，好像一边睡觉，一边依旧思索着与你的对话，很多从小到大经历过的事情都像看电影一样出现在我的头脑里，我在用旁观者的角度看我自己。"

"我觉得自己就像那只刚刚从茧里钻出来的蝴蝶，之前我在意别人的评价，现在我终于把那些没用的东西都放下了，有一种特别轻松的感觉。"

"直到晚上八点多我才想起要去吃晚饭。吃过晚饭以后，我把电影《肖申克的救赎》找来看了。看完这个电影之后，我知道自己为什么没有自我了。回想我这么多年的经历，越过越迷糊，其实是因为我缺少了一个东西——对生活的希望与热情。真的像电影里说的那样，希望是一个很美好的东西，正是希望才可以让一个人能够坚持下去。我想了想，我之前的生活，已经忘记了希望是什么。电影里有一个叫老布的犯人，在监狱里待久了，已经麻木到习惯了监狱里的生活。当得知监狱给他假释的时候，老布很痛苦，坚决不肯离开监狱。后来，他不得不离开监狱，却适应不了外面的生活，最后上吊自杀了。"

"电影里有句话特别打动我：这些围墙很奇怪，刚来的时候，你会恨它，慢慢你就会习惯它，日子久了，你会发现你离不开它，那就是被体制化了。我被我的妈妈体制化了，不知不觉间变成了老布。"

"这部电影，有些情节我看了好几遍。比如，安迪终于从监狱中逃出来之后，站在大雨中呼吸自由空气的那个片段。我看一遍哭一遍，我内心深处好像有个叫做希望的东西被唤醒了。我的自我开始苏醒了！"

"因为在学校里的时候，那个孩子的妈妈不停地到学校里找事，那时我对教书已经一点兴趣都没有了。我觉得学校就像一个地狱，一刻也不想待下去了。看完这个电影之后，我突然想明白了一件事情：以我个人的能力根本改变不了外面的环境。即使我离开了学校，到其他地方依旧可能会碰到不公平的事情，逃避是根本解决不了任何问题的。"

"我仔细想了想，其实我还是挺喜欢我的学校的。老师、领导们对我都特别好，学生们也都很喜欢我，他们的家长也都知道自己家的孩子有个好老师。那个找我茬的妈妈来学校折腾我的时候，好多孩子的家长都跑到学校找领导替我伸冤。我一下子明白了电影里的那句话——'心若是地狱，处处皆是地狱；心若是天堂，处处皆是天堂'。我再也不会去逃避了。"

我很欣赏阿萍这种自我反思的能力。正是因为如此，她才能够快速从痛苦中走出来。仅仅几天的工夫，曾经困扰她的抑郁症状态就已经完全消失。我知道，她的治疗到了该结束的时候了。

不过，她回到家里的时候，还要去面对自己之前的环境，比如父母、亲友等，甚至可能会遇到前夫。我对阿萍说："没错，我们改变不了外面的世界，但是我们可以改变我们对这个世界的看法。或许，明天就是我们最后一次咨询了，我建议你再看部电影《坚不可摧》，我相信你一定能从这部电影中领悟到一些新的东西。"

《坚不可摧》这部电影，讲得是一个第二次世界大战期间发生的真实的故事。路易·赞贝里尼本是一个优秀的奥运会长跑运动员，但因第二次世界大战的爆发，参加了美国空军。在一次执行任务的飞行中，飞机失事。他和战友在海上没吃没喝的情况了漂流了47天，后来被日本人俘虏，受到一名日本军人的长期虐待。他依靠自己强大的意志力活了下来，并在最终原谅了那些曾经折磨过他的人。

次日，阿萍如约而至。这是我们之间最后一次谈话，她依旧有许多新的思考。

"昨天走的时候，我有些担心。担心回到家里之后，我的所有的症状又回来了。想起你要我看的电影，光听名字，就觉得是一个励志的电影吧。你昨天对我说，我们改变不了外面的世界，所以一定要我学会忍耐，那样才是坚不可摧的。我找到这个电影就打开看了，看了一会儿，就觉得自己没猜错，看到男主角他们在大海上，在没有淡水、没有粮食的情况下坚持了47天，心想你就是想让我回到家之后学会忍受外面世界的种种痛苦吧。"

"后来，男主角被日本人抓走了，还被一个叫'鸟人'的鬼子虐待。那个'鸟人'还逼着男主角举起一块木头，如果掉下来就枪毙他。男主角靠自己顽强的毅力撑了下来，我也在想，男主角的意志力太强大了。就在这个时候，我看到那个日本鬼子却突然哭了。我有点不明白，为什么他要哭呢？我想了半天才明白，原来那个鬼子是自卑，他之所以不停地折磨男主角，是因为男主角太优秀了，让他感觉到自己原来如此卑贱！"

"我一下子想明白了许多事情，比如我的前夫，他酗酒、打老婆，原来都是因为他自己的原因——自卑！无论他有多帅，多有钱，都没有办法让他变得更自信；那个折腾我的学生家长，其实恰恰是她对自己孩子的不信任，对自己的不信任，才会对老师对孩子的一点点惩罚产生如此大的反应；我妈妈天天对我说男人不可靠，逼着我找"高富帅"，一定也是因为她自己内心深处的不自信。他们比我更可怜！"

"我被那个学生的妈妈攻击之后就病垮了，其实也是我对自己的不自信。现在回想起来，我有太多的不自信，比如无论我的学生怎么喜欢我、同事、领导怎么认可我，都不及一个不讲理的妈妈对我的指责影响大。我在看过那个电影之后想了好久，其实我最自卑的事情是：我现在的婚姻是二婚，和我老公在一起的时候，我已经不是处女了。'二婚'这两个字就像一个枷锁一样困住我，甚至我都害怕听到这两个字。"

我对阿萍说："如果你老公也是二婚，大概你就没那么介意了，是吧？"她点点头表示认同。我继续说："我曾经接待过一个女性访客，在结婚之前谈过四次恋爱，而她的老公则是第一次谈恋爱，还是个处男。所以，她就特别难受，对我说，'如果我老公能出一次轨就好了！'看来，你和她差不多啊。"

阿萍点点头。对我说道："我以前经常做梦，梦见我老公出轨了，可是我一点也不生气。就在昨天晚上，我竟然又做这个梦了！我终于想明白了，是我的自卑把我困住了。其实，我老公根本不在乎这些。他一直对我说，和我在一起是因为喜欢我的人，可我却一直在意自己结婚的时候是不是处女这件事。"

我点点头，对她说："是的，你不肯放过你自己，一直在进行自我攻击。你把你自己丢掉了，你以为只有那张处女膜才能代表你，离开了它你就一无是处。"

阿萍抬起头看着我："我本来以为你让我看《坚不可摧》，是为了让我能够学会忍耐。可是看了两遍之后，我发现其实那个电影讲的是信仰与宽恕。我过去迷失了自己，失去了信仰，失去了自信、自尊与自爱。"

我点点头，对她说："是的，除了你自己，这世界上没有人能够伤害到你。有了自信、自尊和自爱，才能真正地做到坚不可摧。你自己心里就有个'鸟人'，时时刻刻地在攻击你，伤害你。其实，你前夫早就无法伤害你了，可是你心里的'鸟人'却还是一直在伤害你自己。"

阿萍问我："我心里的那个'鸟人'是不是就是你平时总说的那个'超我'？"

我点头说是。

阿萍对我说："这几天的咨询，我终于找到了自我。现在回过头来看看我的过去，我发现我不再像之前那样恨我的前夫了，我甚至觉得他好可怜，他也是一个'鸟人'，自己很自卑，所以才会用拳头去对付一个女人。我妈妈也是一个鸟人，她有很强烈的不安全感，所以拼命去控制我爸，控制我。如今我有了自己的信仰，我相信我的生命是有意义的，我能给我的孩子、爱人还有学生带来希望与信心。这几天，我终于从一只毛毛虫蜕变成美丽的蝴蝶了！"

这次咨询结束之后，阿萍回到了家里。她一直和我保持着联系，时不时地告诉我，自己又取得了哪些进步。她和孩子、老公的关系比之前更亲密了，而且也再次成为学校里的优秀教师。

这场咨询是一场寻找自我、发现自我价值的心灵成长的旅程。自我价值包括：自尊、自信与自爱。自我价值感高的人，能够以一种高贵、真诚、勇敢的姿态，充满活力和爱心地来应对生活。**如果一个人对自己不断地采取贬低、限制、憎恶等消极的态度，自身就会变得像导弹，成为被生活击败的牺牲品。**

自我价值感的高低，与一个人的职位、财富、学历并没有什么太大的关系。所以，不要指望自己可以通过升官、发财来提高自己的自我价值感。

在电影《坚不可摧》中，日本监狱里看管战俘的渡边长野（鸟人），在监狱里有着无上的权力，甚至可以决定战犯的生死。他可以用各种方式虐待战犯，但这些并不能让他摆脱自卑。

正像阿萍所发现的那样，他的前夫也如同渡边一样，会家暴自己的妻子。但这些行为只能证明他内心的自卑与恐惧，他需要用凶狠来掩饰自己的无能。

阿萍的母亲以及那个折腾她的学生家长，同样如此，都是以强烈的控制欲来掩饰自己内心深处的不安与自卑。

包括阿萍自己，因为自己是二婚，无法面对自己的丈夫，甚至会在梦里梦到自己丈夫出轨，似乎只有这样才能让她心里感觉好受一些。

中国有句古话："物必自腐而后虫蚀之，人必自侮而后人辱之。"没有人能够侮辱我们，他们只能伤害我们的肉体，无法伤害我们的心灵，能够侮辱我们的只有我们自己。

阿萍用了五六天的时间，完成了一场疗愈。在这场疗愈的过程中，她找到了自己，认识了自己，最终成为了自己。

从毛毛虫蜕变成蝴蝶的过程是痛苦的，然而为了成为美丽的蝴蝶，所承受的一切痛苦又都是值得的。

当美丽的蝴蝶在天空飞舞的时候，又有几个人知道，它曾经是那么丑陋的毛毛虫？为了变成美丽的蝴蝶，它又承受了多大的痛苦？

当你正经历苦难的时候，永远不要放弃希望，因为希望是世界上最美好的东西。当你绝望的时候，要告诉你自己，此时你正在经历化茧成蝶的过程。当你走过这段痛苦的时候，你将变成一只美丽的蝴蝶，在天空自由地飞舞！

催眠小技巧
找到内心的智慧老人

我们生命的旅程中，难免有些时候会遇到一些困惑与磨难。当我们思考自己生命的意义时，我们会发现自己在探索人生意义的孤独与寂寞；当我们将要经受苦难与挫折时，是什么力量支撑我们坚持下去？

在我们的潜意识里，有一种智慧，心理学大师卡尔·荣格称之为"智慧老人"。它在我们内心深处一直陪伴着我们，当我们绝望的时候，它会给我们展示光明与希望。

在这里，我将教大家一个方法找到你的智慧老人，并让他在你需要的时候给你智慧与勇气。

步骤1

找个安静、舒适的环境坐好，闭上你的眼睛。

步骤2

深呼吸十次，然后从头到脚依次放松你的身体。

步骤3

在你的内心对你的潜意识说："感谢你这些年来一直帮助我，在我最困难的时候给我力量，给我支持。现在，我已经做好准备去探索我内在的智慧，请你帮助我见到我的智慧老人，让他给我智慧与力量。"

步骤4

慢慢地回忆昨天你所经历的某件事情，想象的细节越清晰越好。

步骤5

慢慢地回忆一星期以前的时光，你所经历的事情，每个细节想象得越清晰越好。

步骤6

慢慢地回忆一年以前的某个时光，每个细节想象得越清晰越好。

步骤7

慢慢地回忆你高中时期的某个时光，每个细节想象得越清晰越好。

步骤8

慢慢地回忆你初中时期的某个时光，每个细节想象得越清晰越好。

步骤9

慢慢地回忆你小学时期的某个时光，每个细节想象得越清晰越好。

步骤10

慢慢地回忆你在幼儿园时期的某个时光，每个细节想象得越清晰越好。

步骤11

当你回顾你生命中所经历的这些事情的时候，你会发现无论你经历什么事情，都能够走出来。那些当时你以为无法跨越的障碍、无法摆脱的痛苦，都已经成为过去。你会发现原来你比你自己想象的要强大得多。

步骤12

想象十年以后，你在哪里，你在做些什么？你每天的生活都是什么样子？

步骤13

想象20年以后，你在哪里，你在做些什么？你每天的生活都是什么样子？

步骤14

想象当你到了70岁的时候，你在哪里，你在做些什么？你每天的生活都是什么样子？

步骤15

想象当你到了90岁的时候，你在哪里，你在做些什么？你每天的生活都是什么样子？

步骤16

如今，你已经是一个90岁的老人。你经历过无数的风风雨雨，经历过无数的成功与失败、经历过爱与恨、悲伤与喜悦。你拥有着无比的智慧与经验。

步骤17

请90岁的智慧老人对如今这个有很多困惑与烦恼的自己说些什么。

步骤18

现在，如今的你就坐在你内心深处的智慧老人对面，静静地聆听这个智慧的老人对你说些什么。如果你有什么疑问，你也可以向他询问，然后用心倾听，并表示感谢。

步骤19

当你内心的疑惑都得到回答之后，向你的智慧老人表示感谢，并希望下次当你再次遇到困惑的时候，他依旧能够来帮助你。然后，看着他慢慢地消失，回到你潜意识深处。

步骤20

深呼吸，慢慢地醒来。

这个冥想你可以经常做。当你在遇到问题与困惑的时候，你就可以静静地坐下来，倾听来自你内心深处的智慧老人的声音。

 扫码收听
催眠音频

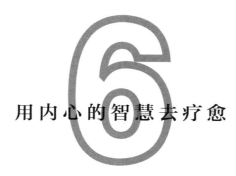

用内心的智慧去疗愈

催眠治疗大师艾瑞克森曾讲过这么一个故事：

有一个患者在艾瑞克森那里进行过一段成功的治疗。在结束治疗后几个月，有一天这位患者突然给他打电话说："艾瑞克森先生，我可不可以借用你的车位？"

艾瑞克森不太明白对方是什么意思。于是对方接着解释道："艾瑞克森先生，我们结束治疗之后，我过得很好。只是，你知道生活中总是还会有其他的事情发生。当我遇到困难的时候，我想把车开到你家的车位上，坐在车里静静地思考一会儿。我会想一想如果我用这些问题向你咨询的话，你会怎么回答我？"

艾瑞克森很爽快地答应了对方的要求："你尽管在你需要的时候把车停在我家的楼下，待到你觉得自己可以离开的时候。"

从那以后，艾瑞克森常常会看到有一辆车停在自家楼下，他也从来不去打扰对方。

后来，艾瑞克森对他的学生说："这位患者没有再找我做过治疗，但是他每年会给我寄一张明信片表示感谢。我知道，他已经从我这里学到了足够多的东西，可以帮助他处理那些问题。我也没有必要去打扰他，我相信他有足够的智慧解决自己的问题。"

艾瑞克森知道，这个患者已经从他那里学会了如何用自己的智慧解决生活中的苦恼和麻烦。只不过，他需要一点时间让自己能够适应。

常常有访客在与我的咨询结束之后，对我说："李老师，你一定要多活几年。如果将来我再出现问题的时候，我就会想起你，想起你教我的方法，靠自己的智慧解决问题。"

我也常常会笑着答应道："好的，你放心，我一定要好好地活，活到300岁！"

甜甜在咨询结束之后，每年总会来北京几次，到我的工作室坐会儿，和我的助理们聊聊天。她知道我在忙，也不会打扰我。

她告诉我，她知道咨询结束只是新的生命的开始，之后还会遇到各种各样的问题，这些都需要靠她自己去解决，她的内心有强大的力量可以帮助她解决问题。她来到我的工作室，坐在那里，就会安静下来，就能和自己内心的智慧老人对话，就有力量面对自己将要面对的各种痛苦了。

我知道，我改变不了任何人。这么多年的心理咨询生涯，我从来没有改变过任何一个人。我只是教会每一个来到我面前的人："你只需真正地认识你自己，做你自己就好了。因为你本来就拥有强大的智慧，可以帮助你解决你所面临的任何问题。我所能做的，就是帮助你学会信任你自己。"

潜意识：你忠实的保护者
做自己真正的主人

老子在《道德经》中讲："知人者智，自知者明。"可见，认识自己是一件非常重要又非常困难的事情。

人类有记载的历史已经有数千年之久，然而直到20世纪初，弗洛伊德才发现人类的意识之外，还有着更强大的潜意识。我们的行为、习惯、性格，乃至健康都受到潜意识的影响。可以这么说，**如果我们不了解自己的潜意识，就无法成为自己真正的主人。**

有一次，一个男孩找到我，说他在香港已经读了半年硕士，希望我能够帮助他提高粤语水平，方便以后在香港生活。

恰好他是一个非常好的催眠对象，于是我将他引导入很深的催眠状态。然后我告诉他，他是一个从小在香港长大的孩子，在香港读了小学、中学还有大学，自然会说一口流利的粤语。我还很遗憾地对他说，他的普通话很不好，只能听懂，却不会说。

然后我让他睁开双眼，和我说话。令我感到惊讶的是，他用一口流利的粤语和我说话，却不会说普通话了。我把手机中的录音功能打开，录下我和他的对话，然后随手找来一本书，让他念一念，他用粤语流利且轻松地念完。

在与他进行了十来分钟的交流之后，我才将其完全唤醒。醒来之后，他似乎并不记得刚才发生了什么。当我把刚刚录下的声音播给他听的时候，他惊呆了！

他问我为什么自己会说出一口流利的粤语，我告诉他："其实你的潜意识早就在日常的生活中学会了这些，只不过你的意识还不敢相信自己能够做到这些罢了！"

这个男孩之所以能够在催眠状态下流利地说出粤语，是因为他在香港待的半年的学习、生活中，他的潜意识早已经悄悄地在学习粤语了。

潜意识是非常神奇的东西，自伟大的心理学家弗洛伊德发现人类意识之外还有着强大的潜意识之后，我们对潜意识的探索就不曾停止过。

我们的情绪、习惯、记忆、思维方式，甚至包括身体都归潜意识掌管。事实上，我们人类的行为会受潜意识控制，但是我们却并不了解自己，也无法完全左右自己的思想与情感。

有没有过这样一种经历，突然之间莫明其妙地你被一种强烈的情感控制，让你忍不住悲伤哭泣？或者当你走在大街上的时候，突然因为某首歌曲或某个人的微笑，令你有似曾相识的感觉？或者，你会对某个人有种难以形容的反感，而你确信在之前和他根本没有打过任何交道？

一般情况，我们的潜意识一直在忠实地保护着我们。然而，有些时候，潜意识也会给我们带来一些麻烦，比如让我们患上强迫症、抑郁症甚至精神分裂等精神疾病。

不过，当我们对潜意识有了更深入的了解之后，就会发现，**我们之所**

以会患上一些心理疾病，恰恰是因为我们的潜意识在试图保护我们的精神世界。

我常常对我的访客说，病毒和细菌并不会让你发烧、感冒，它们只会要你的命。让你发烧的恰恰是你自身的免疫系统。通过发烧，可以高温杀死一些细菌、病毒；感冒过程中流鼻涕、咳嗽就是你的肌体在排除病毒和杀菌。

我们的心理问题和心理疾病也是如此，它们只不过是我们的潜意识帮助我们应对外在世界的一种方式而已。要知道，我们的精神世界也需要被保护：我们需要面对生活、社会环境的变化，需要面对工作、学习中的压力，需要应对人际交往中有意或无意间的冲突。

我们需要一种强大的"心灵免疫系统"，保护我们的精神世界不会被外面压力轻易击溃。因此，潜意识在我们成长的过程中，不断地学习各种方法，以帮助我们承受各种压力与烦恼，甚至帮我们解决问题。

然而，有些人由于在成长的过程中遇到家庭或社会方面的压力，让他们在成年后还继续使用之前学会的"心灵免疫"方法。这些方法已经过时，不再适应当前所处的环境、阶段。于是，这种"心灵免疫"系统会令他们患上各种心理疾病。

心理学中管这种"心理免疫"系统叫防御机制。精神分析研究的核心之一，便是自我的防御机制。通过对防御机制的分析，可以让我们很清楚地了解一个人为什么会有这样或那样看似不可思议的行为与思想。

一个好的催眠师，一定要了解人类的防御机制。因为只有这样，才可以学会不和潜意识去对抗，而是成为潜意识的朋友。

要知道，催眠是一种非常有效的与潜意识进行沟通的手段。如果我们不了解、不认识潜意识，只是通过简单的催眠指令，试图消除患者的症状是一件根本不可能完成的事情。

有些人对催眠治疗有误解，认为将一个人引导至催眠状态，指令他不再做这件事情，或不再想那件事情就可以完成疗愈，那是一种非常错误的观念。

在我最初学习催眠的时候，曾遇到过一个大学生向我求助，希望我能够帮助他戒烟。我发现他是一个很好的催眠对象，于是将其引导至很深的催眠状态，暗示他吸烟的时候，烟的味道如同大便一样臭不可闻。

当我将他唤醒之后，递给他一支烟，并帮他点上。他接过烟抽了一口，马上痛苦地咳嗽起来，甚至开始呕吐。我们都以为他从此不会再碰香烟了，然而，两个星期之后，他再次找到我，说自己又开始吸烟了。

经过交流，我发现，他最初学会吸烟，是上初中的时候。他发现那些高年级的男生、成年人吸烟的样子看起来很酷。于是，他开始偷偷学吸烟，当点上烟之后，他就感觉自己已经和成年人一样了。

于是，我再次将他催眠。这一次，我让他以旁观者的身份看正在抽烟的自己，问他看到那个抽烟的自己是否很酷。他摇着头对我说："那个抽烟的我，看起来好傻、好可笑。可是他还不知道这样看起来并不酷。"

我将其唤醒，递给他一根点着的烟，并告诉他抽根烟，看看是什么感觉。他抽了几口之后，告诉我，这次抽烟虽然感觉不像上次做完催眠之后那么难受，但是却觉得在别人眼里看起来很傻的样子。

这一次，他戒烟成功，从此再也不曾复吸。

所以，催眠并不是改变一个人的方法，而是帮助这个人更好地认识自己的方法。

潜意识是我们的朋友。当我们出现问题的时候，需要学会更深入地了解它，而不是排斥它，攻击它。

自己选择的疾病

潜意识的良苦用心

疾病是令人厌恶的，因为它不仅会给人带来难以忍受的痛苦与无助，甚至还可能会带来死亡。因此，人类对于疾病的态度，从来都是深恶痛绝的。没有人会喜欢疾病，也没有人会愿意生病。但是，如果我告诉你，有些疾病是我们自己选择的，你会怎么想？

一个八岁的小孩子，每天早上7:00~11:00就会发高烧，去各大医院都查不出毛病。后来，家长在百般无奈之下找到我。在他们眼里，催眠师或许比普通的心理咨询师更神秘，或许可以治好孩子这种奇怪的病。

我问家长，孩子是否每天都会在这个时候发烧。家长想了想说，周六和周日不发烧。于是我问孩子在学校里的情况，才知道孩子上的是一个管理非常严格的重点学校，在学校里孩子们不许跑，不许打闹，不许大声喊叫，否则就会被老师批评。

我劝家长给孩子转学，哪怕是所不那么好的学校，因为孩子的无名高烧，大概是因为厌学造成的。家长后来给孩子找了个普通的学校。结果，孩子的病不治自愈。

据说，这所学校的成绩排名虽然不是特别好，但是孩子们在学校里过得非常快乐。如果是我，我也希望自己能有一个快乐的童年，而不是一个好的成绩。这个孩子用生病的方式，给自己换来了一个快乐的童年。

我还接待过一个男孩，大学毕业后，求职失败，于是待在家里什么也不干。这一待就是五六年，每天靠玩游戏打发日子。两年前，他开始出现妄想症，怀疑自己被人跟踪，家里被人安装了窃听器，从此更是连门都不敢出了。两年来，他一直是依赖药物进行治疗。

当他的母亲向我求助的时候，我给她出了个主意，让她帮孩子找个熟人的单位去工作，孩子干得好坏无所谓，不用发工资。由母亲每个月给单位几千元钱，然后以工资的形式发给男孩。

结果男孩干了半年之后，渐渐地有了信心。后来，他觉得单位给的工资太少，于是辞职，然后自己去外面找了个收入更高的工作。一直到现在，这男孩一直过得很好，妄想症再也没有出现过。那些药物也就慢慢地停掉了。

我在与男孩母亲的沟通中发现，问题其实出在这位母亲的身上。她对孩子过于溺爱，当孩子求职出现挫折的时候，她不仅不去鼓励孩子勇敢地面对困难，反而是担心孩子因为找不到好的工作受罪，宁可让孩子在家里待着由自己养。

男孩的症状出现之后，才让母亲开始学着面对孩子的成长问题，她在来找我之前已经看了许多有关心理学的书籍，所以当我指出她的问题之后，这位母亲很快便承认了自己的错误。

从某种程度上来说，孩子的精神分裂症，帮助这个母亲完成了自我的成长。在此之前，她并不是一个合格的母亲，因为在此之前她不知道，在孩子长大之后选择放手才是这世间最伟大的母爱。而那种不肯让孩子长大的母亲，其实是一种非常自私的爱，这种自私的爱实际上束缚了孩子的成长，而孩子则只能以生病的形式来进行反抗。

然而，并非每一个人都如此幸运。如今，大多数人得了病之后，便选择用药物去治疗，而忽略了疾病背后其积极的意义。他们不知道，我们的身体有些时候是通过生病的方式在帮助我们，在给予我们提示。当我们一遍又一遍地忽略了这些暗示之后，一些本来很简单的疾病到最后就会发展成严重的疾病。

我们的潜意识是如此的神奇，它会以各种各样的方式帮助我们。虽然有些时候，它采用的某种帮助形式会让人如此之痛苦，甚至有些严重如精神分裂的疾病，会毁了患者全部家庭成员的生活。但是当我们透过疾病的表象去探索问题的实质的时候，我们却总是会发现，**在这痛苦的背后，往往隐藏着潜意识的良苦用心。**

多年心身疗愈的经验让我认识到，我们人类的生命是如此充满智慧，甚至连疾病都有着积极的意义。我经常会思考，疾病是什么？似乎在我们的体内，有着某种远远超出我们想象的智慧，通过各种方式，让我们去成长，去改变。

然而，我们许多年来忽略了自己内在的这种智慧，只是用我们的头脑去处理一些表面的问题，以至于我们到最后面对严重的身心问题时却束手无策。尤其是科技高度发达的今天，我们越来越忽略了这种智慧。当病人发烧时，我们选择用退烧药快速解决问题；当病人头痛时，一粒止痛片似乎就可以搞定。我们不断地忽略身体向我们发出的信号，无视疾病背后积极的意义，其结果必然是最终受到生命的惩罚。

生命是智慧的，但是这种智慧需要我们进行解读才能发现它的巧妙。一个优秀治疗师的使命便在于此：发现并识别疾病的密码，学会与潜意识进行交流与沟通，利用潜意识的智慧让我们可以拥有健康的身体与心理，实现幸福的生活。

如何看待痛苦？
生命的意义带来幸福

米尔顿·艾瑞克森的女儿贝蒂·艾丽丝·艾瑞克森讲过一个自己的故事：

有一次，我们一家去露营。我们徒步走到大峡谷的底部。我儿子那时大约十岁，因为意外，他大脚趾上的指甲盖脱落了，疼得受不了。第二天一早，我们就要离开，我对他说："大卫，你必须要自己走，我可不能因为你掉了一个脚趾甲盖就去雇一架直升机给你，而且你这么大了，也没人能够背得动你。你必须要克服疼痛，这样你才能走出去。"

整个晚上，他都一个人坐着，离篝火远远的。一晚上有好几次，他来到我跟前问我："我该怎么做呢？"

每一次，我都回答他："你必须要克服你的疼痛，直到我们爬上大峡谷的顶端。我不可能为了一个脚趾甲去雇一架直升机，而且你这么大了，也没人能背得动你。"

他会继续问："我该怎么办啊？"

我的回答依然是："克服你的疼痛。"

他还是会问："我该怎么办呢？"然后我会回答："我不知道，但是你必须这样做。"

第二天一早，他非常精神地跟我们一起徒步，甚至还背着自己沉重的行囊，尽管我们曾主动想要帮他背。走出大峡谷要14英里，无论脚受没受伤，这都不是一段能轻易完成的徒步行程。我们走到峡谷顶部的时，他开始抱怨，说他的脚疼得厉害。整个晚上他都一边抱怨，一边呻吟着，但是他完成了自己的行程，而且，他也似乎有权利疼痛了。

我把这件事情告诉了父亲（米尔顿·艾瑞克森），他说："你知道怎样能把这件事做得更好吗？你应该把他带到大峡谷的边上，看着他并对他说，'现在，我们已经登上了顶峰。难道你不想把你的疼痛抛到大峡谷下面去吗？那里才是应该属于它的地方'。那样事情就会变得更好，而且那一晚大卫也不会再被疼痛困扰了。"

摘自《世界第一催眠大师艾瑞克森》

我们对痛苦的感受，会因为对这件事情具有什么样的价值而改变。痛苦之所以痛苦，不仅仅是因为它给我们带来的肉体上的伤害，更重要的原因在于我们因这伤害而感受到的委屈、绝望以及无意义感。

艾瑞克森对于痛苦的理解如此深刻，源于他在17岁时患上了严重的小儿麻痹症。在最严重的时候，他全身瘫痪，只有眼睛能转动。他经历了常人难以忍受的痛苦，并以强大的毅力，给自己催眠，最终让自己可以不借助外力正常行走。

或许，正是因为他对痛苦的理解是如此深刻，才令他成为继弗洛伊德之后世界上最伟大的心理治疗师。他以一人之力，令催眠术摆脱了巫术的名声，令催眠成为合法的临床治疗技术。

当大卫因脚趾甲盖脱落而痛苦之时，如果把他带到大峡谷的边上，告诉他，即使他脚趾甲盖掉了，却依旧能够攀登上大峡谷的顶峰，是没有几个人能做到的，他将感受到的是自豪，所有为之付出的痛苦都是值得的。

当我们为苦难赋予意义的时候，痛苦便会消失。人类对意义的追求是如此不懈，正如艾瑞克森所说："就像所有其他人一样，他也会自恋地希望，他的不幸独具特色，这种期望甚至比对自恋性舒适的期望更多。没人希望有轻微的头痛，如果一定得承受头痛，那就最好是一种只有头痛者本人才能忍受的剧烈头痛。人类的自尊心竟然能让人自我感觉如此良好！"

当苦难具有意义的时候，我们感受到的将不仅仅是痛苦，而是经过痛苦之后带给我们的成就感和喜悦。在这个时候，痛苦将不再是困扰我们生命的折磨，而是为了令我们更加强大的磨砺。

在《少有人走的路》中，第一句话就讲："人生苦难重重！"没错，我们的生命充满了苦难，但是不同的人对苦难的感受却不一样。有的人面对苦难，是抱怨，是哀叹，是诅咒。他们认为自己是如此不幸，这世界是如此不公平，为什么别的人都那么快乐，唯独自己要承受如此多的苦难？

而有些人面对苦难的时候，却是另一种心态。他们告诉自己"天将降大任于斯人也，必先苦其心志，劳其筋骨，饿其体肤，空乏其身，行拂乱其所为，所以动心忍性，曾益其所不能"。他们认为过于顺利是一件很危险的事情，而苦难却可以增长自己的智慧。所以，当苦难来临之时，他们内心会充满喜悦。

因此，苦难并不一定伴随着痛苦，顺利也不一定意味着幸福。**我们应该更在意的事情是，自己所经历的这一切是否更有价值，是否更有意义。**

抑郁症患者一个很重要的症状，便是强烈的无意义感。我们常常会听到许多抑郁症患者抱怨，自己是如何的不幸，命运又是如何的不公。然而，我们却往往会发现，这些人拥有许多人无法拥有的财富、学历、智慧，以至于他们身边的亲人、朋友会认为这些患者是吃多了撑的，或者是没事瞎想才会这么痛苦。

很多人劝慰抑郁症患者的时候，常常会这么说："你就是想太多了，少想点就没事了。"殊不知，这样的安慰对于抑郁症患者只会增加他们的无意义感，会令他们倍感自责，甚至增加他们的痛苦。

所以，我常常会在咨询的过程中，和访客一起探索生命的意义、苦难的意义。当访客发现自己的生命是如此有意义和有价值的时候，那些曾经困扰他们的苦难，为他们带来的将不再是痛苦，而是喜悦和幸福。

"症状是意义的信差，而且只有在它们的意义获得理解后，症状才会消失！"

——欧文·D·亚隆《当尼采哭泣》

靠什么走完这一生？

活在当下就是幸福

没有人告诉我们，人为什么需要承受如此多的痛苦，尤其是心灵的痛苦。我们需要承受孤独、恐惧、离别、疾病直至死亡。人生是如此艰难，我们需要依靠什么才能走完这一生？

难道我们承受诸多的痛苦、磨难，只是为了获得什么或者拥有什么？如果努力后得到了我们希望拥有的东西，我们是否还有必要继续承受未来的那些苦难？如果我们一生努力，也无法得到我们一直追求的东西，我们这一生又是否有意义？

许多家长这样告诉孩子："努力学习，考上清华北大就什么都好了！"可是当孩子真的上了清华、北大，后面的人生还有意义吗？那些考不上清华、北大的孩子，莫非就是虚度此生？

许多孩子厌学，他们究竟是讨厌学习，还是不知道自己辛辛苦苦地学习究竟是为了什么？或者，他们生命的意义就只是为了学习，只是为了讨得父母的欢心？

常常会有人这么问我："我们为什么要活着？我们活着的意义是什么？如果活着没有任何意义，那么为什么我们还要苟且偷生？"他们一直在思索：活着是否就只是娶妻、生子，或是像众人一样每天吃饭、工作、睡觉，日复一日，年复一年，一代又一代，如同动物一样，为了活着而活着。

有个女孩子一直不敢谈恋爱，因为她看多了影视剧中恋爱与婚姻中的背叛，害怕自己遇上渣男，害怕被背叛。

我对她说："看来，你是为了某个渣男而活着啊！为了一个不知道姓名、长相的渣男，你放弃了恋爱，放弃了青春。为了那个渣男，你丢掉了一见钟情的狂喜，丢掉了恋爱中的两情相悦、相视一笑，丢掉了美丽的婚纱，丢掉了一个可爱的喊你妈妈的孩子。你放弃了所有人生的乐趣，只是因为可能会遇到一个渣男！"

她问我："我知道我错了，可你能告诉我生命的意义吗？"

我很坚定地回答道："让你自己这一生尽可能地开心、幸福，是那种发自内心的幸福，而不是从讨好他人而获得的幸福。在追求幸福的过程中，或许你会遇到渣男，或许你会遇到背叛，甚至会遇到更痛苦的事情，但是为了追求幸福，你所付出的一切都是值得的！"

她问我："什么是幸福？"

我说："没有人能够轻易得到幸福，也没有人能够在得到幸福之前知道幸福是什么。只有当你经历了、体验了、感受了、得到了，失去过、痛苦过、快乐过之后，你才能真正知道什么是幸福。我所理解的幸福，就是此时此刻窗外的蓝天，知了的叫声，站在窗前看到的楼下匆匆的人们，还有此时此刻和你在交流什么是幸福的瞬间！"

幸福与欲望的满足无关。无休止的欲望令我们痛苦，我们渴望得到，担忧失去，即使得到了，我们还想拥有更多。患得患失将令我们焦虑、恐惧。

幸福不在过去，不在未来，甚至也不在现在。现在转瞬即逝，再美好的感觉也无法让时间停下不走。我们唯一拥有的，只有当下。

我很喜欢欧文·D·亚隆借尼采的口，向布雷尔医师发出的那灵魂一问：

如果某一天或某个夜晚，魔鬼悄悄跟着你进入到你最为孤独的孤独之中，对你说："你现在过的以及你曾经过的这些生活，你将不得不再过一次，并且会无数次重复过这样的生活，这种生活不会有任何新鲜之处，但这生活的每一个痛苦，每一个欢乐，每一个想法与叹息，每个小到微不足道或大到无以名状的事，都会重新回环往复，都以同样的连续性，按同样的顺序重复——甚至这蜘蛛和这林间的月光，甚至此时此刻，以及跟你在一起的我，都这样重复。存在的永恒沙漏不断上下翻转，而你也只能与之相随。你这微尘一粒！"

这时，你会跌坐在地上咬牙切齿地诅咒对你说这话的魔鬼吗？或者，你曾经体验过那美妙的时刻，这样回答他："你是神，我从未听说过比这更神圣的话。"如果这种想法控制了你，它会完全改变你，或者完全摧毁你。

——《在生命的最深处与人相遇》

想一想，如果你当下所做的每一件事情，所感受到的每一件事情，都将经历无数次，你还会再逃避吗？

想一想，如果你拼命追求什么，努力得到什么，那种得不到时候的痛苦，那种失去时候的懊悔，你还将经历无数遍，你还会如此执着吗？

欧文·D·亚隆就是那个魔鬼，或者，他就是那个神，这取决于你如何面对这灵魂一问。

　　我喜欢这个魔鬼，无论它是真的还是假的。我喜欢那种孤独的感觉，这是一种幸福；我喜欢每一次痛苦和欢乐，每一个想法与叹息，那蜘蛛和林间的月光，这是多么美好的一种经历；我喜欢想到此时正看这段文字的你与不知正在何地、做着何事的我，我们分享着跨越时空的喜悦与理解……

　　当下，即是永恒！

　　活在当下，即是幸福，即是我们生命的意义！

选择幸福还是痛苦

你的世界你做主

有人对我说："常常会有人讲，每个人活着都有使命、有价值、有意义，那么是谁决定了我们的使命、价值？我是一个无神论者，我不相信有上帝决定我的命运，不相信有哪个万能的造物主判定我这一生的使命是什么。有一天我会死掉，我这一生无论做过什么，在我死掉的那一刻都没有任何意义了。那么，对于我而言，活着究竟是为了什么？"

我知道，思考这些问题真的会令人头痛。既然人注定是要死去的，我们从生下来的那一刻起，便踏上了死亡的旅程，那么我们为什么要经历众多的苦难，经历悲欢离合，去探索生命的意义？这一生所做的一切，无论对世人有多大的贡献，在我们停止呼吸的那一刻，对于个人而言，都将没有任何意义。

但是，如果无法想明白这些问题，我们又何以确信人生确实有价值、意义和使命呢？如果人生注定没有价值、意义和使命，我们又何以面对这充满挫折与麻烦的人生呢？

有次，一个重度抑郁症患者问我如上的问题，我问他："不知你是否注意到，我们小区的鲜花开得很美？"

他很困惑地看着我，不知道我为什么要问他这个不相干的问题。他回答我："我一点印象也没有。在来你工作室的一路上，我的大脑一直在思考着各种各样的烦恼和问题。我甚至不知道如今是什么季节，我对花花草草之类的事情从不关心。"

我带着他来到窗户边，看着楼下的风景。那时，正是春暖花开之际，整个小区被五颜六色的花朵铺满了。

我扭过头看着他说道："这是我眼里的世界，春天有鲜花，夏天有凉风，秋天有落叶，冬天有白雪。我眼里的世界是美丽的，这个世界里虽然有各种各样的烦恼，但是这些烦恼终将成为我们成长的财富。虽然这个世界很不完美，但是我努力地工作，以使这个世界变得美丽。"

然后我微笑着对他说："然而，你眼里的世界又是什么样的呢？你看不到眼前的这些鲜花，因为你的眼中是无数的烦恼。这白云、蓝天、鲜花、小草统统与你无关，你的世界是一个灰暗的、满是悲观情绪的地方。"

我告诉他："我也不相信有个上帝或菩萨主宰我的命运。但是我知道，每个人都有一个属于自己的世界。你看到什么、听到什么、做些什么、想些什么，都不过是在悄悄影响和改变着这个只属于你自己的世界。你自己是这个世界的主人，你的使命就是努力让这个属于自己的世界变得更美好！"

他突然顿悟，对我说："我明白了。我就是自己这个世界的上帝，我的世界是什么样子，不是由别人决定的，而是由我自己决定的。这个只属于我的世界，或许只存在30年，或许会存在五六十年。对于他人来说，我可能只是他那个世界的一个匆匆过客，但是对于我自己而言，这几十年却是一种永恒。我自己的世界，是幸福还是痛苦，是我自己的选择。"

我们每个人来到这个世界都有着自己的使命、意义和价值。这个使命就是，努力让属于自己的世界变得美丽。

不需要轮回的概念，不需要有天堂或地狱在死后的世界等着我们。抛开未知的生前与死后的世界，我们需要做的其实只是为此时此刻我们所拥有的一切负责，因为我们的"生命是两个完全相等的虚空之间的火花，介于出生之前与死亡之后的黑暗当中"。

释迦牟尼是一个大彻大悟的人，"佛"的本意即是"觉悟者"的意思。他告诉我们，我们每个人都是佛，只是因为我们被贪、嗔、痴等迷住了本心，令我们不知道自己是佛罢了。当我们成佛的时候，我们每个人都会有自己净土，都会有自己的极乐世界。

有个弟子舍利弗问他："师父，为什么别的佛成佛之后，都有自己的净土，比如阿弥陀佛有自己的西方极乐世界，药师佛有自己的东方琉璃世界，而你的这个娑婆世界却如此苦痛不断、肮脏不堪？"

释迦牟尼笑了，施展神通，让大家看到了一个充满光明、清静庄严的极乐净土，丝毫不比阿弥陀佛、药师佛的极乐世界差。

释迦牟尼对弟子们说："其实这世界本来就很美丽，只不过因为你的眼睛被贪、嗔、痴迷住了，所以你看不到它的美丽。"

——《维摩诘经：佛国品》

你有你的世界，我有我的世界。我是你世界里的一个匆匆过客，你是我世界里的美丽风景。因为某个原因，你和我的世界相遇又分开。

每个人都需要对自己的世界负责。我常常会对我的访客说："我无法为你带来什么样的改变，只是因为某些机缘，我们的世界有了短暂的交汇。因为你，我的世界少了一个苦恼的人；因为我，你的世界打开了一扇新的窗户。我们都让自己的世界更美好。"

感谢你，能够把这本书读到这里，令我们经历了一场灵魂的交流。或许我们永远不会面对面地相见，不过，你的改变会令我的世界变得更美丽。

感谢你，打开你心灵的窗户，使我有机会踏入你心灵的世界。或许，我写下的这些故事，将会影响到你的世界，令你能够换个角度去重新看这个美丽的世界。

你的世界，你做主！